中医临床应用与护理技术

卞新颜　刘星　杨青容　刘青松　李帅　赵玲◎主编

吉林科学技术出版社

图书在版编目（ＣＩＰ）数据

中医临床应用与护理技术/卞新颜等主编. --长春：
吉林科学技术出版社，2024.3
ISBN 978-7-5744-1193-7

Ⅰ.①中…Ⅱ.①卞…Ⅲ.①中医临床②中医学-护
理学 Ⅳ.①R24

中国国家版本馆 CIP 数据核字(2024)第 065928 号

中医临床应用与护理技术

主　　编　卞新颜　等
出 版 人　宛　霞
责任编辑　张　楠
封面设计　长春市阴阳鱼文化传媒有限责任公司
制　　版　长春市阴阳鱼文化传媒有限责任公司
幅面尺寸　185mm×260mm
开　　本　16
字　　数　295 千字
印　　张　12.625
印　　数　1~1500 册
版　　次　2024 年 3 月第 1 版
印　　次　2024 年 10月第 1 次印刷

出　　版　吉林科学技术出版社
发　　行　吉林科学技术出版社
地　　址　长春市福祉大路5788 号出版大厦A 座
邮　　编　130118
发行部电话/传真　0431-81629529 81629530 81629531
　　　　　　　　　 81629532 81629533 81629534
储运部电话　0431-86059116
编辑部电话　0431-81629510
印　　刷　廊坊市印艺阁数字科技有限公司

书　　号　ISBN 978-7-5744-1193-7
定　　价　80.00元

目　录

第一章　呼吸系统疾病的中医治疗

第一节　急性气管-支气管炎

急性气管-支气管炎是由生物、物理、化学刺激或过敏等因素引起的急性气管-支气管黏膜炎症。本病多为散发，无流行倾向，年老体弱者易感。临床症状主要为咳嗽和咳痰，常发生于寒冷季节或气候突变时，也可由急性上呼吸道感染迁延不愈所致。

急性支气管炎临床表现为咳嗽、咳痰，属于中医"咳嗽"范畴，因发病急骤，病程相对较短，属于咳嗽之"暴咳"。

一、病因病机

本病多因起居不慎，寒温失宜，或过度疲劳，肺的卫外功能减退或失调，以致在天气冷热失常，气候突变的情况下，外邪入客于肺导致咳嗽。故《河间六书·咳嗽论》谓："寒、暑、燥、湿、风、火六气，皆令人咳。"由于四时主气不同，因而人体所感受的致病外邪亦有区别。风为六淫之首，其外邪多随风邪侵袭人体，所以外感咳嗽常以风为先导，或夹寒，或夹热，或夹燥，表现为风寒、风热、风燥相合为病。如平素嗜烟好酒，或过食辛辣，辛温燥烈，熏灼肺胃；或因过食肥甘，酿湿生痰；或脾胃不健，变生痰浊，导致痰湿蕴肺，遇外邪引触，表现为痰湿蕴肺或痰热郁肺；或由情志不遂，郁怒伤肝，肝失条达，气机不畅，日久气郁化火，因肝脉布胁而上注于肺，故气火循经犯肺，发为咳嗽。若因肺阴虚，肺脏自病者，常因肺系疾病迁延不愈，阴伤气耗，肺的主气功能失常，以致肃降无权，肺气上逆作咳。《医学三字经·咳嗽》亦说："肺为脏腑之华盖，呼之则虚，吸之则满，只受得本脏之正气，受不得外来之客气，客气干之则呛而咳矣；只受得脏腑之清气，受不得脏腑之病气，病气干之，亦呛而咳矣"，提示咳嗽是内外病邪犯肺，肺脏祛邪外达的一种病理反应。

外感咳嗽属于邪实，为六淫外邪犯肺，肺气壅遏不畅所致。因于风寒者，肺气失宣，津液凝滞；因于风热者，肺气不清，热蒸液聚为痰；因于风燥者，燥邪灼津生痰，肺气失于润降，则发为咳嗽。若外邪未能及时解散，还可发生演变转化，如风寒久郁化热、风热灼津化燥、肺热蒸液成痰等。

内伤咳嗽,病理因素主要为"痰"与"火"。而痰有寒热之别,火有虚实之分。痰火可互为因果,痰可郁而化火(热),火能炼液灼津为痰。因其常反复发作,迁延日久,脏气多虚,故病理性质属邪实与正虚并见。虚实之间尚有先后主次的不同。

外感咳嗽与内伤咳嗽可相互为病。外感咳嗽如迁延失治,邪伤肺气,更易反复感邪,而致咳嗽屡作,肺脏愈伤,逐渐转为内伤咳嗽。内伤咳嗽,肺脏有病,卫外不强,易受外邪引发或加重,在气候转冷时尤为明显。久则肺脏虚弱,阴伤气耗,由实转虚。因此可知,咳嗽虽有外感、内伤之分,但两者又可互为因果。

二、辨病

(一)症状

本病起病较急,通常全身症状较轻,可有发热。初为干咳或少量黏液痰,随后痰量增多,咳嗽加剧,偶伴血痰。咳嗽、咳痰可延续2~3周,如迁延不愈,可演变成慢性支气管炎。伴支气管痉挛时,可出现程度不等的胸闷气促。

(二)体征

查体可无明显阳性表现。也可以在两肺听到散在干、湿啰音,部位不固定,咳嗽后可减少或消失。

(三)辅助检查

周围血白细胞计数可正常。由细菌感染引起者,可伴白细胞总数和中性粒细胞百分比升高,血沉加快。痰培养可发现致病菌。胸部X线检查大多为肺纹理增强,少数无异常发现。

三、类病辨别

根据病史、咳嗽和咳痰等呼吸道症状,两肺散在干、湿啰音等体征,结合血常规和胸部X线,可做出临床诊断。病毒和细菌检查有助于病因诊断,需与下列疾病相鉴别。

1.流行性感冒

流行性感冒起病急骤,发热较高,全身中毒症状(如全身酸痛、头痛、乏力等)明显,呼吸道局部症状较轻。流行病史、分泌物病毒分离和血清学检查,有助于鉴别。

2.急性上呼吸道感染

急性上呼吸道感染鼻咽部症状明显,咳嗽轻微,一般无痰。肺部无异常体征。胸部X线正常。

3.其他肺部疾病

如支气管肺炎、肺结核、肺癌、肺脓肿、麻疹、百日咳等多种疾病可表现为类似的咳嗽咳痰表现,应详细检查,以资鉴别。

四、中医论治

（一）治疗原则

咳嗽的治疗应分清邪正虚实。外感咳嗽，多为实证，应祛邪利肺，按病邪性质分风寒、风热、风燥论治。内伤咳嗽，多属邪实正虚。标实为主者，治以祛邪止咳；本虚为主者，治以扶正补虚，并按本虚标实的主次酌情兼顾，同时除直接治肺外，还应从整体出发，注意治脾、治肝、治肾等。

（二）分证论治

1.风寒束肺证

证候：咳嗽声重，气急，咽痒，咳痰稀薄色白，可有鼻塞，流清涕，肢体酸楚，恶寒发热，无汗，舌苔薄白，脉浮或浮紧。

治法：疏风散寒，宣肺止咳。

方药：三拗汤合止嗽散加减。常用药物：麻黄、荆芥、杏仁、桔梗、紫菀、白前、百部、陈皮、甘草。

加减：咳嗽气急或微喘者，加苏子宣肺降逆；咽痒甚者，加牛蒡子、蝉蜕祛风止痒；胸脘满闷者，加厚朴、半夏、茯苓燥湿化痰。

2.风热犯肺证

证候：咳嗽频剧，头晕目眩，气粗或咳声嘎哑，喉燥咽痛，咳痰不爽，咳时汗出，口微渴，头痛，肢楚，身热恶风，舌苔薄黄，脉浮数。

治法：疏风清热，宣肺止咳。

方药：桑菊饮加减。常用药物：桑叶、菊花、薄荷、杏仁、桔梗、连翘、芦根、甘草。

加减：咳嗽重者，加浙贝母、枇杷叶、前胡；发热较重者，加金银花、大青叶等；口渴甚者，加川知母、天花粉；咽喉肿痛者，加牛蒡子、鱼腥草、土牛膝；热甚伤津，咽干口燥，加南沙参、天花粉；痰多者加瓜蒌。

3.燥邪犯肺证

证候：干咳连声作呛，咳甚则胸痛，咽喉、口唇、鼻孔干燥。无痰或痰少色黄而黏，不易咯出，口干，或伴鼻塞，头痛，身热，舌苔薄白或薄黄，舌干少津，脉浮。

治法：疏风清肺，润燥止咳。

方药：桑杏汤加减。常用药物：桑叶、山栀、豆豉、连翘、杏仁、象贝、沙参、梨皮、桔梗。

加减：津伤较重者，加麦冬、石斛、玉竹；热象明显者，加生石膏、知母；痰胶黏难出者，加瓜蒌；痰中夹血，加白茅根。凉燥伤肺则用杏苏散加减。

4.痰热壅肺证

证候：咳嗽，气粗息促，或喉中有痰声，痰多质黏厚或稠黄，面赤，身热，口干欲饮，舌苔黄腻，舌质红，脉滑数。

治法:清热肃肺,豁痰止咳。

方药:清金化痰汤加减。常用药物:桑白皮、黄芩、山栀子、贝母、瓜蒌仁、知母、桔梗、橘红。

加减:痰黄如脓腥臭者,加鱼腥草、冬瓜仁、薏苡仁、金荞麦根;津伤口干渴较重者,加沙参、天花粉;身热烦躁者,加生石膏、知母;大便秘结者,加生大黄。临证参考:要注意观察痰色和量的变化,了解病情变化,判断痰、热比重,给予针对性治疗。

5.痰湿阻肺证

证候:咳嗽,咳声重浊,痰多,痰出咳平,痰黏腻,或稠厚成块而易咯,色白或带灰色,胸闷腹痞,苔白腻,脉濡滑。

治法:燥湿化痰,理气止咳。

方药:二陈平胃散合三子养亲汤加减。常用药物:陈皮、厚朴、制半夏、茯苓、苍术、苏子、莱菔子、白芥子。

加减:寒痰重,痰黏白如沫、怕冷者,加干姜、细辛、五味子;脾虚食少者,加白术、焦山楂、麦芽;痰吐不利,加瓜蒌仁、海浮石。临证参考:用药要平,不可过热过寒,以防伤阳耗阴而转他证。如病初期有恶寒发热表证者,加荆芥10克,防风10克。若寒痰较重,痰黏白如沫,畏寒喜温者,加干姜8克,细辛3克。久病脾虚,神疲体倦者,加党参20克,黄芪15克。

6.肝火犯肺证

证候:上气咳逆阵作,咳时面赤,咽干口苦,常感痰滞咽喉而咯之难出,量少质黏,或如絮条,胸胁胀痛,咳时引痛,症状可随情绪波动而增减,舌红或舌边红,舌苔薄黄少津,脉弦数。

治法:清肺泻肝,顺气降火。

方药:黛蛤散合加减泻白散加减。常用药物:桑白皮、地骨皮、黄芩、山栀、牡丹皮、青黛、海蛤壳、粳米、甘草、苏子、竹茹、枇杷叶。

加减:肺气郁滞,胸闷气逆,加瓜蒌、桔梗、枳壳、旋覆花利气降逆;胸痛,加郁金、丝瓜络理气和络;痰黏难咯,加海浮石、知母、贝母清热豁痰;火郁伤津,咽燥口干,咳嗽日久不减,酌加北沙参、麦冬、天花粉、诃子养阴生津敛肺。

7.肺阴亏耗证

证候:干咳,咳声短促,痰少黏白,或痰中带血丝,或声音逐渐嘶哑,口干咽燥,或午后潮热,颧红,盗汗,日渐消瘦,神疲,舌质红少苔,脉细数。

治法:滋阴润肺,化痰止咳。

方药:沙参麦冬汤加减。常用药物:沙参、麦冬、天花粉、玉竹、百合、甘草、川贝母、甜杏仁、桑白皮、地骨皮。

加减:肺气不敛,咳而气促,加五味子、诃子以敛肺气;阴虚潮热,酌加功劳叶、银柴胡、青蒿、鳖甲、胡黄连以清虚热;阴虚盗汗,加乌梅、瘪桃干、浮小麦收敛止涩;肺热灼津,咯吐黄痰,加海蛤粉、知母、黄芩清热化痰;热伤血络,痰中带血,加牡丹皮、山栀、藕节清热止血。

（三）特色治疗

1.专方专药

（1）强力枇杷露：由枇杷叶、罂粟壳、百部、白前、桑白皮、桔梗、薄荷脑等组成。具有养阴敛肺，止咳祛痰的功效。用于支气管炎之咳嗽者。

（2）急支糖浆：由鱼腥草、金荞麦、四季青、麻黄、紫菀、前胡、枳壳、甘草组成。具有清热化痰，宣肺止咳的功效。用于外感风热所致的咳嗽，症见发热、恶寒、胸膈满闷、咳嗽咽痛；急性支气管炎、慢性支气管炎急性发作见上述证候者。

（3）苏黄止咳胶囊：由麻黄、紫苏叶、地龙、蜜枇杷叶、炒紫苏子、蝉蜕、前胡、炒牛蒡子、五味子组成。具有疏风宣肺，止咳利咽的功效。用于风邪犯肺，肺气失宣所致的咳嗽，咽痒，痒时咳嗽，或呛咳阵作，气急、遇冷空气、异味等因素突发或加重，或夜卧晨起咳剧，多呈反复发作，干咳无痰或少痰，舌苔薄白等；感冒后咳嗽或咳嗽变异性哮喘见上述证候者。

2.针灸

（1）风寒袭肺

①诊断要点：咳嗽，咽痒，咳痰稀薄色白，鼻塞，流清涕，头痛发热，无汗，苔薄白，脉浮紧。

②取穴：列缺、风池、风门。

（2）风热犯肺

①诊断要点：咳嗽痰黄，咳痰不爽，口干咽痛，鼻流黄涕，身热头痛，苔薄黄，脉浮数。

②取穴：曲池、大椎。

（3）痰湿蕴肺

①诊断要点：咳嗽痰多，痰黏色白，胸脘满闷，神疲纳差，舌苔白腻，脉象滑。

②取穴：太白、太渊、丰隆、脾俞。

（4）肝火烁肺

①诊断要点：咳嗽阵作，痰少质黏，胸胁作痛，咽干口苦，舌红，苔黄少津，脉象弦数。

②取穴：行间、经渠、肝俞。

（5）肺肾阴虚

①诊断要点：干咳少痰，或痰中带血，或咯血，潮热，盗汗，手足心热，失眠、乏力，腰膝酸软；舌质红，少苔，脉细数。

②取穴：肺俞、膏肓、尺泽、照海。

（6）皮肤针：沿项后至第七胸椎两侧的足太阳膀胱经叩刺。宜重叩至皮肤隐隐出血为度。

3.推拿

（1）清肺经：术者拇指蘸爽身粉，自环指掌面末节指纹起向指尖推；反之为补肺经。

（2）推揉膻中：在胸骨上，平第四肋间隙处，相当于两乳头中间。用示指、中指自胸骨切迹向下推至剑突，再用中指端揉膻中。

（3）揉天突：用中指端在胸骨切迹上缘凹陷正中揉。

（4）搓摩胁肋：用两手掌从两胁腋下至天枢（脐旁两寸）处搓摩。

（5）揉肺俞穴：在第三胸椎下，旁开 1.5 寸处。操作时，用两拇指或示、中指端揉。

（6）运内八卦：用拇指在以手掌中心为圆心至中指根横纹约 2/3 处为半径的圆圈上顺时针运揉。

（7）推三关：在前臂桡侧，示、中二指并拢从腕横纹至肘横纹推揉。

（8）揉外劳宫：在手背，中指与环指掌骨之间，与内劳宫（在掌心，屈指中指指尖所指）相对，用中指揉。

（9）揉丹田：用拇指掌面或其他四指在脐下 2.5 寸处揉按。

4.外治法

（1）中药穴位敷贴疗法：用科室协定排痰处方研粉进行穴位敷贴，常选穴位为肺俞、定喘、膻中、肾俞、脾俞，可配合大椎、天葵、膈俞、足三里、丰隆等穴位。有振奋诸阳之精气，温通俞穴，气血输注出入顺畅，驱邪达表之功。

（2）雾化吸入疗法：细辛脑注射液、盐酸氨溴索注射液，必要时配合布地奈德雾化吸入剂等雾化吸入。每日 2 次。

（3）天灸疗法：可用于风寒咳嗽及阳虚体质的患者。

5.食疗

（1）蜜糖花露：金银花 30 克，加水 500mL，煎汁去渣，冷却后加蜜糖 30 克，调匀，分 3 次服用。

（2）梨 1 个，白胡椒数粒，将胡椒放入剖开去核的梨内，水煎服。功效润肺，止咳化痰。

（3）韭菜根 3 小把洗净，红枣 50 克，水煎服。功效补肝肾，健脾和胃。

（4）取 7 个葱须和 15 克白糖加上 1 个梨，用水煎服喝梨汤。功效清热燥湿，润肺止咳化痰。

（5）白萝卜片、干姜片、梨片各适量，水煎随意服。功效健脾消食，温中散寒，润肺定喘，止咳化痰。

（6）大蒜 20 头，瘦猪肉 100 克，盐、酱油各适量。将蒜去皮洗净，猪肉切片，猪肉于旺火锅上热油煸炒，下蒜瓣再炒片刻，再放入调料稍炒即成，常佐餐用。功效止咳化痰。

（7）橘饼 30 克，大蒜 1.5 克切碎，水煎内服。功效健脾化痰，温肺散寒，止咳消痰。

五、预防

体育锻炼，增强耐寒能力；防止受凉，预防感冒；做好劳动保护，避免刺激性气体及粉尘吸入。

第二节 慢性支气管炎

慢性支气管炎是由于感染或非感染因素引起气管、支气管黏膜及其周围组织的慢性非特异性炎症,引起气管、支气管黏膜炎性变化,黏液分泌增多,临床上以长期咳嗽、咳痰或伴有喘息为主要特征,是社区老年群体中的常见慢性病。其病理特点是支气管腺体增生、黏液分泌增多。临床表现为连续 2 年以上,每年持续 3 个月以上的咳嗽、咳痰或气喘等症状。本病早期症状较轻,多在冬季发作,春暖后缓解,且病程缓慢,故不为人们注意。晚期病变进展,并发阻塞性肺气肿时,肺功能遭受损害,影响健康及劳动力极大。本病为我国常见多发病之一,发病年龄多在 40 岁以上,吸烟患者发病率明显高于不吸烟患者,在我国北方患病率高于南方,农村较城市发病率稍高。中医学没有慢性支气管炎的病名,但根据其主要临床表现(长期咳嗽、咳痰或伴有喘息)认为属于"咳嗽""痰饮""喘证"范畴。中医有关的论述散见于《素问·咳论》、张仲景《金匮要略》、巢元方《诸病源候论·咳嗽候》、张景岳《景岳全书·咳嗽》及叶天士《临证指南医案·咳嗽》等。新世纪全国高等中医药院校规划教材《中医内科学》将本病归属于"咳嗽""痰饮""喘证"进行论述。其病位在肺,与肝、脾有关,久则及肾。本病既是独立性的病证,又是肺系多种疾病的一个症状。

一、病因病机

慢性支气管炎属于中医学"咳嗽""喘证""痰饮"范畴,与肺、脾、肾三脏密切相关。祖国医学认为,此病的病因是外因和内因共同作用的结果,分证病机如下:

1. 外邪侵袭

六淫外邪侵袭肺部,内伤久咳、哮喘、肺痨慢性疾患迁延失治,痰浊内蕴,日久气阴耗损,导致肺气虚,或气无所主,肾失摄纳而成。

2. 劳欲久病

慢性支气管炎病程较长,长期失治导致肺脾损伤及脾脏,故病情严重者,常伴有喘息不能平卧,动则加重等肾不纳气等证候。古人谓"肾为生痰之本,肺为贮痰之器,脾为生痰之源""肺不伤不咳,脾不伤不久咳,肾不伤不咳不喘",说明肺、脾、肾三脏功能失调可致本病。

3. 气血瘀阻

气虚瘀阻,与肺、脾、肾三脏密切相关。标在肺,本在脾,根在肾。三脏虚损,患者长期咳喘,肺气亏损;子盗母气,病及脾脏,致脾虚;久病及肾,肾失摄纳,可见喘息气短。外邪刺激,便极易复发,反复发作,久病必虚,必有痰饮,属于本虚标实之证。虚喘在肾,精气不足,肺肾出纳失常;实喘在肺,邪气旺盛,气失宣降。

4. 形寒饮冷

慢性支气管炎有寒热不同,形寒饮冷则伤肺为基本病机。痰是导致慢性支气管炎的重要病理因素之一,痰随疾病的发展逐渐加重,慢性支气管炎慢性期以虚寒较多,急性发作期以痰热较多。

二、辨病

(一)症状

本病起病多缓慢,病程较长,部分患者发病前有急性支气管炎、流感或肺炎等急性呼吸道感染史,由于迁延不愈而发展为本病。主要症状为慢性咳嗽、咳痰和气短或伴有喘息。症状初期较轻,随着病程进展,因反复呼吸道感染,急性发作愈发频繁,症状亦愈严重,尤以冬季为甚。

咳嗽:初期晨间咳嗽较重,白天较轻,晚期夜间亦明显,睡前常有阵咳发作,并伴咳痰。此系由于支气管黏膜充血、水肿,分泌物积聚于支气管腔内所致。随着病情发展,咳嗽终年不愈。

咳痰:以晨间排痰尤多,痰液一般为白色黏液性或浆液泡沫性,偶可带血。此多系夜间睡眠时咳嗽反射迟钝,气道腔内痰液堆积,晨间起床后因体位变动引起刺激排痰之故。当急性发作伴有细菌感染时,痰量增多,痰液变为黏稠或脓性。

气短与喘息:病程初期多不明显,当病程进展合并阻塞性肺气肿时则逐渐出现轻重程度不同的气短,以活动后尤甚。慢性支气管炎合并哮喘或所谓喘息型慢性支气管炎的患者,特别是在急性发作时,常出现喘息的症状,并常伴有哮鸣音。

(二)体征

早期多无任何异常体征,或可在肺底部闻及散在干、湿啰音,咳嗽排痰后啰音可消失,急性发作期肺部啰音可增多,其数量多寡视病情而定。慢性支气管炎合并哮喘的患者急性发作时可闻及广泛哮鸣音并伴呼气延长。

(三)分型与分期

1.分型

1979年全国慢性支气管炎临床专业会议将慢性支气管炎分为两型。①单纯型:符合慢性支气管炎诊断标准,具有咳嗽、咳痰两项症状;②喘息型:符合慢性支气管炎诊断标准,具有喘息症状,并经常或多次出现哮鸣音(目前大多认为该型应属慢性支气管炎合并哮喘)。

2.分期

按病情进展可分为三期。①急性发作期:指在1周内出现脓性或黏液脓性痰,痰量明显增加,或伴有发热等炎症表现,或咳、痰、喘任何一项症状明显加剧;②慢性迁延期:指有不同程度的咳、痰、喘症状迁延1个月以上者;③临床缓解期:经治疗或自然缓解,症状基本消失或偶有轻微咳嗽和少量痰液,保持2个月以上者。

(四)并发症

1.阻塞性肺气肿

为慢性支气管炎最常见的并发症。

2.支气管肺炎

由慢性支气管炎蔓延至支气管周围肺组织中,表现为寒战、发热,咳嗽增剧,痰量增加且呈脓性。白细胞总数及中性粒细胞增多。X线检查,两下肺野有小斑点状或小片状阴影。

3.支气管扩张

慢性支气管炎反复发作,支气管黏膜充血、水肿,形成溃疡,管壁纤维增生,管腔或多或少变形,扩张或狭窄。扩张部分多呈柱状变化。

(五)辅助检查

1.实验室检查

(1)白细胞分类计数:缓解期患者白细胞总数及区别计数多正常,急性发作期并发细菌感染时白细胞总数和中性粒细胞可升高,合并哮喘的患者血嗜酸粒细胞可增多。

(2)痰液检查:急性发作期痰液外观多呈脓性,涂片检查可见大量中性粒细胞,合并哮喘者可见较多嗜酸粒细胞,痰培养可见肺炎链球菌流感嗜血杆菌及卡他摩拉菌等生长。

2.X线检查

早期可无明显改变,反复急性发作者可见两肺纹理增粗、紊乱,呈网状或条索状及斑点状阴影,以下肺野最为明显,此系由于支气管管壁增厚、细支气管或肺泡间质炎症细胞浸润或纤维化所致。

3.肺功能检查

1秒用力呼气量和1秒用力呼出量/用力肺活量比值早期多无明显变化。当出现气流受阻时,第1秒用力呼气容积(FEV_1)和FEV_1与肺活量(VC)或用力肺活量(FVC)的比值则减少(<70%)。当小气道阻塞时,最大呼气流速-容量曲线在75%和50%肺容量时的流量可明显降低,闭合容积可增大。

三、类病辨别

1.肺结核

活动性肺结核常伴有低热、乏力、盗汗、咯血等症状;咳嗽和咳痰的程度与肺结核的活动性有关。X线检查可发现肺部病灶,痰结核菌检查阳性,老年肺结核的毒性症状不明显,常因慢性支气管炎症状的掩盖,长期未被发现,应特别注意。

2.支气管哮喘

支气管哮喘起病年龄较轻,常有个人或家族过敏性病史;气管和支气管对各种刺激的反应性增高,表现为广泛的支气管痉挛和管腔狭窄,临床上有阵发性呼吸困难和咳嗽,发作短暂或持续。胸部叩诊有过清音,听诊有呼气延长伴高音调的哮鸣音。晚期常并发慢性支气管炎。嗜酸粒细胞在支气管哮喘患者的痰中较多,而喘息型支气管炎患者的痰中较少。

3.支气管扩张

支气管扩张多发生于儿童或青年期,常继发于麻疹、肺炎或百日咳后,有反复大量脓痰和咯血症状。两肺下部可听到湿啰音。胸部X线检查两肺下部支气管阴影增深,病变严重者可见卷发状阴影。支气管碘油造影示柱状或囊状支气管扩张。

4.心脏病

由于肺瘀血而引起的咳嗽,常为干咳,痰量不多。详细询问病史可发现有心悸、气急、下肢浮肿等心脏病征象。体征、X线和心电图检查均有助于鉴别诊断。

5.支气管肺癌

支气管肺癌多数有数年吸烟史,顽固性刺激性咳嗽或过去有咳嗽史,近期咳嗽性质发生改变,常痰中带血。有时表现为反复同一部位的阻塞性肺炎,经抗菌药物治疗未能完全消退。痰脱落细胞学、CT及纤维支气管镜等检查可明确诊断。

6.尘肺

尘肺有粉尘和职业接触史。X线检查可是矽结节,肺门阴影扩大。

7.咳嗽变异型哮喘

咳嗽变异型哮喘以刺激性咳嗽为特征,灰尘、烟油、冷空气等容易诱发咳嗽,常有家庭或个人过敏疾病史。对抗生素治疗无效,支气管激发试验阳性可鉴别。

8.嗜酸性粒细胞支气管炎

嗜酸性粒细胞支气管炎的临床症状与本病类似,X线检查无明显改变或肺纹理增加,支气管激发试验阴性,临床容易误诊。诱导痰检查嗜酸粒细胞比例增加(≥3%)可以诊断。

9.肺间质纤维化

肺间质纤维化的临床经过缓慢,开始仅有咳嗽、咳痰,偶有气短感。仔细听诊在胸部下后侧可闻及爆裂音(Velcro 啰音)。血气分析示动脉血氧分压降低,而二氧化碳分压可不升高。

四、中医论治

(一)治疗原则

慢性支气管炎属本虚标实,虚实夹杂。发作期以标实为急,缓解期则以本虚为主。标实主要为外邪、痰浊、水饮、瘀血。早期以痰浊为主,渐而痰瘀并重,并可兼见气滞、水饮错杂为患。后期痰瘀壅盛,正气虚衰,标实与本虚并重。本虚为肺、脾、肾三脏虚损,但有偏重主次之不同。早期以气虚或气阴两虚为主,病位在肺脾肾,后期气虚及阳或可出现阴阳两虚,甚至阴竭阳脱之证,以肺肾心为主。

(二)分证论治

1.外寒内饮证

证候:咳逆喘满不得卧,气短气急,咳痰白稀,呈泡沫状,胸部膨满,口干不欲饮,面色青暗,周身酸楚,恶寒,舌体胖大,舌质暗淡,舌苔白滑,脉浮紧。

治法:解表化饮,止咳平喘。

方药:小青龙汤加减。常用药物:炙麻黄、桂枝、法半夏、干姜、细辛、五味子、白芍、炙甘草。

加减:若饮郁化热,烦躁而喘,脉浮,可用小青龙加石膏汤解表化饮,兼清郁热;若表寒不甚,或表寒已解,而痰浊壅盛,咳逆喘满,不能平卧,痰涌,舌苔滑腻者,可用三子养亲汤合葶苈大枣泻肺汤化痰降气,泻肺除壅。面色晦暗,唇甲发绀,舌质紫暗者,加桃仁、红花、丹参、当归以活血化瘀。

2.风热犯肺证

证候:咳嗽气促,喘逆胸闷,咳痰不爽,痰黏稠或稠黄,常伴恶风身热、头痛口渴、鼻流黄涕等表证,舌苔薄黄,脉浮数或浮滑。

治法:疏风清肺,止咳化痰。

方药:桑菊饮加减。常用药物:桑叶、菊花、杏仁、桔梗、连翘、芦根、前胡、牛蒡子、薄荷(后下)、炙甘草。

加减:咳甚,加桑白皮、浙贝母、枇杷叶以降逆化痰止咳;肺热甚,加黄芩、鱼腥草以清泻肺热;咽痛,加金银花、青果以清热利咽。

3.痰热郁肺证

证候:咳逆喘息气粗,胸满,咳痰黄或白,黏稠难咯,身热烦躁,溲黄便干,口渴欲饮,舌质暗红,苔黄或黄腻,脉滑数。

治法:清肺化痰,降逆平喘。

方药:清气化痰汤加减。常用药物:瓜蒌、黄芩、鱼腥草、金荞麦、杏仁、枳实、浙贝母、黛蛤散(包煎)、连翘、栀子。

加减:胸满痰涌,喉中痰鸣,喘息不得平卧,加地龙、葶苈子(包煎)以泻肺平喘;痰热壅结,腑气不通,腹满便秘,加大黄(后下)通腑泄热以降肺气;咳痰黄稠带腥味,加蒲公英、野菊花、薏苡仁以清热解毒;痰热伤津,口干舌燥,加知母、麦冬、芦根以生津润燥。

4.气虚血瘀痰阻证

证候:胸憋气短,动则尤甚,咳嗽痰多,色白或呈泡沫,身倦乏力,面色晦暗,唇甲发绀,舌质暗或暗紫,苔腻或浊腻,脉弦滑。

治法:益气活血化痰,降逆止咳平喘。

方药:人参胡桃汤合三子养亲汤加减。常用药物:人参(单煎)、胡桃肉、当归、赤芍、川芎、地龙、五味子、紫苏子、莱菔子。

加减:怕风易汗,合用玉屏风散以补肺固表;大便不畅,加肉苁蓉、枳实以通腑除壅。若见呼吸浅短难续,甚则张口抬肩,喘息不能平卧,咳嗽,痰白,心慌汗出,舌淡暗,苔白润,脉沉细无力,为肺肾两虚,气失摄纳,方选补虚汤合参蛤散加减以补肺纳肾,降气平喘。

5.肺肾气虚证

证候:呼吸浅短难续,甚则张口抬肩,倚息不能平卧,咳嗽,痰白如沫,咯吐不利,胸闷心慌,形寒汗出,或腰膝酸软,小便清长,或尿后余沥,或咳则小便自遗,舌淡或暗紫,苔白润,脉沉细虚数无力,或有结代。

治法:调补肺肾。

方药:调补肺肾方加减。常用药物:冬虫夏草(单煎)、五味子、丹参、茯苓、山茱萸、淫羊藿、枸杞子。

加减：潮热盗汗，烦躁不安，加生地黄、北沙参、麦冬以滋阴清热；肢体躁动，甚或四肢抽搐者，加龙骨(先煎)、牡蛎(先煎)、代赭石(先煎)、白芍镇肝息风。

(三)特色治疗

1.专方专药

(1)气管炎糖浆：由紫石英、莱菔子、炙麻黄、黄芩、紫菀、细辛等组成。具有温肺化痰，止咳平喘的功效。每次 1 支，每支 20mL，每日 3 次。

(2)咳喘安胶囊：由紫苏叶、炙麻黄、大腹皮、桂枝、干姜、乌梅、薄荷、炙桑白皮、苦杏仁、甘草等组成。方中以紫苏叶辛温发散，芳香和中，醒脾化痰；炙麻黄辛温散风寒，宣肺平喘，并兼润肺止咳为主药，力专解表化痰，止咳平喘。辅以桂枝、干姜发表解肌，温肺化痰，健脾。薄荷、炙桑白皮辛凉宣肺气，宣散风热，清肺润燥。苦杏仁宣肺止咳，化痰平喘，与麻黄相匹配走肺经，以增加宣肺平喘之力。佐以乌梅收敛肺气而止咳，又能防炙麻黄、桂枝、紫苏叶之辛散太过而耗伤肺气。大腹皮辛温，具有下气、宽中、利水消肿之功效。使以甘草润肺止咳和中健脾，调和诸药。组方重在解表宣肺，降气平喘，温肺化痰，攻补兼施，寒热并用。

(3)射干麻黄汤：由射干、麻黄、细辛、生姜、大枣、紫菀、款冬花、半夏、五味子组成。本方以射干、麻黄配伍宣肺利咽，降逆平喘；细辛配伍生姜，发散风寒，针对肾之实邪；细辛入少阴温逐饮邪，合五味子同入肾脏固敛逆气，镇咳平喘，散中有收；紫菀、款冬花、半夏温润降逆，化痰涤饮；大枣和中，固护胃气。全方宣肺散寒，化饮降逆，清喉利咽，通过整体调整治疗寒饮型咳喘疗效显著。

(4)补肺颗粒：由黄芪、刺五加、丹参、山茱萸等组成。功效补肺益肾，纳气平喘。

(5)咳喘宁口服液：由麻黄、杏仁、黄芩、款冬花、百部、天竺黄、胡颓叶、半夏、陈皮、僵蚕、蜂房、甘草组成。方中麻黄、杏仁、百部、款冬花、天竺黄、胡颓叶等解表化痰，宣肺止咳；僵蚕、蜂房等祛风止痉。合用共奏解表宣肺，化痰止咳，祛风止痉之效。一般认为喉痒即咳、受凉即咳、晨起即咳，具有中医"风"和"痉"的特点，故加祛风止痉药为本方之特点。

2.针灸

(1)慢性咳嗽、咳痰

①选穴：取列缺、尺泽、鱼际、少泽、合谷、解溪、昆仑等穴。

②针法：针刺各穴，进针 0.5～1.0 寸，得气后持续运针 1～2 分钟，留针 10～20 分钟。每日针 1～2 穴。每日 1 次，10 次为 1 个疗程。

(2)慢性支气管炎：尤适用于慢性咳嗽伴低热、畏寒者。

①选穴：取肺俞、风府、外关、合谷、列缺、大椎等穴。

②针法：针刺各穴，进针 0.5～1.0 寸，得气后持续运针 1～2 分钟，留针 10～20 分钟。每日针 1～2 穴。每日 1 次，10 次为 1 个疗程。

3.推拿

取坐位，用拇指指腹端按揉内关、合谷、神门、曲池穴。

取仰卧位，立其头前，两拇指置于天突穴两侧，分别沿肋间隙自内向外推至腋中线，自上而下推至乳头,重复进行;再用拇指指腹端按揉天突、膻中、足三里、丰隆穴等。

取仰卧位,用掌摩法,以脐为中心圈,从小到大,顺时针摩腹;再用手掌自上而下拍胸。

取侧卧位,以手掌沿腋中线自上而下擦胁,以透热为度。

取俯卧位,用禅推法推背部两侧脾俞、胃俞、肾俞、膈俞、肺俞;再用滚法在上述各穴位处来回操作。

4.外治法

(1)穴位敷贴:由斑蝥、白芥子等组成(初伏:天突、双肺俞、双丰隆;中伏:大椎、双定喘、膻中;末伏:身柱、双肾俞、双足三里)。

(2)穴位注射:活血化瘀药(丹参注射液 2mL,当归注射液 2mL),选主穴:肺俞(双)、风门(双);配穴:曲池(双)、足三里(双)、丰隆(双)等。

5.食疗

(1)大蒜、食醋各 250 克,红糖 90 克。将大蒜去皮捣烂,浸泡在糖醋溶液中,1 周后取其汁服用,每次一汤匙,每日 3 次。

(2)白萝卜 250 克洗净切片,冰糖 60 克,蜂蜜适量,加水适量煮至熟烂,食萝卜饮汤,每日早晚各 1 次。

(3)白萝卜 250 克洗净切片,生姜 7 片,红糖 30 克,加水适量煎汁服用,每日早晚各 1 次。

(4)红白萝卜 250 克洗净切片,加麦芽糖 25 克放置半天,取其汁液饮服,每日 2～3 次。

(5)麦芽糖、蜂蜜、大葱汁各适量,熬溶后装瓶备用,每次取服 1 茶匙,每日 3 次。

(6)鸡蛋 2 个,香油 50 克,食醋适量。将鸡蛋打散放香油中炸熟,加食醋食之,早晚各 1 次。

(7)花生米 100～150 克,加冰糖和水各适量煮至熟烂,食花生米饮汤,每日 1～2 次。

(8)杏仁 15 克,反复捣烂加水滤汁,再加蜂蜜 1 茶匙,用开水冲服,每日 2～3 次。

(9)雪梨 1 个削皮去核,纳入贝母粉 9 克、冰糖 30 克,隔水蒸熟食之,每日早晚各 1 个。

(10)南瓜 500 克去皮切成小块,红枣 15 枚,红糖适量,加水适量煮汤服食,每日 1～2 次。

五、预防

戒烟对预防慢支的发生、发展至关重要;锻炼身体,增强耐寒能力,防止受凉;劳逸结合,不酗酒,避免有害气体、粉尘及过敏原的吸入均是成功预防慢支的重要环节。此外及时有效地控制急性发作亦是防范慢支进一步加重,防止肺气肿等并发症的重要手段。

第三节 支气管哮喘

支气管哮喘(简称哮喘)是由多种炎性细胞(如嗜酸性粒细胞、肥大细胞、T 淋巴细胞、中性粒细胞、气道上皮细胞等)和细胞组分参与的气道慢性炎症性疾患。这种慢性炎症导致气道高反应性的增加,通常出现广泛多变的可逆性气流受限,并引发反复发作性的喘息、气急、胸闷或咳嗽等症状。常在夜间和(或)清晨发作、加剧,多数患者可自行缓解或经治疗缓解。本病发病率高,据初步统计,全球约有1.6亿患者。由于发病率高,已成为严重威胁人类健康的一种常见慢性疾病。

根据本病的临床表现,一般将其归类于中医学哮病、哮喘、哮吼,属于难治性咳喘疾病之一。近年来,随着中医、中西医结合研究的不断深入,哮喘无论在基础理论研究,还是临床经验的积累方面,均取得了可喜的成果。急性期中西医结合治疗,缓解期中医特色疗法,均具有自身优势和特点。

一、病因病机

哮病的发生为痰伏于肺,每因外邪侵袭、饮食不当、情志刺激、体虚劳倦等诱因引动而触发,以致痰壅气道,肺气宣降功能失常。

(一)病因

1.外邪侵袭

外感风寒或风热之邪,未能及时表散,邪蕴于肺,壅阻肺气,气不布津,聚液生痰。如《临证指南医案·哮》说:"若夫哮证,亦由初感外邪,失于表散,邪伏于里,留于肺俞。"或因吸入烟尘、花粉、动物毛屑、异味气体等,影响肺气的宣降,津液凝聚,痰浊内生而致哮。

2.饮食不当

过食生冷,寒饮内停,或嗜食酸咸甘肥,积痰蒸热,或进食海膻发物,以致脾失健运,痰浊内生,上干于肺,壅塞气道,诱发本病。《医碥·哮喘》曰:"哮者……得之食味酸咸太过,渗透气管,痰入结聚,一遇风寒,气郁痰壅即发。"故古又有称为"食哮""鱼腥哮""卤哮""糖哮""醋哮"者。

3.体虚病后

素质不强,则易受邪侵。如幼儿哮病往往由于禀赋不足所致,故有称"幼稚天哮"者。若病后体弱,如幼年患麻疹、顿咳,或反复感冒、咳嗽日久等导致肺虚;肺气不足,阳虚阴盛,气不化津,痰饮内生,或阴虚阳盛,热蒸液聚,痰热胶固,均可致哮。一般而言,素质不强者多以肾为主,而病后所致者多以肺为主。

(二)病机

本病病理因素以痰为主,如朱丹溪说:"哮喘专主于痰。"痰的产生主要由于人体津液不归正化,凝聚而成,如伏藏于肺,则成为发病的潜在"夙根",因各种诱因如气候、饮食、情志、劳累等诱发,这些诱因每多错杂相关,其中尤以气候变化为主。《景岳全书·喘促》曰:"喘有夙根,遇寒即发,或遇劳即发者,亦名哮喘。"《症因脉治·哮病》亦指出"哮病之因,痰饮留伏,结成窠臼,潜伏于内,偶有七情之犯,饮食之伤,或外有时令之风寒束其肌表,则哮喘之症作矣"。进而论之,哮喘"夙根"论的实质,主要在于脏腑阴阳失调,素体偏盛偏虚,对津液的运化失常,肺不能布散津液,脾不能输化水精,肾不能蒸化水液,而致凝聚成痰,若痰伏于肺则成为潜在的病理因素。本病发作时的基本病理变化为"伏痰"遇感引触,痰随气升,气因痰阻,相互搏结,壅塞气道,肺管狭窄,通畅不利,肺气宣降失常,引动停积之痰,而致痰鸣如吼,气息喘促。《证治汇补·哮病》说:"哮即痰喘之久而常发者,因内有壅塞之气,外有非时之感,膈有胶固之痰,三者相合,闭拒气道,搏击有声,发为哮病。"若病因于寒,素体阳虚,痰从寒化,属寒痰为患,则发为冷哮;病因于热,素体阳盛,痰从热化,属痰热为患,则发为热哮;如"痰热内郁,风寒外束"引起发作者,可以表现为外寒内热的寒包热哮;痰浊伏肺,肺气壅实,风邪触发者则表现为风痰哮;反复发作,正气耗伤或素体肺肾不足者,可表现为虚哮。若长期反复发作,寒痰伤及脾肾之阳,痰热耗灼肺肾之阴,则可从实转虚,在平时表现肺、脾、肾等脏气虚弱之候。肺虚不能主气,气不化津,则痰浊内蕴,肃降无权,并因卫外不固,而更易受外邪的侵袭诱发;脾虚不能化水谷为精微,上输养肺,反而积湿生痰,上贮于肺,则影响肺气的升降;肾虚精气亏乏,摄纳失常,则阳虚水泛为痰,或阴虚虚火灼津成痰,上干于肺,加重肺气之升降失常。由于三脏之间的相互影响,可致同病,表现肺脾气虚或肺肾两虚之象。在平时亦觉短气、疲乏,并有轻度哮喘,难以全部消失。一旦大发作时,每易持续不解,邪实与正虚错综并见。肺肾两虚而痰浊又复壅盛,严重者肺不能治理调节心血的运行,肾虚命门之火不能上济于心,则心阳亦同时受累,甚至发生喘脱危候。

总之,哮病是一种反复发作,缠绵难愈的疾病。部分青少年患者,随着年龄的增长,正气渐充,肾气日盛,再辅以药物治疗,可以终止发作,而中老年及体弱患者,肾气渐衰,发作频繁,则不易根除;或在平时亦有轻度哮鸣气喘,若大发作时持续不已,可出现喘急鼻煽,胸高气促,张口抬肩,汗出肢冷,面色发绀,肢体浮肿,烦躁昏昧等喘脱危候。如长期不愈,反复发作,病由肺脏影响及脾、肾、心,可导致肺气胀满,不能敛降之肺胀重症。

二、辨病

(一)中医诊断依据
(1)呈反复发作性,发时常多突然,可见鼻痒、喷嚏、咳嗽、胸闷等先兆。喉中有明显哮鸣声,呼吸困难,不能平卧,甚至面色苍白,唇甲发绀,约数分钟、数小时后缓解。

(2)平时如常人,或稍感疲劳、纳差。但病程日久,反复发作,导致正气亏虚,可常有轻度哮鸣,甚至在大发作时持续难平,出现喘脱。

(3)多与先天禀赋有关,家族中可有哮病史。常由气候突变、饮食不当、情志失调、劳累等诱发。

(二)西医诊断标准
(1)反复发作喘息、气急、胸闷或咳嗽,多与接触变应原、冷空气、物理、化学性刺激,以及病毒性上呼吸道感染、运动等有关。

(2)发作时在双肺可闻及散在或弥漫性,以呼气相为主的哮鸣音,呼气相延长。

(3)上述症状和体征可经治疗缓解或自行缓解。

(4)除外其他疾病所引起的喘息、气急、胸闷和咳嗽。

(5)临床表现不典型者(如无明显喘息或体征),应至少具备以下一项试验阳性。

①支气管激发试验或运动激发试验阳性。

②支气管舒张试验阳性(FEV_1 增加≥12%,且 FEV_1 增加绝对值≥200mL)。

③最大呼气流量(PEF)日内变异率≥20%。

符合(1)~(4)条或(4)、(5)条者,可以诊断为支气管哮喘。

(三)分期

根据临床表现可将哮喘分为急性发作期、慢性持续期和临床缓解期。慢性持续期是指每周均不同频度和(或)不同程度地出现症状(喘息、气急、胸闷、咳嗽等);临床缓解期系指经过治疗或未经治疗症状、体征消失,肺功能恢复到急性发作前水平,并维持 3 个月以上。

(四)分级

1.病情严重程度的分级

主要用于治疗前或初始治疗时严重程度的判断,在临床研究中更有其应用价值。

2.控制水平的分级

这种分级方法更容易被临床医师掌握,有助于指导临床治疗,以取得更好的哮喘控制。

3.哮喘急性发作时的分级

哮喘急性发作是指喘息、气促、咳嗽、胸闷等症状突然发生,或原有症状急剧加重,常有呼吸困难,以呼气流量降低为其特征,常因接触变应原、刺激物或呼吸道感染诱发。其程度轻重不一,病情加重,可在数小时或数天内出现,偶尔可在数分钟内即危及患者生命,故应对病情做出正确评估,以便给予及时有效的紧急治疗。

注:只要符合某一严重程度的某些指标,而不需满足全部指标,即可提示为该级别的急性发作。

(五)相关诊断试验

肺功能测定有助于确诊支气管哮喘,也是评估哮喘控制程度的重要依据之一。对于有哮喘症状但肺功能正常的患者,测定气道反应性和 PEF 日内变异率有助于确诊哮喘。痰液中嗜酸粒细胞或中性粒细胞计数可评估与哮喘相关的气道炎症。呼出气成分如 NO(FeNO)也可作为哮喘时气道炎症的无创性标志物。痰液嗜酸粒细胞和 FeNo 检查有助于选择最佳哮喘治疗方案。可通过变应原皮试或血清特异性 IgE 测定证实哮喘患者的变态反应状态,以帮助了解导致个体发生和加重哮喘的危险因素,也可帮助确定特异性免疫治疗的患者。

(六)相关检查

血中嗜酸粒粒细胞增高,如并发感染可有白细胞总数增高,中性粒细胞比例增高。外源性者血清 IgE 值增加显著,痰液检查有大量嗜酸粒细胞。肺功能检查,发作期有关呼吸流速的全部指标均显著下降,重症哮喘气道阻塞严重,可使二氧化碳潴留,$PaCO_2$ 上升,表现为呼吸性酸中毒。胸部 X 线检查,发作时可见两肺透亮度增加,呈过度充气状态。并发呼吸道感染可见肺纹理增加及炎性浸润阴影。

三、类病辨别

1.哮病与喘证

哮病和喘证都有呼吸急促、困难的表现。哮必兼喘，但喘未必兼哮。哮指声响言，喉中哮鸣有声，是一种反复发作的独立性疾病；喘指气息言，为呼吸气促困难，是多种肺系急慢性疾病的一个症状。如《医学正传·哮喘》指出"哮以声响言，喘以气息言，夫喘促喉间如水鸡声者谓之哮，气促而连续不能以患者谓之喘"。《临证指南医案·哮》认为喘证之因，若由外邪壅遏而致者，

"邪散则喘亦止，后不复发……若因根本有亏，肾虚气逆，浊阴上冲而喘者，此不过一二日之间，势必危笃……若夫哮证……邪伏于里，留于肺俞，故频发频止，淹缠岁月"，分别从症状特点及有无复发说明两者的不同。

2.哮病与支饮

支饮亦可表现痰鸣气喘的症状，大多由于慢性咳嗽经久不愈，逐渐加重而成咳喘，病情时轻时重，发作与间歇的界限不清，以咳嗽和气喘为主，与哮病之间歇发作，突然起病，迅速缓解，喉中哮鸣有声，轻度咳嗽或不咳有明显的差别。

四、中医论治

（一）治疗原则

本病治疗当宗丹溪"未发以扶正气为主，既发以攻邪气为急"之说，以"发时治标，平时治本"为基本原则。发时攻邪治标，祛痰利气。寒痰宜温化宣肺；热痰当清化肃肺；寒热错杂者，当温清并施；表证明显者兼以解表；属风痰为患者又当祛风涤痰；反复日久，正虚邪实者，又当兼顾，不可单纯拘泥于祛邪。若发生喘脱危候，当急予扶正救脱。平时应扶正治本，阳气虚者应予温补，阴虚者则予滋养，分别采取补肺、健脾、益肾等法，以冀减轻、减少或控制其发作。如《景岳全书·喘促门》说"扶正气者，须辨阴阳，阴虚者补其阴，阳虚者补其阳。攻邪气者，须分微甚，或散其风，或温其寒，或清其痰火。然发久者，气无不虚，故于消散中宜酌加温补，或于温补中宜量加消散，此等证候，当倦倦以元气为念，必致元气渐充，庶可望其渐愈。若攻之太过，未有不致日甚而危者"，堪为哮病辨治的要领，临证应用的准则。

（二）分证论治

1.发作期

（1）冷哮证

证候：喉中哮鸣如水鸡声，呼吸急促，喘憋气逆，胸膈满闷如塞，咳不甚，痰少咯吐不爽，色白而多泡沫，口不渴或渴喜热饮，形寒怕冷，天冷或受寒易发，面色青晦，舌苔白滑，脉弦紧或浮紧。

治法:宣肺散寒,化痰平喘。

方药:射干麻黄汤或小青龙汤加减。常用药物:麻黄、射干、干姜、细辛、半夏、紫菀、款冬花、五味子、大枣、甘草。

加减:表寒明显,寒热身疼,配桂枝、生姜辛散风寒;痰涌气逆,不得平卧,加葶苈子、苏子泻肺降逆,并酌加杏仁、白前、橘皮等化痰利气;咳逆上气,汗多,加白芍以敛肺。痰壅喘逆不得卧,合三子养亲汤、皂荚。咽干口燥,痰涎稠黏,咯吐困难,加服祛痰灵。沉寒痼冷,顽痰不化(喘哮甚剧,恶寒背冷,痰白呈小泡沫状,舌苔白而水滑,脉弦缓有力)加紫金丹[每服米粒大,5～10粒(＜150mg)临睡前冷茶送服,连服5～7日]。气虚痰盛,发作频繁,喉中痰鸣如鼾,声低、气短不足以息,咳痰清稀,面色苍白,汗出肢冷,舌淡苔白,脉沉弱,治宜温阳补虚,降气化痰,方用苏子降气汤。

(2)热哮证

证候:喉中痰鸣如吼,喘而气粗息涌,胸高胁胀,咳呛阵作,咳痰色黄或白,黏浊稠厚,排吐不利,口苦,口渴喜饮,汗出,面赤,或有身热,甚至有好发于夏季者,舌苔黄腻,质红,脉滑数或弦滑。

治法:清热宣肺,化痰定喘。

方药:定喘汤或越婢加半夏汤加减。常用药物:麻黄、黄芩、桑白皮、杏仁、半夏、款冬花、苏子、白果、甘草。

加减:若表寒外束,肺热内郁,加石膏配麻黄解表清里;肺气壅实,痰鸣息涌,不得平卧,加葶苈子、广地龙泻肺平喘;肺热壅盛,痰吐稠黄,加海蛤壳、射干、知母、鱼腥草以清热化痰;兼有大便秘结者,可用大黄、芒硝、全瓜蒌、枳实通腑以利肺;病久热盛伤阴,气急难续,痰少质黏,口咽干燥,舌红少苔,脉细数者,当养阴清热化痰,加沙参、知母、天花粉。便秘加大黄、芒硝。内热偏盛,加石膏、金银花、鱼腥草。

(3)寒包热哮证

证候:喉中哮鸣有声,胸膈烦闷,呼吸急促,喘咳气逆,咳痰不爽,痰黏色黄,或黄白相兼,烦躁,发热,恶寒,无汗,身痛,口干欲饮,大便偏干,舌苔白腻罩黄,舌尖边红,脉弦紧。

治法:解表散寒,清化痰热。

方药:小青龙加石膏汤或厚朴麻黄汤加减。常用药物:麻黄散、石膏、厚朴、杏仁、生姜、半夏、甘草、大枣。

加减:表寒重者加桂枝、细辛;喘哮,痰鸣气逆,加射干、葶苈子、苏子祛痰降气平喘;痰吐稠黄胶黏加黄芩、前胡、瓜蒌皮等清化痰热。

(4)风痰哮证

证候:喉中痰涎壅盛,声如拽锯,或鸣声如吹哨笛,喘急胸满,但坐不得卧,咳痰黏腻难出,或为白色泡沫痰液,无明显寒热倾向,面色青暗,起病多急,常倏忽来去,发前自觉鼻、咽、眼、耳发痒,喷嚏,鼻塞,流涕,胸部憋塞,随之迅即发作,舌苔厚浊,脉滑实。

治法:祛风涤痰,降气平喘。

方药:三子养亲汤加味。常用药物:白芥子、苏子、莱菔子、麻黄、杏仁、僵蚕、厚朴、半夏、陈皮、茯苓。

加减:痰壅喘急,不能平卧,加用葶苈子、猪牙皂泻肺涤痰,必要时可暂予控涎丹泻肺祛痰;若感受风邪而发作者,加苏叶、防风、苍耳草、蝉衣、地龙等祛风化痰。

(5)虚哮证

证候:喉中哮鸣如鼾,声低,气短息促,动则喘甚,发作频繁,甚则持续喘哮,口唇、爪甲发绀,咳痰无力,痰涎清稀或质黏起沫,面色苍白或颧红唇紫,口不渴或咽干口渴,形寒肢冷或烦热,舌质淡或偏红,或紫暗,脉沉细或细数。

治法:补肺纳肾,降气化痰。

方药:平喘固本汤加减。常用药物:党参、黄芪、胡桃肉、沉香、脐带、冬虫夏草、五味子、苏子、半夏、款冬花、橘皮。

加减:肾阳虚加附子、鹿角片、补骨脂、钟乳石;肺肾阴虚,配沙参、麦冬、生地黄、当归;痰气瘀阻,口唇发绀,加桃仁、苏木;气逆于上,动则气喘,加紫石英、磁石镇纳肾气。

(6)喘脱危证

证候:哮病反复久发,喘息鼻煽,张口抬肩,气短息促,烦躁,昏蒙,面青,四肢厥冷,汗出如油,脉细数不清,或浮大无根,舌质青暗,苔腻或滑。

治法:补肺纳肾,扶正固脱。

方药:回阳急救汤合生脉饮加减。常用药物:人参、附子、甘草、山萸肉、五味子、麦冬、龙骨、牡蛎、冬虫夏草、蛤蚧。

加减:如喘急面青,烦躁不安,汗出肢冷,舌淡紫,脉细,另吞黑锡丹镇纳虚阳,温肾平喘固脱,每次服用3~4.5克,温水送下。阳虚甚,气息微弱,汗出肢冷,舌淡,脉沉细加肉桂、干姜回阳固脱;气息急促,心烦内热,汗出粘手,口干舌红,脉沉细数加生地黄、玉竹养阴救脱,人参改用西洋参。

2.缓解期

(1)肺脾气虚证

证候:气短声低,喉中时有轻度哮鸣,痰多质稀,色白,自汗,怕风,常易感冒,倦怠无力,食少便溏,舌质淡,苔白,脉细弱。

治法:健脾益气,补土生金。

方药:六君子汤加减。常用药物:党参、白术、山药、薏苡仁、茯苓、法半夏、橘皮、五味子、甘草。

加减:表虚自汗加炙黄芪、浮小麦、大枣;怕冷,畏风,易感冒,可加桂枝、白芍、附片;痰多者加前胡、杏仁。

(2)肺肾两虚证

证候:短气息促,动则为甚,吸气不利,咳痰质黏起沫,脑转耳鸣,腰酸腿软,心慌,不耐劳累;或五心烦热,颧红,口干,舌质红少苔,脉细数;或畏寒肢冷,面色苍白,舌苔淡白,质胖,脉沉细。

治法：补肺益肾。

方药：生脉地黄汤合金水六君煎加减。常用药物：熟地黄、山萸肉、胡桃肉、人参、麦冬、五味子、茯苓、甘草、半夏、陈皮。

加减肺气阴两虚为主者加黄芪、沙参、百合，肾阳虚为主者，酌加补骨脂、淫羊藿、鹿角片、制附片、肉桂；肾阴虚为主者加生地黄、冬虫夏草。另可常服紫河车粉补益肾精。

（三）特色治疗

1.专方专药

（1）益气定喘丸：紫河车、吉林人参、潞党参、苏子、杭白芍、法半夏、炙鸡内金、焦六曲、金毛狗脊、鹿角胶各 30 克，炒白术 60g 克，茯苓、款冬花、全当归各 45 克，陈皮 20 克，桂枝 21 克。共研细末。水泛为丸，如绿豆大，每日早晚各服 60 克，开水送服。

（2）培本蠲饮丸：生黄芪、熟地黄（蛤粉等量炒透）各 300 克，红参须、紫河车、广地龙、僵蚕、五味子、补骨脂、肉苁蓉、菟丝子、茯苓、淮山药各 150 克，胡桃肉 500 克，生甘草 100 克，苍耳子 150 克，带根节麻黄 50 克。共研细末，水泛为丸，其中苍耳子、带根节麻黄浓煎代水泛丸，广地龙、生甘草另研，先广地龙后生甘草为衣。

（3）脱敏平喘汤：麻黄 8 克，钩藤 12 克，老鹳草 20 克，葶苈子 8 克，乌梅 9 克，甘草 3 克，水煎服，每日 1 剂。

（4）清热定喘汤：白果、麻黄、紫苏子、杏仁、黄芩、桑白皮、半夏、款冬花、葶苈子各 10 克，生石膏、鱼腥草各 30 克，甘草 5 克。水煎服，每日 1 剂，2 周为 1 个疗程。功效清热豁痰，宣肺降气，止咳平喘。适用于支气管哮喘合并肺部感染。

（5）温阳逐饮汤：白芥子（包）、炙紫苏子（包）、炙麻黄、射干、鹿角片（先煎）、仙茅、菟丝子各 10 克，莱菔子（包）、生赭石（先煎）各 30 克，黑丑、沉香（后下）、细辛、干姜各 3 克，槟榔、桂枝各 5 克，炙半夏、淫羊藿、生熟地黄各 15 克，水煎服，每日 1 剂，饭前服，连服 2 个月。适用于久喘顽喘肺肾阳虚者。

2.针灸

发作期：取穴定喘、天突、内关穴。咳嗽痰多加孔最、丰隆，每次选用 1～2 个腧穴，用重刺激，留针 30 分钟，每隔 5～10 分钟捻针 1 次，每日或隔日 1 次，背部加拔火罐。

缓解期：取穴大椎、肺俞、足三里。肾虚加肾俞、关元；脾虚加中脘、脾俞。每次选 2～3 穴，较轻刺激，间日治疗 1 次。

3.推拿

推肺经，推四横纹，揉板门，揉天突，揉膻中，擦胸胁，揉肺俞，擦脊背，逆运内八卦。配穴（根据寒热虚实的不同配穴）：①寒喘：配用一窝风，揉外劳宫，推上三关。面青，肢冷，汗多，端坐呼吸者加揉二马，推补肾，推补脾。②热喘：配清肺，清大肠，推下六腑，分推膻中，推脊，清补脾，清天河水，揉小横纹。③脾肾两虚：配清补脾，补肾，揉二马，推上三关，揉神阙，揉足三里，摩肋上，摩上腹，摩髂内，分背，宽胸，揉大椎。

4.外治法

(1)敷贴疗法:白芥子、延胡索各 20 克,甘遂、细辛各 10 克,共为末,加麝香 0.6 克,和匀,在夏季三伏中,分三次用姜汁调敷肺俞、膏肓、百劳等穴,1~2 小时去之,每 10 日敷 1 次。

(2)雾化吸入疗法:可以提高气管局部的药物浓度,改善局部炎症,减轻气管痉挛,稀释痰液,有利于祛痰和改善哮喘状态。常用中药:紫苏子、白芥子、莱菔子、葶苈子、麻黄、细辛、天竺黄、胆南星、陈皮、甘草、丹参;西药:庆大霉素、糜蛋白酶、地塞米松。

5.食疗

(1)五味子腌蛋:五味子 25 克,鸡蛋 7 个。做法:将五味子,加 1000 克水煎浓取汁,待凉,将生鸡蛋浸没在药汁中,7 日后,每日取 1 个,入锅蒸熟服食,连服 7 日,有止喘疗效;连续服用 1 个月,适用于肾虚哮喘。

(2)黑芝麻姜糖膏:黑芝麻 250 克,生姜 30 克,冰糖 250 克,蜂蜜 100 克。做法:将黑芝麻炒熟,再将生姜洗净,切碎,捣烂,用纱布包扎绞汁,另将蜂蜜入锅蒸熟,冰糖放碗里入锅蒸溶。蜂蜜与冰糖汁混合调匀;黑芝麻轧碎,与生姜汁拌合,再炒,放冷,与糖蜜混合拌匀。每日早晚各服 1 汤匙。

(3)甘蔗山药粥:生山药 100 克,甘蔗汁半小杯。做法:将生山药去皮、切片,捣烂;加入甘蔗汁,用文火炖熟,温热服食,分 2 次服完,每日服 1 次。服第 2 次时,可用小瓷盆加入开水,再将粥碗放入水中温热后服食。

(4)丝瓜藤炖鸡:做法:加水 700mL,砂锅以文火炖 2 小时,稍冷后食用。

第四节　肺　炎

肺炎是指终末气道肺泡和肺间质的炎症,可由微生物理化因素免疫损伤过敏及药物所致。细菌性肺炎是最常见的肺炎,也是最常见的感染性疾病之一。日常所讲的肺炎主要是指细菌性感染引起的肺炎。在抗生素应用以前细菌性肺炎对儿童及老年人的健康威胁极大,抗生素的出现及发展曾一度使肺炎病死率明显下降,但近年来尽管应用强有力的抗生素和有效的疫苗,而肺炎总的病死率不再降低甚至有所上升。发病率与病死率增高的原因与社会人口老龄化、吸烟、伴有基础疾病和免疫功能低下有关,亦与病原体变迁、医院获得性肺炎发病率增加、病原学诊断困难、不合理使用抗菌药物导致细菌耐药性增加有关。

中医学认为肺炎是肺系的外感热病,起病急骤,传变迅速,以发热、恶寒、咳嗽、胸痛、口渴、汗出为主症,属于中医学"风温肺热病""风温""肺热病""咳嗽"等范畴。中医对咳嗽的认识由来已久。从发病学来分析,鼻为肺窍,肺主卫外,肺气亏虚,易遭外邪侵袭,出现鼻窍不利,中医学认为"肺主咳",如《素问·阴阳应象大论》曰:"肺……在变动为咳";《素问·宣明五气》说:"五气所病……肺为咳;《景岳全书咳嗽》认为:"咳证虽多,无非肺病";又《医学三字经·咳嗽》"肺为气之主,诸气上逆于肺则呛而咳,是咳嗽不止于肺,而亦不离于肺也。"说明咳嗽发生的主要脏腑是肺。《素问·咳论》指出"五脏六腑皆令人咳,非独肺也;并指出咳嗽的病变在肺而涉及五脏六腑,强调脏腑功能失调,影响及肺均致久咳。"《河间六书·咳嗽论》所云"寒、暑、燥、湿、风、火六气,皆令人咳嗽",《景岳全书》把咳嗽明确地分为外感内伤两大类:"咳嗽之要,只唯二证,何为二证?一曰外感,一曰内伤,而尽之矣。"而其发病多由肺失正常的宣发肃降功能而引起。《医约·咳嗽》言:"咳嗽毋论内外寒热,凡形气俱实者,宜散宜清,宜降痰,宜顺气。凡形气病气俱虚者,宜补宜调,或补中稍佐发散清火。"说明咳嗽不离乎肺,不止于肺,治宜辨别虚实,切忌大补而不发散,不清火。

中医药辨证论治本病具有不可替代的优势和特点,在辨证审因的基础上随机活变,综合运用各法,才是取得可靠疗效的关键。

一、病因病机

(一)中医

本病的发生,常为体质虚弱,冒雨受寒,感受六淫之邪或患病者相互染疫而发病,也有外邪伏肺择机发病者。致使肺失宣降,肺气不宣,气逆不降而发病,而六淫之邪则是本病的主要发病基础。病理表现为正虚邪盛或邪气亢盛。

1.风热犯肺

《素问·太阴阳明论》"伤于风者,上先受之。"风热之邪从口鼻而入,内迫于肺,肺失宣降,故咳嗽、咳声重浊或喘鸣。热灼肺津可见咳痰黄黏,或痰稠黄绿,口干苦、便干。风热之邪炎上,则见咽痛。风热客表,营卫失和,故发热、汗出、恶风。舌边尖红,苔黄,脉浮数为风热客表之象。肺主气,司呼吸,上连气道喉咙,开窍于鼻,外合皮毛,为五脏六腑之华盖,其气灌百脉而通他脏。

2.风燥伤肺

外感风燥之邪或风寒风热之邪化燥,致肺失清润,故见干咳作呛。燥热灼津则咽喉口鼻干燥,痰黏不易咯吐。苔薄白或薄黄,质红、干而少津,脉浮数,属风燥伤肺之象。

3.湿邪寒化

湿为阴邪、损伤阳气、湿性黏滞、重着下行、湿邪遇虚寒体质易寒化,表现为痰稠易咳。湿邪入里化热致痰白黄脓。痰湿郁肺,肺失清肃,则咳声重浊。热灼津液则口干。痰湿堵塞气机则时有胸闷痛。阻塞鼻窍则涕多。舌体偏胖,质淡略黯,舌苔白腻,脉滑为痰湿蕴肺之象。

4.湿邪化热

湿邪遇热盛体质易热化,表现为高热不退。湿性黏滞则汗出而热不解。湿邪阻肺,肺失宣降则咳嗽气急,鼻煽气粗,咳痰黄稠或咯铁锈色痰。痰湿阻塞气机则胸痛。热重于湿则口渴烦躁,小便黄赤、大便干燥。舌红,苔黄,脉滑数或洪数属湿邪化热之象。湿邪化热之危象可见热毒内陷,患者烦躁不安,神昏谵语,昏迷。更有甚者出现阳气欲脱,患者可见体温骤降,冷汗如油,面色苍白,肢冷唇青,气急鼻煽,脉微细欲绝。

总之,本病病位在肺,多为新病,以实证为主,以邪犯于肺,肺失宣降,肺气上逆为其基本病机。

(二)西医

正常的呼吸道免疫防御机制(支气管内黏液-纤毛运载系统、肺泡巨噬细胞等细胞防御的完整性等)使气管隆凸以下的呼吸道保持无菌。是否发生肺炎决定于两个因素:病原体和宿主因素。如果病原体数量多,毒力强和(或)宿主呼吸道局部和全身免疫防御系统损害,即可发生肺炎。病原体可通过空气吸入、血行播散、邻近感染部位蔓延、上呼吸道定植菌的误吸引起肺炎。病原体直接抵达下呼吸道后,孳生繁殖,引起肺泡毛细血管充血、水肿,肺泡内纤维蛋白渗出及细胞浸润。除了金黄色葡萄球菌、铜绿假单胞菌和肺炎克雷伯杆菌等可引起肺组织的坏死性病变易形成空洞外,肺炎治愈后多不遗留瘢痕,肺的结构与功能均可恢复。

由于病原学检查阳性率低,培养结果滞后,病因分类在临床上应用较为困难,目前多按肺炎的获得环境分成社区获得性肺炎和医院获得性肺炎两类。

二、临床表现

(一)症状

本病起病急骤,常有劳累、受凉、饮食不节等诱因。

1.寒战、高热

多数患者有发热,表现为突然寒战、高热,体温高达 39℃～40℃,呈稽留热型,使用药物(抗生素、中草药等)后热型不典型,年老体弱者仅有低热或不发热。

2.咳嗽、咳痰

早期为刺激性干咳,伴少许白色黏液痰,1～2 天后,可咯出铁锈色痰、脓性痰或黄绿痰等,少数患者有血丝痰,消散期痰量增多,痰黄而稀薄,后逐渐减少。

3.胸痛、呼吸困难

部分患者伴有剧烈胸痛,呈针刺样,随咳嗽或深呼吸而加重,可向肩或腹部放射。若病变范围大,致通气不足、气体交换障碍则会出现发绀、胸痛、呼吸困难。

4.其他症状

发热时可伴有头痛、全身肌肉酸痛、食欲减退、乏力等。少数有恶心、呕吐、腹胀或腹泻等胃肠道症状,重症时可出现呼吸频率增快,鼻翼翕动,更甚者出现神志模糊、烦躁、嗜睡、昏迷等。严重菌毒血症者可出现周围循环衰竭。

(二)体征

1.全身检查

患者呈急性热病容,面颊绯红,鼻翼翕动,皮肤灼热、干燥,口角及鼻周有单纯疱疹;病变广泛时可出现发绀。有败血症者,可出现皮肤、黏膜出血点,巩膜黄染。重症感染时可伴休克、急性呼吸窘迫综合征及神经精神症状,表现为神志模糊、烦躁、呼吸困难、嗜睡、谵妄、昏迷等。肺外表现更为常见,如皮炎(斑丘疹和多形红斑)等。体格检查可见咽部充血,偶见颈淋巴结肿大。

2.四诊

嗅闻:口气可有腥臭异味,全身异臭味,咳嗽阵作,咳痰响鸣,呼吸喘促。视诊:精神不振,严重时面色、口唇、肢端发绀,呼吸急促,甚则张口抬肩,三凹征。触诊:发热时体热,累及脑膜时有颈抵抗及出现病理性反射。叩诊:早期肺部体征无明显异常,仅有胸廓呼吸运动幅度减小,叩诊稍浊,肺实变时有典型的体征,如叩诊浊音、触觉语颤增强。并发胸腔积液者,患侧胸部叩诊浊音,触觉语颤减弱。听诊:可闻及支气管呼吸音等,也可闻及湿啰音。并发胸腔积液者,呼吸音减弱,可有呼吸音减低及胸膜摩擦音。肺实变时叩诊浊音、触觉语颤增强并可闻及支气管呼吸音。消散期可闻及湿啰音。病变较大或融合时可有肺实变体征,气胸或脓气胸则有相应体征。血源性葡萄球菌肺炎应注意肺外病灶,静脉吸毒者多有皮肤针口和三尖瓣赘生物,可闻及心脏杂音。心率增快,有时心律不齐。重症患者有肠胀气,上腹部压痛多与炎症累及膈胸膜有关。

三、辅助检查

1.血常规检查

中、重度细菌性肺炎血白细胞增多,中性粒细胞比例增高和核左移现象,伴菌血症者,白细胞总数大多超过 10×10^9/L,部分患者白细胞减少。非典型病原体支原体和衣原体所致肺炎白细胞很少升高,军团菌肺炎白细胞计数多正常范围。

2.C-反应蛋白(CRP)

CRP是一种机体对感染或非感染性炎症刺激的急性期蛋白,是细菌性感染很敏感的生物反应标志物,感染后数小时即见升高,在肺炎患者大多超过 100mg/L。病毒性肺炎 CRP 通常较低。抗菌药物治疗后 CRP 迅速下降,持续高水平或继续升高高度提示抗菌治疗失败或出现感染性并发症(静脉炎、二重感染、肺炎旁渗液等)。

3.降钙素原(PCT)

PCT是降钙素的前肽物,可用于诊断细菌性感染。肺炎患者监测 PCT 水平可以知道临床抗菌治疗,减少不必要的抗菌药物使用和早期停药。

4.血生化

血清电解质,肝肾功能是住院或 ICU 患者的基本检测项目。低钠血症和低磷血症是军团菌肺炎诊断的重要参考。尿素氮是 CAP 严重程度的评价参数之一,肝肾功能是选择抗菌药物的基本考虑因素。

5.影像学检查

(1)肺炎链球菌肺炎:早期胸部 X 线仅见肺纹理增粗,或受累的肺段、肺叶稍模糊。随着病情进展,肺泡内充满炎性渗出物,表现为大片炎症浸润阴影或实变影,在实变阴影中可见支气管充气征,肋膈角可有少量胸腔积液。在消散期,X线显示炎性浸润逐渐吸收,可有片状区域吸收较快,呈现"假空洞"征,多数病例在起病 3～4 周后才完全消散。老年患者肺炎病灶消散较慢,容易出现吸收不完全而成为机化性肺炎。

(2)葡萄球菌肺炎:胸部 X 线显示肺段或肺叶实变,可形成空洞,或呈小叶状浸润,其中有单个或多发的液气囊腔。另一特征是 X 线阴影的易变性,表现为一处炎性浸润消失而在另一处出现新的病灶,或很小的单一病灶发展为大片阴影。治疗有效时,病变消散,阴影密度逐渐减低,2～4 周后病变完全消失,偶可遗留少许条索状阴影或肺纹理增多等。

(3)肺炎支原体肺炎:X 线显示肺部多种形态的浸润影,呈节段性分布,以肺下野为多见,有的从肺门附近向外伸展。病变常经 3～4 周后自行消散。部分患者出现少量胸腔积液。肺炎衣原体肺炎 X 线胸片表现以单侧、下叶肺泡渗出为主。可有少到中量的胸腔积液,多在疾病的早期出现。

(4)肺炎衣原体肺炎:常可发展成双侧,表现为肺间质和肺泡渗出混合存在,病变可持续几周。原发感染的患者胸片表现多为肺泡渗出,再感染者则为肺泡渗出和间质病变混合型。

(5)病毒性肺炎:胸部 X 线检查可见肺纹理增多,小片状浸润或广泛浸润,病情严重者显示双肺弥漫性结节性浸润,但大叶实变及胸腔积液者均不多见。病毒性肺炎的致病原不同,其 X 线征象亦有不同的特征。念珠菌肺炎胸部 X 线显示双下肺纹理增多,纤维条索影伴散在的大小不等、形状不一的结节状阴影,呈支气管肺炎表现;或融合的均匀大片浸润,自肺门向周边扩展,可形成空洞。双肺或多肺叶病变,病灶可有变化,但肺尖较少受累。偶可并发渗出性胸膜炎。

(6)侵袭性肺曲霉病:影像学特征性表现为 X 线胸片以胸膜为基底的多发的楔形阴影或空洞;胸部 CT 早期为晕轮征,即肺结节影(水肿或出血)周围环绕低密度影(缺血),后期为新月体征。部分患者可有中枢神经系统感染,出现中枢神经系统的症状和体征。曲菌球 X 线胸片显示在原有的慢性空洞内有一团球影,随体位改变而在空腔内移动。

(7)变应性支气管肺曲霉病:典型 X 线胸片为上叶短暂性实变或不张,可发生于双侧。中央支气管扩张征象如"戒指征"和"轨道征"。

6.确定病原体

由于人类上呼吸道黏膜表面及其分泌物含有许多微生物,即所谓的正常菌群,因此,途经口咽部的下呼吸道分泌物或痰极易受到污染,影响致病菌的分离和判断。同时应用抗生素后可影响细菌培养结果。因此,在采集呼吸道培养标本时尽可能在抗生素应用前采集,避免污染,及时送检,其结果才能起到指导治疗的作用。

四、诊断与鉴别诊断

(一)诊断

1.社区获得性肺炎

诊断依据:①新出现或进展性肺部浸润性病变;②发热≥38℃;③新出现的咳嗽、咳痰,或原有呼吸道疾病症状加重,并出现脓性痰,伴或不伴胸痛;④肺实变体征和(或)湿性啰音;⑤白细胞>10×10^9/L 或<4×10^9/L 伴或不伴核左移。以上①+②~⑤项中任何一项,并排除肺结核、肺部肿瘤、非感染性肺间质病、肺水肿、肺不张、肺栓塞、肺嗜酸性粒细胞浸润症、肺血管炎等,CAP 的临床诊断确立。

美国感染疾病学会/美国胸科学会(IDSA/ATS)于 2007 年发表了成人社区获得性肺炎处理的共识,其重症肺炎标准如下:主要标准:①需要有创机械通气;②感染性休克需要血管收缩剂治疗。次要标准:①呼吸频率≥30 次/分;②氧合指数(PaO_2/FiO_2)≤250;③多肺段浸润;④意识模糊/定向障碍;⑤氮质血症(BUN≥20mg/dL);⑥感染引起的白细胞减少(WBC<4000 个/mm³);⑦血小板减少<100 000 个/mm³;⑧低体温(深部体温<36℃);低血压,需进行积极的液体复苏。符合 1 项主要标准或 3 项次要标准以上者可诊断为重症肺炎。

2.医院获得性肺炎

该病亦称医院内肺炎,是指患者入院时不存在,也不处于潜伏期,而于入院 48 小时后在医院(包括老年护理院、康复院等)内发生的肺炎。HAP 还包括呼吸机相关性肺炎(VAP)和卫生保健相关性相炎(HCAP)。其临床诊断依据是 X 线检查出现新的或进展的肺部浸润影加上下列三个临床征候中的两个或以上可以诊断为肺炎:①发热超过 38℃;②血白细胞增多或减少;③脓性气道分泌物。但 HAP 的临床表现、实验室和影像学检查特异性低,应注意与肺不张、心力衰竭和肺水肿、基础疾病肺侵犯、药物性肺损伤、肺栓塞和急性呼吸窘迫综合征等相鉴别。无感染高危因素患者的常见病原体依次为肺炎链球菌、流感嗜血杆菌、金黄色葡萄球菌、大肠杆菌、肺炎克雷伯杆菌、不动杆菌属等;有感染高危因素患者为铜绿假单胞菌、肠杆菌属、肺炎克雷伯杆菌等,金黄色葡萄球菌的感染有明显增加的趋势。

肺炎的诊断应包括首先确定肺炎诊断,评估严重程度,并快速积极明确病原体。

(二)鉴别诊断

中医主要是与哮病、肺胀、肺痈、肺痨等疾病相鉴别。

五、治疗

(一)一般措施

(1)加强体育锻炼,增强抗病能力,可坚持打太极拳、做八段锦、床上八段锦等;适时增添衣被,防止六淫之邪侵入。

(2)要及时治疗可能诱发本病的隐性疾病,如鼻窦滴漏综合征、慢性咽喉炎、慢性扁桃体炎等。

（3）积极预防感冒等病的发生；预防本病的复发，要防早、防小（指幼年阶段已有此病，应及时综合防治）。

（4）戒除烟、酒等不良嗜好。饮食宜清淡，忌食辛辣、煎炒、酸咸、甜腻及海腥发物。

（二）中医药治疗

肺炎的中医病因病机，近年来国内中医界进行了深入而有意义的研究。传统中医学理论认为：本病的发生，常属体质虚弱，感受六淫之邪或患病者相互染疫所致。也有外邪伏肺择机发病者。属于正虚邪盛或邪气亢盛的病理状态。中医学有"急则治其标，缓则治其本"之说。肺炎急发先祛邪，后期若素体虚弱者可治本。因此，本阶段应当采用"祛邪化痰，止咳平喘"的治疗原则。

1.辨证论治

（1）风热犯肺

症状：发热畏寒，头痛咽干，咳声重浊，咳痰黄黏，痰居胸中，胸闷不适，或咽痛或便干，或大便稀薄，或痰中带血，舌边尖红，苔黄，脉浮数。

治法：清热利咽、化痰止咳。

方药：曲氏肺咳方。炙麻黄、杏仁、法半夏、橘红、茯苓、瓜蒌皮、浙贝、木蝴蝶、蝉蜕、金荞麦、生石膏、甘草各10g。全方功可清热利咽、宣肺化痰。咽痛者加射干10g；便干者去瓜蒌皮，加瓜蒌仁30g；大便稀薄者加葛根30g；痰中带血者加仙鹤草30g；高热不退者加柴胡、黄芩各10g。

（2）痰湿蕴肺

症状：发热咳嗽，咳声重浊，痰白黄脓，痰稠易咳，痰居胸中，时胸闷痛，涕多略口干，或痰稠黄绿，或发热，或咽痛，或口干苦、便干。舌体偏胖，质淡略黯，舌苔白腻，脉滑。

治法：清热祛湿、宣肺化痰。

方药：曲氏湿邪肺咳方。辛夷、紫苏叶、法夏、杏仁、苏子、枳壳、五味子、柴胡、白芍、三七（冲服）、甘草各10g，瓜蒌皮20g，鱼腥草、金荞麦各30g，黄芩15g。全方功可清热祛湿、宣肺化痰。痰稠黄绿者加败酱草、浙贝各10g；发热者柴胡加至20g；咽痛者加射干10g；口干苦、便干者加桑白皮10g。

（3）痰热壅肺

症状：高热不退，汗出而不解，咳嗽气急，鼻煽气粗，咳痰黄稠或咯铁锈色痰，胸痛，口渴烦躁，小便黄赤，大便干燥。舌红，苔黄，脉滑数或洪数。

治法：清宣肺热，化痰降逆。

方药：高氏清气化毒饮和三拗汤加减。前胡、桔梗、玄参、黄连、黄芩、桑白皮、杏仁、瓜蒌皮、连翘、法半夏、炙麻黄、甘草各10g。诸药合用，功可清宣肺热，化痰降逆。痰热甚者加金荞麦30g；高热不退者加生石膏15g，知母10g。

（4）热毒内陷

症状：高热不退，咳嗽气促，痰中带血，烦躁不安，神昏谵语，口渴。舌质红绛，苔焦黄而干，脉细数。

治法：清营开窍，解毒化痰。

方药：清营汤加减。水牛角40g，生地20g，玄参、麦冬、丹参、金银花、连翘、竹叶各10g，黄连5g。全方功可清营开窍，解毒化痰。烦躁谵语者加服紫雪丹；昏迷者加服安宫牛黄丸鼻饲。

（5）阳气欲脱

症状：体温骤降，冷汗如油，面色苍白，肢冷唇青，气急鼻煽。舌质黯，脉微细欲绝。

治法：回阳救逆，益气敛阴。

方药：参附汤合生脉散加减。附子（先煎）、人参、麦冬、五味子各10g，龙骨、牡蛎各15g。诸药合用，功可回阳救逆，益气敛阴。惊厥抽搐者加羚羊角粉0.6g，钩藤10g。

2.特色专方

（1）加减柴胡枳桔汤：柴胡12g，黄芩15g，炒枳壳10g，桔梗10g，连翘10g，荆芥10g，浙贝母15g，川芎20g，焦神曲15g。每日1剂，加水400mL，浸泡40分钟，头煎煮沸8分钟，二煎煮沸10分钟，两煎相混，分3次温服。疗程为7天。柴胡枳桔汤出自《重订通俗伤寒论》，是小柴胡汤的变方。原书谓"邪郁腠理，逆于上焦，少阳经病偏于半表证也，法当和解兼表，柴胡枳桔汤主之"。临床上，学者对柴胡枳桔汤进行了加减，仍以柴胡、黄芩为主药，两药一清一散，疏解少阳之邪，燮理枢机之变。桔梗宣利肺气、开发上焦，炒枳壳下气除痞、宽胸行气，二者一升一降，配合柴胡、黄芩疏利枢机，使气机得以升降自如。佐以连翘散郁火、消壅结，荆芥"善治皮里膜外之风邪"，两味一温一凉共行清热透邪之功；浙贝母凉润，消痰散结，对肺经燥痰疗效尤佳；川芎活血祛风，配柴胡助清阳之气，配浙贝母行活血化痰之力。使以焦神曲健脾和中，一助浙贝母化痰，二助荆芥发散，三助炒枳壳下气消积。诸药合用，共行和解疏表、化痰利咽、宽胸畅膈之功，可使枢机运转正常，肺气肃降得当，上逆之气得平，咳嗽自止。

（2）川麦冬花雪梨膏：取川贝母、细百合、款冬花各15g，麦门冬25g，雪梨1000g，冰糖适量。将雪梨去核，用榨汁机榨成汁备用。将川贝母、细百合、款冬花、麦门冬一起入锅加适量的清水煎煮两个小时，滤出药汁。然后，在锅中再加入适量的清水，继续煎煮两个小时，去渣取汁。将两次所得的药汁和梨汁、冰糖合在一起，用小火加热煎至呈膏状即成，可每次服15g，每日服2次，用温开水冲服或调入稀粥中服用。此方具有清肺润喉、生津利咽的功效，适合有口干、唇干、鼻干、咽干、大便干、皮肤干、乏力、头晕、失眠、长痤疮等肺燥症状的干咳患者使用。

（3）加味杏苏饮：半夏15g、橘红15g、茯苓15g、甘草12g、葛根12g、紫苏12g、前胡15g、杏仁15g、枳壳15g、桔梗15g、百合20g、北五味12g、紫菀20g、款冬花20g、冰糖30g（后溶入）。用法：水煎2次，取汁400mL，溶入冰糖，分2次早晚服，一日一剂。处方为成人量，儿童要酌减为成人量的1/2～1/6即可。加减法：干咳无痰半夏减为10g，加桑叶15g，贝母15g，喉痒加牛蒡子20g、蝉蜕15g，痰清稀流涕加麻黄9g，痰黄或白而黏稠不易咳出加黄芩20g、桑皮20g。

服药 7 天结束判定疗效。

(4)仿宣白承气汤:生石膏(先煎)30g,生大黄(后下)10g,杏仁 10g,全瓜蒌 12g,黄芩 12g,桃仁泥 10g,枳壳 8g,枳实 9g,生甘草 6g,水煎服,分 2 次早晚服,一日一剂。本方功效清热通腑,宣肺化痰,主治痰热壅肺,腑中热结的风温型肺炎。

(5)甘露消毒丹加减方:生石膏(先煎)30g,杏仁 10g,茵陈 15g,虎杖 15g,白豆蔻 6g,滑石 20g,法半夏 10g,僵蚕 10g,蝉蜕 6g,苍术 6g,姜黄 10g,石菖蒲 10g,柴胡 12g,黄芩 10g,水煎服,分 2 次早晚服,一日一剂。本方功效清化湿热、宣畅气机,主治湿热蕴毒、邪伏膜原、邪阻少阳的严重急性呼吸综合征,为邓铁涛诊治经验。

(6)麻杏石甘加味方:麻黄 9g,杏仁 12g,生石膏(先煎)30g,生甘草 6g,黄芩 12g,生地黄 24g,板蓝根 15g,忍冬藤 12g,水煎服,分 2 次,一日一剂。功效宣肺清热、止嗽养阴,主治病毒性肺炎。痰多去生地,加川贝、黛蛤散;便燥结,加大黄、瓜蒌仁;咽痛加玄参、桔梗;胸痛加枳壳、橘络。

(7)清气汤:淡豆豉 9g,连翘 9g,生石膏(先煎)30g,杏仁 9g,金荞麦 9g,甘草 3g,水煎服,分 2 次,日 1 剂。本方解表清气,主治邪热在卫分的大叶性肺炎。邪热偏于卫分加用桑叶、荆芥,偏重气分加用金银花、竹叶,咳甚加用桔梗、牛蒡子,痰中带血加白茅根、藕节,气分热炽者重用石膏。

3.中成药

(1)通宣理肺丸:解表散寒,宣肺止嗽,用于风寒袭肺证。主要成分半夏、陈皮、茯苓、甘草、黄芩、桔梗、麻黄、前胡、枳壳、紫苏叶、麻黄碱。大蜜丸,每丸重 6g,10 丸/盒。口服,一次 6g,一日 2~3 次。

(2)羚羊清肺丸:此药是由羚羊角粉、浙贝母、大青叶、桑白皮、金银花、杏仁、枇杷叶、黄芩、前胡共 9 味中药组成,具有疏风清热、宣肺止咳的功效,可用于治疗风热咳嗽。风热咳嗽是由于风热之邪侵犯人的肺脏,使肺失肃降所致。此类咳嗽患者可出现咳嗽痰多、咳声粗亢、痰稠色黄、咳痰不爽、流黄涕、发热怕风、头痛出汗、咽干口渴、面红唇赤、烦躁纳呆、大便秘结、小便色黄、舌红苔薄黄、脉浮数等症状。羚羊清肺丸的用法是:每日服 3 次,每次服 1 丸,用温开水送服。

(3)蜜炼川贝枇杷膏:此药是由北沙参、薄荷脑、陈皮、川贝母、桔梗、款冬花、枇杷叶、水半夏、五味子、杏仁共 10 味中药组成,具有清热润肺、止咳平喘、理气化痰的功效,可用于治疗肺燥咳嗽。肺燥咳嗽是由于风燥伤及人的肺脏,使肺失清润所致。此类咳嗽患者可出现连声呛咳、痰少而黏或痰中带血、咽痒、咽痛、鼻唇干燥、鼻塞、恶寒或发热、舌红少津、苔黄、脉数等症状。蜜炼川贝枇杷膏的用法是:每日服 2 次,每次服 5~10mL。

(4)急支糖浆:此药是由鱼腥草、金荞麦、四季青、麻黄、前胡、枳壳、甘草共 7 味中药组成,具有清热化痰,宣肺止咳的功效,可用于治疗肺热咳嗽。肺热咳嗽是由于热毒侵犯人的肺脏,使肺脏受到热毒灼烧所致。此类咳嗽患者可出现反复咳嗽、咳黄痰或伴有喘息、口干、咽痛、便秘、尿赤、身热、舌质红、苔薄黄或黄腻、脉滑数或细数等症状。急支糖浆的用法是：每日服 3 次，每次服 10～20mL。

（5）二陈丸：此药是由陈皮、半夏、茯苓、甘草共 4 味中药组成，具有燥湿化痰、理气和胃的功效，可用于治疗痰湿咳嗽。痰湿咳嗽是由于痰浊内生、痰湿渍肺，使肺失宣肃所致。此类咳嗽患者可出现咳声重浊、痰多、色白、黏稠、头晕身重、困倦乏力、胸闷纳呆、便溏、舌淡、苔白腻、脉滑等症状。二陈丸的用法是：每日服 2 次，每次服 1 丸。

（6）橘红丸：此药是由化橘红、陈皮、半夏、茯苓、甘草、桔梗、苦杏仁、紫苏、紫菀、款冬花、瓜蒌皮、浙贝母、地黄、麦冬、石膏共 15 味中药组成，具有清肺、化痰、止咳的功效，可用于治疗痰热咳嗽。痰热咳嗽是由于痰热蕴肺，使肺失宣降所致。此类咳嗽患者可出现咳嗽痰多或喉有痰声、痰黏厚或稠黄且伴有腥臭味、难咯出、面红身热、胸闷口苦、咽痛、口渴频饮、舌红苔黄、脉滑数等症状。橘红丸的用法是：每日服 3 次，每次服 3～4 丸。

（7）川贝雪梨糖浆：此药是由川贝母、南沙参、雪梨清膏共三味中药组成，具有养阴润肺的功效，可用于治疗阴虚咳嗽。阴虚咳嗽是由于阴虚内热伤肺，使肺失宣肃所致。此类咳嗽患者可出现干咳、咳声短促、痰少黏稠、口干舌燥、痰中带血、面色潮红、手足心热、盗汗、舌红少苔、脉细数等症状。川贝雪梨糖浆的用法是：每日服 3 次，每次服 10mL。

（8）玉屏风散：此药是由防风、黄芪、白术 3 味中药组成，具有补脾实卫、益气固表的功效，可用于治疗气虚咳嗽。气虚咳嗽是由于患者平素体弱或劳累过度，使肺气不足或肺气受损所致。此类咳嗽患者可出现咳喘气短、痰多清稀、面色苍白、乏力、自汗、畏寒肢冷、舌苔淡白、脉细弱等症状。玉屏风散的用法是：每日服 3 次，每次服 9g，用开水冲服。

4.针灸治疗

（1）体针：取肺俞、膈俞、尺泽、鱼际、太渊、内关。配穴为大椎、曲池、合谷、孔最、委中、太溪、三阴交、十二井、膏肓俞。病情进展期，每日针 2 次，泻法，留针30分钟。恢复期，每日针 1 次，平补平泻。

（2）灸法：主穴：大椎、肺俞、定喘、膻中、合谷、曲池；配穴：早期：风寒加列缺、外关；风热加尺泽、孔最；湿热加丰隆、阴陵泉。中期：阳明腑实加上巨虚、陷谷；高热惊厥加人中、十宣。后期：气虚加足三里、百会；胃阴虚加章门、三阴交。雀啄灸，每次选 3～5 穴，每穴灸 10～15 分钟，每日 1～2 次。

5.其他特色疗法

（1）鼻腔冲洗疗法：用双黄连冻干粉针 1.8g 加入 0.9%氯化钠注射液 500mL 鼻腔冲洗，每日 1 次，30～90 天为 1 疗程。治疗急、慢性鼻窦炎效佳。主症：鼻涕倒流，痰色白黏，日十口以上，或打呼噜，或张口睡，或口干鼻臭，舌淡红，苔白腻，脉滑。

（2）穴位注射：主穴取肺俞、风门；配穴取大椎、肺热、曲池、肺热穴（第三胸椎棘突旁开 0.5 寸）。青霉素注射液和注射用水任选其中一种。如用青霉素应先做过敏试验，证明皮试是阴性者，先取主穴，每次选一穴。以 5 号注射针头刺入穴位，得气后（肺俞、风门等背部穴位切忌过深)两侧各注入 0.5mL 青霉素水剂(内含青霉素 2 万～4 万单位)或 1mL 注射用水。过 1 小时后,再选一备用穴,两侧各注入与上述同等量的青霉素水剂或 2mL 注射用水(如为大椎穴,则注入 1mL 注射用水)。每日 2 次,连续治疗。待体温正常,症状改善后,改为每日 1 次,直至痊愈。

(3)穴位激光照射:主穴取肺俞、天突、膻中;配穴取咳喘加定喘,虚弱加身柱、痰多加丰隆。以主穴为主,每次据病情选 2～5 穴。以氦-氖激光器治疗,波长 623.8nm,功率 1.5mW,以光导纤维直接作用于穴位,纤维光束治疗处功率≥1mW。每穴照射 3 分钟,每日 1～2 次,8～10 日为一疗程。

(4)针罐:主穴取中府、巨骨、肺俞、风门;配穴取高热加大椎、曲池;胸痛加内关;腹胀加足三里。主穴先以 1 寸毫针,平补平泻施捻转手法约 1 分钟,再用大号火罐在双侧肺俞、风门两穴拔罐,将针罩在罐内,停留 10～15 分钟,以皮肤高肿、红紫或针眼渗出少量水液为佳。配穴仅针刺,用泻法。一般每日针 1 次,重者每日 2 次。

(5)拔罐法:取风门、肺俞、膏肓、肺部湿啰音处,按拔火罐常规操作法,每日治疗 1 次,用于肺炎恢复期病灶吸收不良者。

(6)雾化吸入疗法:通过超声雾化器将中药药液雾化吸入呼吸道而达到治疗目的,分别有鱼腥草注射液 8mL＋生理盐水 10mL 或双黄连冻干粉针 600mg＋生理盐水 10mL 雾化吸入,每日 2～3 次,适用于各期肺炎。

(7)灌肠疗法

①麻杏石甘汤灌肠液:麻黄 10g,石膏 50g,杏仁 5g,甘草 5g。水煎取汁灌肠,药温 30℃左右,每日 1～3 次。

②肺炎 1 号灌肠液:石膏、白芍、金银花各 20g,黄芩、连翘、牡丹皮、赤芍各 15g,桔梗 10g,荆芥 12g,鱼腥草 40g,大黄 5g,水煎取汁灌肠,每日 1～3 次。

临床上还可结合辨证分别选用麻杏苡甘汤、射干麻黄汤、沙参麦冬汤等保留灌肠。尤其适用于中药口服困难者。

第二章　循环系统疾病的中医治疗

第一节　原发性高血压

高血压是一种以动脉血压持续升高为主要临床表现的慢性疾病,常引起心、脑、肾等重要器官的病变并出现相应的后果。高血压的诊断标准是:未用抗高血压药情况下,收缩压≥140mmHg 和(或)舒张压≥90mmHg,按血压水平将高血压分为 1、2、3 级。收缩压≥140mmHg 和舒张压<90mmHg 单列为单纯性收缩期高血压。基于目前的医学发展水平及检查手段,能够发现导致血压升高确切病因称之为继发性高血压,反之不能发现导致血压升高的确切病因称之为原发性高血压。高血压是心血管疾病公认的危险因素,在我国人群中有较高发病率。据 2002 年普查结果,我国≥18 岁人群高血压患病率高达 18.8%。血压升高还是多种疾病的导火索,会使冠心病、心力衰竭及肾脏疾患等疾病的发病风险增高。因此提高对高血压病的认识,对早期预防、及时治疗有极其重要的意义。

中医学没有高血压的病名,但根据其主要临床表现(头痛,头旋眼花,发作的时间短暂,平卧闭目片刻即安;重者即觉天旋地转,不能站立,有时恶心,甚至晕倒)认为属于"眩晕""头痛"范畴。

一、病因病机

由于情志、饮食内伤、体虚久病、劳倦等引起风、火、痰、瘀上扰清空或精亏血少,清窍失养为基本病机,该病病位在清窍,与肝、脾、肾三脏关系密切,病性属虚居多。

1. 风火上扰

平素阳盛火旺、虚阳上亢,或恼怒郁闷,气郁化火,耗伤肝阴,引起风阳内动、风火上扰而发病。

2. 痰浊中阻

饮食不节,损伤脾胃,脾失健运,使水谷运化失常,湿聚而生痰,痰阻中焦使清阳不升、浊阴不降而发病。

3. 阴虚阳亢

平素肾阴不足,或热病久病伤阴,导致阴津不足,水不涵木,以致肝阳上亢而发病。

4.心脾血虚

思虑太过,伤及心脾,耗损气血,或大病、大失血之后,引起气血不足而发病。

5.血瘀阻窍

久病气虚或肝郁气滞,或痰湿阻痹,气血运行不畅,导致血瘀阻络。

二、辨病

(一)症状

1.缓进型高血压

多起病缓慢、渐进,早期多无症状,常见症状为头晕、头痛、眼花、耳鸣、失眠、乏力、心悸、注意力不集中等症状,多在精神紧张,情绪激动或劳累后出现。约1/5患者无症状,仅在偶尔体检时或发生心、脑、肾等并发症时发现血压增高。

2.急进型高血压

也称恶性高血压,占高血压病的1%,病情进展迅速。患者血压明显升高,舒张压多在130mmHg以上,并有头痛、视力模糊、眼底出血、渗出和双侧视盘水肿,迅速出现蛋白尿,血尿及肾功能不全。预后很差,常死于心力衰竭、脑卒中或肾功能衰竭。

(二)体征

血压随季节、昼夜、情绪等因素有较大波动。冬季较高,夏季较低;血压有明显昼夜波动,一般夜间血压较低,清晨起床活动后升高,形成清晨血压高峰。高血压时体征一般较少,在心脏未增大前体检可无特殊发现,心脏增大后体检可发现心界向左向下扩大,抬举样心尖搏动,心尖区或二尖瓣区可听见收缩期吹风样杂音,可有第四心音。

(三)辅助检查

1.常规项目

(1)心电图:左心室肥厚时的心电图可显示左心室肥大。

(2)超声心动图:诊断左心室肥厚最敏感可靠的手段。可观察心脏腔室、瓣膜和主动脉根部的情况、心功能监测等。

(3)胸部X线:可见主动脉尤其是升部、弓部迂曲延长,左心室增大。

(4)眼底检查:了解小动脉病损情况,以便对患者进行分级。反映高血压的严重程度及客观反映周身小血管病变的损伤程度。

(5)尿常规检查:了解有无早期肾脏损害,高血压是否由肾脏疾患引起,以及是否伴有糖尿病等。

(6)血液生化检查:包括肾功能(血尿素氮、肌酐、内生肌酐清除率)、电解质、血脂、血糖、血尿酸、血黏度等,帮助明确高血压是否由肾脏疾病引起,判断高血压对肾脏的影响程度,是否存在某些危险因素及合并症,如高脂血症、糖尿病、高尿酸血症等。

2.其他检查

头颅CT或MRI、肾脏及肾上腺B超检查、心脏彩色多普勒超声及血管多普勒超声(颈动脉、肾动脉及脑动脉等)、24 小时动态血压等。

三、原发性高血压的危险分层

对高血压患者做心血管危险分层,分为低危、中危、高危和极高危。具体分层标准根据血压升高水平(1、2、3 级)、心血管危险因素、糖尿病、靶器官损害以及并发症情况。用于分层的心血管危险因素包括年龄、吸烟、肥胖、血脂水平、靶器官损害包括心脏、脑血管、肾脏、血管疾病、高血压性视网膜病变。影响该病预后的因素除血压水平外,还有合并其他心血管疾病危险因素,靶器官损害和并存的临床情况等(表 2-1)。

表 2-1 高血压患者的危险分层

其他因素和危险病史	1 级高血压 SBP 140～159mmHg 或 DBP 90～99mmHg	2 级高血压 SBP 160～179mmHg 或 DBP 100～109mmHg	3 级高血压 SBP≥180mmHg 或 DBP≥110mmHg
Ⅰ无其他危险因素	低危	中危	高危
Ⅱ1～2 个危险因素	中危	中危	极高危
Ⅲ3 个危险因素、靶器官损害或糖尿病	高危	高危	极高危
Ⅳ并存临床情况	极高危	极高危	极高危

注:SBP:收缩压;DBP:舒张压

四、类病辨别

在确诊原发性高血压之前应排除各种类型的继发性高血压,因为有些继发性高血压的病因可以消除,其原发疾病治愈后,血压即可恢复正常。

1.慢性肾脏疾病

慢性肾小球肾炎、慢性肾盂、肾炎、多囊肾和糖尿病肾病等均可引起高血压,至终末期肾病阶段高血压几乎都和肾功能不全相伴发,根据病史、尿常规和尿沉渣细胞计数可与原发性高血压的肾脏损害相鉴别。

2.嗜铬细胞瘤

90%的嗜铬细胞瘤位于肾上腺髓质,右侧多于左侧。发作时除血压骤然升高外,还有头痛、心悸、恶心、多汗、四肢冰冷和麻木感、视力减退、上腹或胸骨后疼痛等。血和尿儿茶酚胺及其代谢产物的测定、酚妥拉明试验、胰高糖素激发试验有助于做出诊断。

3.原发性醛固酮增多症

病因为肾上腺皮质醛固酮瘤或增生所致的醛固酮分泌过多,典型的症状和体征有:①轻至中度高血压;②夜尿增多、口渴、尿比重下降、碱性尿和蛋白尿;③发作性肌无力或瘫痪、肌痛、搐搦或手足麻木感等。凡高血压者合并上述3项临床表现,并有低钾血症、高血钠性碱中毒而无其他原因可解释的,应考虑该病可能。实验室检查可见血和尿醛固酮升高,PRA降低。

4.肾血管疾病

肾动脉狭窄使肾血流量减少,激活RAAS,导致交感神经系统激活、水潴留、前列环素和一氧化氮水平降低,从而发生高血压。突发的高血压尤其女性30岁以前(病因为纤维肌性增生不良)或男性50岁以后(病因为动脉粥样硬化),进展性或难治性高血压,应高度怀疑该症,作进一步检查,包括:①超声检查,双功能多普勒结合B超和多普勒,敏感性和特异性均在80%以上;②CT或磁共振血管成像术,其敏感性和特异性达90%以上;③肾动造影,这是确诊肾动脉狭窄的"金标准"。

5.主动脉缩窄

是一种以躯体上半部分高血压、下肢低血压为特征的阻塞性主动脉病变。主动脉造影可明确狭窄段范围及周围有无动脉瘤形成。此外,CT和磁共振血管成像术亦有助于明确诊断。

五、中医论治

(一)论治原则

眩晕的治疗原则是补虚泻实,调整阴阳。虚者当滋养肝肾,补益气血,填精生髓。实证当平肝潜阳,清肝泻火,化痰行瘀。

(二)分证论治

1.肝阳上亢

证候:眩晕,耳鸣,头目胀痛,口苦,失眠多梦,遇烦劳郁怒而加重,甚则仆倒,颜面潮红,急躁易怒,肢麻震颤,舌红苔黄,脉弦或数。

治法:平肝潜阳,清火息风。

方药:天麻钩藤饮加减(天麻、钩藤、牛膝、杜仲、桑寄生、石决明、黄芩、栀子、益母草、茯神、夜交藤)。

加减:若肝火上炎,口苦目赤,烦躁易怒者,酌加龙胆草、丹皮、夏枯草;若肝肾阴虚较甚,目涩耳鸣,腰酸膝软,舌红少苔,脉弦细数者,可酌加枸杞子、何首乌、生地、麦冬、玄参;目赤便秘可加大黄、芒硝通腑泄热,手足麻木、震颤者,加羚羊角、生龙骨、生牡蛎、全蝎、蜈蚣等镇肝息风、清热止痉。

2.气血亏虚

证候:眩晕动则加剧,劳累即发,面色㿠白,神疲乏力,倦怠懒言,唇甲不华,发色不泽,心悸少寐,纳少腹胀,舌淡苔薄白,脉细弱。

治法:补益气血,调养心脾。

方药:归脾汤加减(党参、白术、黄芪、当归、龙眼肉、大枣、茯苓、酸枣仁、远志、木香)。

加减:若中气不足,清阳不升,兼见气短乏力,纳少神疲,便溏下坠,脉象无力者,可合用补中益气汤;若自汗时出,易于感冒,当重用黄芪,加防风、浮小麦益气固表敛汗;若脾虚湿盛,腹泻或便溏,腹胀纳呆,舌淡舌胖,边有齿痕,可酌加薏苡仁、炒扁豆、泽泻等。

3.肾精不足

证候:眩晕日久不愈,精神萎靡,腰酸膝软,少寐多梦,健忘,两目干涩,视力减退;或遗精滑泄,耳鸣齿摇;或颧红咽干,五心烦热,舌红少苔,脉细数;或面色㿠白,形寒肢冷,舌淡嫩,苔白,脉弱尺甚。

治法:滋养肝肾,益精填髓。

方药:左归丸加减(熟地、山萸肉、山药、龟甲胶、鹿角胶、枸杞、菟丝子、牛膝)。

加减:若阴虚火旺,症见五心烦热,潮热颧红,舌红少苔,脉细数者,可选加鳖甲、龟板、知母、黄柏、丹皮、地骨皮等;若肾失封藏固摄,遗精滑泄者,可酌加芡实、莲须、桑螵蛸等;若兼失眠,多梦,健忘诸症,加阿胶、鸡子黄、酸枣仁、柏子仁等交通心肾,养心安神。若阴损及阳,肾阳虚明显,表现为四肢不温,形寒怕冷,精神萎靡,舌淡脉沉者,或予右归丸温补肾阳,填精补髓。

4.痰湿中阻

证候:眩晕,头重昏蒙,或伴视物旋转,胸闷恶心,呕吐痰涎,食少多寐,舌苔白腻,脉濡滑。

治法:化痰祛湿,健脾和胃。

方药:半夏白术天麻汤加减(半夏、天麻、白术、橘红、茯苓、甘草)。

加减:若眩晕较甚,呕吐频作,视物旋转,可酌加代赭石、竹茹、生姜、旋覆花以镇逆止呕;兼见耳鸣重听,酌加郁金、石菖蒲、葱白以通阳开窍;若痰郁化火,头痛头胀,心烦口苦,渴不欲饮,舌红苔黄腻,脉弦滑者,宜用黄连温胆汤清化痰热。

5.瘀血阻窍

证候:眩晕,头痛,兼见健忘,失眠,心悸,精神不振,耳鸣耳聋,面唇紫暗,舌暗有瘀斑,脉涩或细涩。

治法:祛瘀生新,活血通窍。

方药:通窍活血汤加减(川芎、赤芍、桃仁、红花、老葱、麝香)。

加减:若兼见神疲乏力,少气自汗等症,加入黄芪、党参益气行血;若兼畏寒肢冷,感寒加重,可加附子、桂枝温经活血。

(三)特色治疗

1.专方专药

(1)降压汤:黄芪 30g、丹参 20g、山楂 10g、降香 10g、地龙 10g、夏枯草 10g、葛根 20g、泽泻12g、天麻 15g、川芎 10g。

(2)杜仲平压片:杜仲,落叶乔木,具有降压、强筋健骨作用,适用于高血压头晕目眩、腰膝酸痛、筋骨痿软等。

(3)珍菊降压片:可乐定、氢氯噻嗪、野菊花、槐花米、珍珠层粉等,具有降压和改善高血压症状的作用,不良反应少,可用于治疗各期各类高血压,尤其适用于治疗轻中度高血压。

2.推拿疗法

推拿疗法一般适用于缓进型高血压和第1、2级的高血压患者;急进型和第3级高血压患者,尤其是高血压危象者,则不列为推拿治疗适应证。常用穴位及部位为百会、印堂、风池、桥弓、率谷、曲池、丰隆、太冲、涌泉诸穴,及少腹、腰股部。常用手法为按法、揉法、抹法、拿法、扫散法、擦法等。

3.针刺疗法

体针取穴多按中医辨证分型施治。复溜、太溪穴属足少阴肾经,可补益肾阴、滋水涵木;足三里是常用保健穴,可防止虚阳上亢,与足厥阴经的太冲穴相配,起平肝降逆作用。针刺此四穴,可起滋水降火、平肝潜阳作用。有些则不按辨证取穴,如取穴风池、百会、合谷、阳陵泉等,有一定疗效。艾灸足三里、绝骨、涌泉或石门等穴,也有一定降压效果。其他如曲池、三阴交、内关、行间、人迎、大陵、肝俞、中封等穴位,也有降低血压的作用。

4.艾灸疗法

以艾条悬灸足三里、悬钟,也可灸百会、涌泉穴,效果不佳时配加备用穴如风池、阳陵泉、照海、委中。每次取一穴双侧灸20分钟,两穴交替。每日一次,待血压稳定于正常水平后,改为每周2～3次。每日一次,每次10～15分钟,血压稳定后改为每周2～3次,巩固疗效。

5.耳针治疗

耳针治疗常用穴为耳背沟、肝、心、交感、肾上,备用穴为耳神门、耳尖、肾。常用穴每次取3～4穴,酌加备用穴,每隔2天换贴1次,每次一耳,双耳交替,15次为一个疗程。

6.药枕疗法

降血压药枕选用桑寄生150g,丹参200g,白菊150g,益母草150g,磁石200g,罗布麻120克,夏枯草100g,钩藤50g,川芎50g。上药混合,放入粉碎机中粉碎,不过筛,粉碎后的颗粒直径在0.5cm以下,选用棉质布缝制成小袋,将上述经粉碎后的药物全部装入袋中,此药枕放到患者平时用的枕头上面或嵌入平时用的枕头内,每次睡觉时必须枕在上面,清晨起床后用塑料袋将药枕封好,以减缓药物的挥发。

7.外敷

可用附子、肉桂、吴茱萸等作成药饼,贴于二足底涌泉穴,下病下治、引火归元源,起到较好的降压稳压作用。

8.食疗

中国自古有"药食同源"的说法,很多中药又是食物,所以对高血压患者,特别是轻度高血压,可配合饮食疗法,有益于降血压的蔬菜有芹菜、白菜、西红柿、木耳、海带、菠菜、荠菜等,可供患者长期食用,亦可配合一些平肝潜阳、清热的中药代茶饮,如菊花饮(杭菊花适量),双桔饮

（霜桑叶、夏枯草各适量），青葙饮（青葙子、草决明各适量），桑竹饮（霜桑叶、淡竹叶各适量）等，另单味鬼针草适量长期泡水饮用，亦能取得很好的降压效果。

六、预防与调护

预防眩晕发生，应避免和消除能导致眩晕发生的各种内、外致病因素。要适当锻炼，增强体质；保持情绪稳定，防止七情内伤；注意劳逸结合，避免体力和脑力的过度劳累；饮食有节，防止暴饮暴食，过食肥甘醇酒及过咸伤肾之品，尽量戒烟戒酒。

眩晕发病后要及时治疗，注意休息，严重者当卧床休息；饮食清淡，保持情绪稳定，避免突然、剧烈的体位改变和头颈部运动，以防眩晕症状的加重，或发生昏仆。有眩晕史的患者，应避免剧烈体力活动，避免高空作业。治疗前应及时排除神经系统病变。

第二节　心律失常

心律失常是指心脏起搏和传导功能紊乱而发生的心脏节律、频率或激动顺序异常，主要由高血压心脏病、心力衰竭、冠心病、病毒性心肌炎、自主神经功能紊乱等多种疾病引起，以心悸、心跳停歇感、胸闷、乏力、眩晕，甚则昏厥，心电图提示各种心律失常为主要临床特征。各类期前收缩、室性或阵发室上性心动过速、心房颤动、房室传导阻滞、病态窦房结综合征等均为心律失常的临床常见类型。病态窦房结综合征另立专篇讨论。心律失常可见于正常人，但大多见于器质性心脏病患者，如心肌炎、冠心病、心肌病、风湿性心脏病、心功能衰竭等，以及洋地黄、奎尼丁等药物中毒。

严重的心律失常可导致猝死，冠心病引发心律失常的猝死率最高，占总猝死患者的70%～90%，其中以室性心动过速、室颤及传导阻滞引起猝死的发生率最高，严重威胁人类的健康。据统计，中国每年约 60 万人发生心源性猝死，其中绝大多数是由室性心动过速、心室颤动以及心房颤动等恶性心律失常所致；美国每年约 40 万人死于各种恶性心律失常。因此，积极防治心律失常，对提高患者的生存率及生存质量具有重要意义。

本病属于中医学"心悸""怔忡""动悸""虚劳"等范畴。

一、病因病机

（一）病因

1.感受外邪

外邪之中以热毒之邪以及风寒湿热之邪最易犯心，温邪上受，首先犯肺，病邪可以顺传由卫入气，由气入营血，热传心脉，心脉受邪而致病；风寒湿热之邪亦可合而为痹，痹阻经脉、肌肉、关节的病变,在一定条件下也可内犯于心。

2.情志所伤

惊则气乱,恐则气下,平素心虚胆怯,暴受惊恐,易使心气不敛,心神动摇,惊悸不已;除过喜可以直接损伤心之外,大怒伤肝,大恐伤肾,怒则气逆,恐则精却,阴虚于下,火逆于上,亦可动撼心神,而发惊悸;思虑过度,劳伤心脾,不仅暗耗阴血,又使生化之源不足,心失所养,发生心悸;长期抑郁,肝气郁结,气滞血瘀,心脉不畅,心神失养,引发心悸。

3.饮食失调

摄入不足,气血生化乏源,血不养心,心神失养;或食膏粱厚味,煎炸炙煿,蕴热化火生痰,痰火扰心,发为心悸;或烟、酒、浓茶、咖啡等刺激性食物摄入过多及药物服用过量或毒性较剧,损及于心,可致心悸。

4.药物影响

服药过量,如使用洋地黄、奎尼丁、阿托品过量,或服有毒药物,或用药失当,或有机磷农药中毒等,均可损及心脏而致心悸。

5.素体本虚

禀赋不足,年老体弱,或大病久病诸因导致脏腑亏虚,心失所养;或心阳受损,失其温煦;或虚及脾肾之阳,水湿不得运化,酿痰成饮,上逆于心;或肾阴不足,水不济火,心火独亢等皆可致心悸。

部分患者可随着基础病加重,病程久延,由一脏累及多脏,一损再损,瘀血、痰浊、水气等内生之邪则日复加重,正气愈虚,病势日深,甚则导致心气衰弱,心阳暴脱,阴阳离决而猝死。

(二)病机

1.病理变化

心律失常病理变化为气血阴阳亏虚,心失所养,或邪扰心神,心神不宁。本病属于本虚标实,虚实夹杂,在疾病过程中又有虚实相互转化。本虚指心之阴阳气血不足,使心失滋养;标实指血瘀、气滞、痰浊、寒湿等痹阻心脉。本病病位在心,与肝、脾、肾、肺四脏密切相关。如心之气血不足,心失滋养,搏动紊乱;或心阳虚衰,血脉瘀滞,心神失养;或肾阴不足,不能上制心火,水火失济,心肾不交;或肾阳亏虚,心阳失于温煦,阴寒凝滞心脉;或肝失疏泄,气滞血瘀,心血失畅;或脾胃虚弱,气血乏源,宗气不行,血脉凝滞;或脾失健运,痰湿内生,扰动心神;或热毒犯肺,肺失宣肃,内舍于心,血运失常;或肺气亏虚,不能助心以治节,心脉运行不畅,均可引发心悸。

2.病理因素

本病的病理因素为痰浊、水饮、瘀血。情志抑郁,化火生痰,痰火内扰,心神不宁,因乱而悸;水饮上犯,心阳受困,因而作悸;风湿舍心,心络闭塞,心体失健,因痹而悸;瘀血内阻,血行不畅,心阳不振,因遏而悸。痰饮和瘀血是顽固性心律失常的重要病理产物,痰瘀阻滞是本病的中心病理环节,也是致病因素,形成恶性循环。《证治汇补·惊悸怔忡》曰:"人之所主者心,心之所养者血,心血一虚,神气失守,神去则舍空,舍空则郁而停痰,痰居心位,此惊悸之所以肇端也。"《医林改错·血府逐瘀汤所治症目》言:"心跳心慌,用归脾安神等方不效,用此方(血府逐瘀汤)百发百中。"均说明痰饮、瘀血在顽固性心律失常发病中的重要作用。痰瘀内阻之心律失常表现为脉搏节律不匀,除常见结、代、促脉外,往往兼见沉、弦、滑、细、涩诸脉,同时伴有心慌、胸闷、胸痛、呕恶、纳呆、神疲肢困,舌淡胖嫩、边有齿痕或紫暗瘀斑,苔薄白或黄厚腻等症状和体征。具有以上脉症者,即可认为主要病机是痰饮瘀阻。

3.病理转归

心律失常的转归主要取决于本虚标实的程度、邪实轻重、脏损多少、治疗当否及脉象变化情况。患者气血阴阳虚损程度较轻,未见瘀血、痰饮之标症,病损脏腑单一,呈偶发、短暂、阵发,治疗及时得当,脉象变化不显著者,病证多能痊愈。反之,脉象过数、过迟、频繁结代或乍疏乍数,反复发作或长时间持续发作者,治疗颇为棘手,预后较差,甚至出现喘促、水肿、胸痹心痛、厥证、脱证等变证、坏病,若不及时抢救治疗,预后极差,甚至猝死。

二、诊断依据

(一)主要症状

临床上,心律失常的症状表现依据心律失常的类型、基础心脏病变、合并疾病不同而有差异,最常见的有心悸、怔忡、眩晕、近似晕厥与晕厥。出现晕厥或近似晕厥常是预后不良的表现,其他症状有出汗、疲乏、气短,严重者出现尿失禁等,症状的发生与心律失常导致心脏收缩、排血功能异常及交感神经兴奋有关。

(二)体征

1.一般体征

心动过速发作时部分患者可见到面色苍白、皮肤湿冷;持续性室性心动过速可以见到昏厥。

2.脉搏

心动过速者有脉搏频率加快,期前收缩者有脉搏规律或不规律脱落,心房纤颤者有脉搏短绌,室颤者常不能触及脉搏。

3.心脏检查

心律失常者常有心脏频率与心脏节律的改变,心动过速者表现为心率加快;心动过缓者表现为心率减慢;期前收缩者表现为心搏规律或不规律脱落;传导阻滞者可以表现为心律规则而频率减慢,也可以表现为心率与心律的异常;心房纤颤者表现为心律绝对不规则,脉搏短绌;室性纤颤者表现为心跳消失。

（三）心脏电学检查

1.心电图

该法是诊断心脏疾病特别是心律失常最简单而有效的诊断方法。通过普通心电图检查可以对期前收缩、房扑与房颤、室性心动过速、室扑与室颤及传导阻滞等做出诊断。

2.动态心电图

通过延长记录时间、连续记录方式进行心电学检测，能比普通心电图更有效地捕捉到各类心律失常。

3.心腔内电生理检查

此法公认为大多数快速性心律失常诊断的金标准，适用于心电图检查不能肯定其临床意义的任何心律失常。

三、辨证论治

（一）辨证要点

1.辨惊悸与怔忡

一般认为，惊悸较轻，怔忡较重；怔忡可由惊悸发展而来。惊悸常因外界刺激而发病，发时心悸阵作，甚至有欲厥之状，而发后除倦怠、乏力外，可无特殊不适。怔忡则无惊自悸，经常自觉惕惕悸动不安，稍劳则甚，多有脏腑气血亏损之象，时有痰饮、血瘀夹杂。

2.辨病变的虚实兼夹

心悸的病变特点多为虚实相兼，所谓虚系指五脏气血或阴阳的亏虚，实则多指痰饮、血瘀、火邪夹杂。痰饮、血瘀、火邪既属病理产物，在一定情况下又可成为惊悸、怔忡的直接病因。在辨证时不仅要辨虚实。还要分清其虚实之程度。其正虚程度与脏腑虚损的多寡有关，一脏虚损者轻，多脏亏损者重。其邪实方面，一般说来，单见一种夹杂者轻，多种夹杂者重。

3.辨脏腑的虚损程度

由于本病以虚为主，而其本虚的程度又常与脏腑虚损的多寡有关，故应详辨。脏腑之间相互联系，互相影响。心脏病变可以导致其他脏腑功能失调或亏损，同样他脏病变亦可以直接或间接影响于心。如肾水不足可致心肾失交，肝血亏虚不能养心致心血虚，脾肾阳虚致心气虚弱等。在一般情况下，仅心脏本身虚损而致病者病情较轻，夹杂证少，其临床表现仅以心悸、心慌、胸闷、少寐为主。而与他脏并病，兼见肾虚、脾虚、肝火或肝阴不足证候者，病较重。且初发多轻，以单脏病变为主；病久则重，多为数脏同病。

4.辨脉象

心律失常者脉象变化较大，有快、慢及三五不调之异，观察脉象变化是心律失常辨证中的重要依据。脉细数者，为心阴不足之征；脉迟者，多由心肾阳虚，无力鼓动心脉所致；其脉三五不调者，常为气血两亏，阴阳俱虚之候。

5.辨预后

素体强健,无宿疾者预后良好,而气血不足,阴阳虚损者预后不良。心律失常发作表现为悸动不安者多属气血无大伤,而发为厥脱者往往预后不良。持续不已者,每易导致气虚阳脱,预后不良;如表现为心悸且为发作性,持续时间短暂者,往往是气血尚实,预后尚良。

(二)治疗原则

1.心律失常的处理

主要是采取辨证施治的方法,区别心气阴不足、心肾阳虚、心阳欲脱、心血瘀阻、水气凌心等不同病机,分别采用益气养阴、温补心肾、回阳固脱、活血化瘀、化气行水等治法。在此基础上,可结合辨病和现代药理研究加用具有抗心律失常作用的药物。此外,部分心律失常并不存在明显的虚实偏盛,而主要是气血失调,因此调和气血应是其有效治法。

2.中药治疗

心律失常的治疗力求做到整体调节与针对性强化的最大统一,凡临床症状多、证候典型者当以整体调节为主,酌加具有抗心律失常作用的中药;无症状或证候不典型者可以经验治疗为主。由于复方与单味、单体、总提取物等药理的差异、毒副作用的不同,应用复方治疗时应遵循中医药传统理论,辨证施治,重视整体配伍,须防一味堆砌,苦寒伤胃,并防止过量中毒。

(三)分证治疗

1.心血瘀阻证

证候:心悸,心痛或胸闷间发,面唇晦暗。舌质暗紫或有瘀点、瘀斑,脉涩或结代。

治法:活血化瘀,宁心安神。

例方:血府逐瘀汤加减。此方活血祛瘀,行气止痛,主治心悸怔忡,胸痛,或夜寐不安。

常用药:桃仁、红花、川芎、赤芍、当归、柴胡、枳壳、牛膝、桔梗、延胡索、炒酸枣仁、甘草。

加减:若伴有气短、乏力、倦怠者,加黄芪、党参补中益气;兼有阳虚,见畏寒肢冷者,加桂枝温经通络;兼见胸闷泛恶,苔黄腻者,为痰瘀互结,加瓜蒌、薤白、半夏、茯苓化痰宣痹;因情绪紧张、善恐易惊者,加琥珀粉、珍珠母镇心安神。

2.痰热上扰证

证候:心悸眩晕,胸闷脘胀,纳呆恶心,心烦口苦,失眠。舌红,苔黄腻,脉滑数或结代。

治法:化痰降浊,养心安神。

例方:黄连温胆汤加减。此方清热化痰,开窍醒神。主治头眩心悸,呕恶呃逆。

常用药:黄连、半夏、陈皮、茯苓、竹茹、枳实、酸枣仁、远志、党参、郁金、甘草。

加减:兼有心胸闷痛、舌暗有瘀斑者,为痰瘀互结,加丹参、川芎、郁金活血化瘀;兼见水肿,加泽泻、汉防己、车前子利水消肿;火郁伤阴者,加麦冬、沙参、五味子养阴清热。

3.水饮凌心证

证候:心悸怔忡,眩晕恶心,或吐痰涎,咳喘,动则尤甚,胸脘痞满,渴不欲饮,尿少浮肿,形寒肢冷。苔白滑,舌淡红,脉象沉细或弦或滑,或结代。

治法:化饮利水,振奋心阳。

例方:苓桂术甘汤加减。此方温化痰饮,健脾利湿。主治胸胁支满,目眩心悸,或短气而咳。

常用药:茯苓、桂枝、白术、炙甘草、泽泻、半夏、陈皮。

加减:兼见肺气不宣,肺有水湿者,加杏仁、前胡、桔梗以宣肺;葶苈子、五加皮、防己以泻肺利水;兼见恶心呕吐,加半夏、陈皮、生姜以和胃降逆。如肾阳虚衰,不能制水,水气凌心,症见心悸喘促,不能平卧,小便不利,浮肿较甚者,宜用真武汤温阳利水;若心脾阳气虚弱,水饮停聚,水气凌心,症见心悸水肿,倦怠乏力者,可用春泽汤健脾利水。

4.心气不足证

证候:心悸气短,动则尤甚,乏力自汗,胸闷,失眠多梦。舌淡胖,苔白,脉弱。

治法:补益心气。

例方:养心汤加减。此方补益心气,安神定志。主治心气亏虚引起的心神不宁,或体质素虚引起的心虚惊悸不眠。

常用药:黄芪、人参、茯苓、半夏、五味子、当归、川芎、远志、柏子仁、酸枣仁、炙甘草、肉桂。

加减:若兼有水饮内停,怔忡心悸者,加车前子、泽泻利水渗湿;损及心阴者,可加麦冬、生地黄养阴益气。

5.心脾两虚证

证候:心悸头晕,面色少华,气短乏力,健忘失眠,纳呆腹胀.或有便溏。舌质淡红,苔薄,脉细弱,或有结代。

治法:补血养心,益气安神。

例方:归脾汤加减。此方益气补血,健脾养心。主治心悸怔忡,健忘不眠,食少体倦,面色萎黄等。

常用药:人参、黄芪、白术、当归、茯神、远志、炒酸枣仁、龙眼肉、木香、炙甘草。

加减:若食少便溏,脾气虚甚,去当归,加炒薏苡仁健脾止泻;血虚甚者加阿胶、地黄滋阴养血;善惊易恐者,加生龙骨、生牡蛎重镇安神;食欲缺乏、饭后胃脘饱胀者,加焦山楂消食健胃。

6.心阴亏虚证

证候:心悸怔忡。五心烦热,失眠健忘,咽干口渴,眩晕耳鸣。舌红少苔,脉细数。

治法:养心安神,滋阴清热。

例方:天王补心丹加减。此方滋阴养血,补心安神。主治虚烦少寐,心悸神疲,梦遗健忘。

常用药:生地黄、玄参、五味子、麦冬、柏子仁、酸枣仁、远志、桔梗、茯苓、苦参、丹参、当归。

加减:若心悸怔忡明显者,可加龙眼肉、夜交藤,以增加强养心安神之功;兼见心烦不寐,梦遗腰酸者,可加知母、黄柏滋阴降火。

7.心阳不振证

证候:心悸怔忡,形寒肢冷,胸闷气短,乏力,面色㿠白或有浮肿。苔薄舌淡胖嫩,脉沉细或迟或结代。

治法:温补心阳。

例方:桂枝甘草龙骨牡蛎汤加减。此方温补心阳,宁心安神。主治心悸怔忡,多梦失眠等症。

常用药:桂枝、炙甘草、生龙齿、生牡蛎、生晒参、黄芪、白术。

加减:若腰膝冷痛,加杜仲、补骨脂补肾强腰;若胸痛、舌质紫暗,加细辛、当归、红花活血通络,祛瘀止痛;若见浮肿者,加益母草、泽兰利尿消肿;以心动过缓为著者酌加炙麻黄、炮附子,并重用桂枝,补助心阳,通血脉,止悸动。温补心阳同时宜兼顾心阴,加麦冬、五味子,以免耗损心阴,致心阴心阳平衡失调。

8.气阴两虚证

证候:胸闷气短,心悸乏力,遇劳加重,头晕目眩,面色无华,自汗盗汗。舌淡红或暗红,苔白,脉细或结代。

治法:益气养阴,宁心安神。

例方:炙甘草汤加减。此方益气滋阴,补血复脉。主治心动悸,体羸气短,虚烦眠差,脉结或代。

常用药:炙甘草、党参、桂枝、生地黄、麦冬、阿胶、麻仁、生姜、大枣。

加减:兼有手足心热、口干舌燥等阴虚内热表现者,去桂枝,加玄参、白芍,可滋阴润燥,清热生津。

9.心肾阳虚证

证候:心慌胸闷,心前区隐痛,动则气喘,眩晕耳鸣,面色无华,形寒肢冷,腰膝酸软,小便清长,或下肢水肿,甚至突然昏仆。舌淡苔白,脉迟或结代。

治法:温补心肾。

例方:右归丸加减。此方温补肾阳,填精补血。主治肾阳不足,命门火衰。

常用药:附子、熟地黄、山药、山茱萸、枸杞子、鹿角胶、补骨脂、杜仲、当归、肉桂。

加减:心肾阳虚,水湿泛滥,水肿较甚者,可加茯苓皮、大腹皮、椒目等健脾利水,消肿;胸闷痛,舌紫暗,可加川芎、丹参、当归、赤芍、郁金行气活血;心阳不振,胸阳痹阻而见胸闷憋气者,加瓜蒌薤白半夏汤宣痹通阳。

四、特色治疗

(一)专方专药

1.宁心饮

枸杞子10g,何首乌10g,丹参15g,珍珠母30g,石菖蒲10g,莲子心6g。

2.宁心定悸汤

白参8g,麦冬15g,五味子5g,柴胡10g,黄芩10g,枳实10g,竹茹10g,陈皮10g,茯苓15g,

法夏 10g,丹参 10g,郁金 10g,全瓜蒌 10g,炙远志 6g,紫石英 15g,炙甘草 10g。

加减:伴见肝郁化火之证者,可加山栀子、川连;若伴见善惊易恐者,可加珍珠母、牡蛎、龙骨等重镇安神之品;若为病毒性心肌炎所致,可加重楼、苦参、虎杖等清热泄毒,祛邪护心;心气不敛,加柏子仁、酸枣仁养心安神;瘀象明显者,加鸡血藤、炙水蛭等活血通络。

3.平律合剂

炙黄芪 15～30g,葛根 15g,防己 15g,丹参 20g,苦参 20g。

4.黄连温胆汤加减

半夏 9g,茯苓 15g,陈皮 12g,枳实 12g,黄连 12g,栀子 12g。

加减:若兼见脾虚神疲者,加用党参、砂仁以益气醒脾;失眠多梦较甚者,加用夜交藤以养心安神;如兼见气滞血瘀、痹阻心脉,则加丹参、葛根、甘松、当归以加强行气活血之力;胸痛明显者,加延胡索以止痛;大便秘结者,加生大黄;若兼湿阻中焦、脘腹胀满不适者,合用石菖蒲以取化湿和胃之功。

5.参术汤

太子参 18g,玉竹 30g,麦冬 12g,苦参 12g,生龙牡各 15g,连翘 15g,丹参 18g,炒赤芍 12g,佛手片 6g,生甘草 6g。

6.补心丹

生地黄 15～20g,麦冬、西洋参、当归、玉竹、茯苓各 8～15g,丹参 10～15g,五味子 5～10g,远志、酸枣仁、柏子仁各 8～10g,磁石 10～30g。

加减:心火旺盛、心中烦热、口干苦较甚者加黄连 2～3g,胸闷胸痛酌加红花、桃仁、郁金各 10g,气滞者加香附 10g。

7.参松寄生汤

太子参 12～20g,丹参 15～30g,桑寄生 15～20g,甘松 12～30g。

加减:气虚明显者太子参改为党参 12～15g;属气阴两虚者,加生脉散;胸阳不振者,加瓜蒌薤白半夏汤。

8.柴胡三参饮

柴胡 10g,法半夏 10g,党参 10g,丹参 15g,苦参 10g。

(二)穴位贴敷

吴茱萸穴位贴敷法治疗缓慢性心律失常。给予吴茱萸内关、心俞贴敷,每日 1 次。

(三)耳穴贴压

先用 75%乙醇做耳郭局部消毒,再取麝香胶布剪成方形小块,中心粘经消毒处理后的生王不留行籽 1 粒。对准耳穴贴压后,再用手指按摩 1～3 分钟,其强度以患者能耐受即可,患者每日自行按压 3～5 次,每次 3 分钟。

(四)三步针罐疗法

该法适用于颈胸综合征所引起的心律失常。第 1 步,用 30 号 2.0 寸毫针直刺双侧中平穴

（系平衡针灸学穴名，位于外踝最高点与外膝眼连线的中点）1.5～1.8寸；双侧后溪穴直刺0.3～0.5寸；向鼻根方向斜刺整脊穴（系平衡针灸学穴名，前正中线上，位于印堂穴与前发际连线的中点）1.0～1.5寸；上述诸穴得气为度，嘱患者深呼吸，并作对抗性颈项活动2分钟。第2步，根据患者的证型，用30号1.5寸毫针针刺各配穴，采用平补平泻法，得气为度；然后针刺双侧颈夹脊穴，入针0.8～1.2寸，以得气并向肩部传导为度，再用KWDⅡ-808型电针仪，行双侧对称性疏密波脉冲刺激20分钟。第3步，取针后，在阿是穴（项背部压痛点、颈项条索状硬节处）行刺络拔罐，令出血3～5mL，1次/天，10次为1个疗程，疗程间隔2天，治疗期间停用一切药物，治疗3个疗程。

（五）单方验方

苦参30g，水煎服，治疗快速型心悸有效；甘松9～12g，水煎服，治疗心脉跳动节律不齐；补骨脂30～60g，水煎服，治疗心脉跳动过缓；苦参、益母草各30g，甘草9g，水煎服，1日1次，可以减慢心脉跳动过速。

（六）中成药

1.稳心颗粒

一次9g（1袋），一日3次。适用于气阳两虚，心脉瘀阻所致的心悸不安，气短乏力。

2.参松养心胶囊

一次3粒，一日3次。

3.芪参益气滴丸

一次0.5g，一日3次。

4.复方丹参滴丸

一次10粒，舌下含服，一日3次。

5.参仙升麦口服液

一次20mL，一日2次。

（七）穴位注射

主穴取心俞、厥阴俞，气虚加足三里。先将红花注射液抽入注射器内，根据所取部位，选择0.45×16 RWLB型针头套于针管上。穴位处皮肤用75％乙醇消毒后，右手持针快速刺入，插到胸椎椎体时缓慢提插，患者有酸胀感且向胸前扩散后，回抽如无回血即可将药液慢慢注入，每穴注射1mL。隔日1次，2个月为1个疗程。

（八）体外按摩

1.压内关

以一手拇指指腹紧按另一前臂的内关穴位（手腕横纹上二指处，两筋之间），先向下按，再作向心性按压，位置不移动，两手可交替进行。在纠正心律不齐时，对心动过速者，手法要由轻渐重，同时可配合震颤及轻揉；对心动过缓者，需用强刺激手法。平时按摩，可采用按住穴位，左右旋转各10次，然后紧压1分钟。

2.抹胸

以一手掌紧贴左胸部由上向下按抹,两手交替进行。每拍按抹一次,节拍 4×8。操作时不宜隔太多衣服按抹,以免影响效果。

3.拍心

用右手掌或半握拳拍打心前区。每拍拍打 1 次,节拍 4×8。拍打时应注意拍打轻重,以患者感觉舒适为宜。在进行以上按摩时,要求腹式呼吸,不要憋气。思想集中,用意识引导按摩活动,并尽可能与呼吸相配合。每日按摩 1 次,1 个月为 1 个疗程,总疗程为 3 个月。

(九)针刺

(1)穴位组方 1(内关、郄门、人中、足三里);2(内关、膻中、三阴交);3(心俞、膈俞、肾俞)。缓慢型病态窦房结综合征用 1、3 组穴;快慢交替性病态窦房结综合征用 2、3 组穴。手法要点:针刺 1、2 组穴时,患者仰卧位;针刺 3 组穴时,取俯卧位。用 1.0～2.0 寸毫针,采用捻转提插补法或平补泻法为主,要求徐徐得气,以弱或中等强度针感为主,各穴得气后持续施术守气 1 分钟,留针 15～20 分钟。具体操作:内关、郄门、足三里穴,直刺缓入 0.5～1.0 寸,施小幅度捻转提插补法,令针感向上传导;人中穴向鼻中脆斜刺 0.5 寸,并单向捻转 180°,施小幅度提插平补平泻法,频率为每分钟 120～150 次;膻中穴向下 30°斜刺 1.0 寸,施捻转泻法;三阴交穴直刺入针 0.8～1.0 寸,施捻转提插平补平泻法,令针感向上传导;心俞、膈俞、肾俞穴 75°斜刺 1.0～1.5 寸,心俞、肾俞穴用捻转补法,膈俞穴用捻转提插平补平泻法,均令针感向深部传导。

(2)主穴:心俞厥阴俞、内关、足三里。配穴:心阴虚加三阴交或太溪;心阳虚加关元或气海;心阴阳两虚加三阴交及关元穴;痰瘀闭阻型加膻中、丰隆、肺俞;心律失常用至阳配内关,神道配间使,心俞配至阳、内关穴;心律失常根据分型加用不同的配穴,以上三组交替使用。

(十)食疗

1.万年青茶

组成:万年青 25g,红糖适量。

用法:将万年青加水 150mL,煎至 50mL,滤出汁。反复两次。将二汁混合,加入红糖,1 日内分 3 次服完。每日 1 剂,连用 1 周。

功效:活血化瘀止痛。

主治:心律失常,属心血瘀阻型,心悸不安,胸闷不舒,心痛时作,舌质紫暗有瘀点,脉涩或结代。

2.枣仁粳米粥

组成:酸枣仁 15g,粳米 100g。

用法:酸枣仁炒黄研成细末。将粳米煮粥,临熟下酸枣面,空腹食用。每日1～2次,1 周为 1 个疗程,可连服数个疗程。

功效:养心安神,滋阴敛汗。

主治:心律失常,属阴虚火旺型,心悸不宁,心烦少寐,头晕目眩,手足心热,午后潮热,盗汗。

五、转归与预后

该病的转归预后主要取决于本虚标实的程度、邪实轻重、虚损多少、治疗当否及脉象变化情况。如患者气血阴阳虚损程度较轻，未见瘀血、痰饮之标证，病损脏腑单一，呈偶发、短暂、阵发，治疗及时得当，脉象变化不显著者，病证多能痊愈；反之，脉象过数、过迟、频繁结代或乍疏乍数，反复发作或长时间持续发作者，治疗颇为棘手，预后较差，甚至出现喘促、水肿、胸痹心痛、厥脱等变证、坏病，若不及时抢救治疗，预后极差，甚至猝死。

六、预防与调护

(1)本病每因情志内伤，恐惧等诱发，所以患者应经常保持心情愉快，精神乐观，避免情志致病，减少发病。尤其心虚胆怯、心火内动及痰火扰心等引起的心悸，应避免惊恐及忧思恼怒等不良刺激。

(2)饮食有节。过食营养丰富而易消化吸收的食物，平时饮食忌过饱、过饥，戒烟酒浓茶，宜低盐低脂饮食。心气阳虚者忌过食生冷，心气阴虚者忌辛辣炙煿，痰浊、瘀血者忌过食肥甘，水饮凌心者宜少食盐。

(3)生活规律。注意寒暑变化，避免外邪侵袭而诱发或加重心悸。注意劳逸结合。轻证患者，可进行适当体力活动，以不觉疲劳、不加重症状为度，应避免剧烈活动及强体力劳动。重症患者，平时即有心悸、气短等症状，应卧床休息，待症状消失后，也应循序渐进地增加活动量。

(4)心悸病势缠绵，应坚持长期治疗。获效后亦应注意巩固疗效。另外，尚需积极治疗原发证，如胸痹、痰饮、肺胀、喘证、痹证等，对预防心悸发作具有重要意义。还应及早发现变证、坏病的先兆症状，结合心电监护，积极准备并做好急救治疗。

第三节　心力衰竭

心力衰竭(简称心衰)是由于任何心脏结构或功能异常导致心室充盈或射血能力受损的一组复杂临床综合征，其主要临床表现为呼吸困难和乏力(活动耐量受限)，以及液体潴留(肺瘀血和外周水肿)。心衰为各种心脏疾病的严重和终末阶段，发病率高，是当今最重要的心血管病之一。

据国外数据统计，人群中慢性心力衰竭的患病率为 $1.5\%\sim2.0\%$，年龄 65 岁以上可达 $6\%\sim10\%$，而且在过去的 40 年中，心力衰竭导致的死亡增加了 6 倍。心力衰竭的死亡原因依次为：泵衰竭(59%)、心律失常(13%)、猝死(13%)。

祖国医学无心力衰竭的病名出现，根据其主要症候目前归属于：惊悸、怔忡、水肿、喘证、痰饮、积聚及胸痹等范畴。

一、病因病机

本病主要是由于外邪入侵、饮食偏嗜、情志所伤、先天不足、年老体衰等因素导致，上述因素久之影响及心，致心气衰弱，气不行血，血不利则为水，瘀水互结，损及心阳、心阴，气血衰败，发展为心衰之病。

1.气虚血瘀

气虚血瘀是心衰的基本证候，可见于心衰的各期。由于各种致病因素影响及心，致心气虚弱。心主血脉，气为血之帅，气行则血行。心气不足，鼓动无力，必致血行不畅而成瘀，出现神疲乏力、口唇发绀甚至胁痛积块。

2.气阴两虚

气阴两虚可见于心衰各期，气虚致气化机能障碍，使阴液生成减少，早期阴虚多与原发疾病有关，中后期阴虚则是病情发展的结果。

3.阳虚水泛

多见于心衰中后期，或久病体弱，素体阳虚的患者。心气虚久，累及心阳，致心阳受损；或素体阳虚影响心阳，也可致心阳受损，可见心悸、胸痛、面色苍白、畏寒怕冷等症状。随着病情的发展，心阳虚的证候日渐显著，到心力衰竭的终末期以阳虚为突出表现，最终表现为阳气厥脱之危象。心阳亏虚，累及肾阳，致命门火衰。肾阳虚亏，气不化津，津失敷布，水溢肌肤则浮肿。

4.痰饮阻肺

本证属本虚标实而以标实为主。心肺气虚，脾肾俱病，水湿不化，聚而为痰，壅阻于肺，肺失清肃，而致痰饮阻肺，则见咳喘气急、张口抬肩、不能平卧、痰多，若痰郁而化热，则痰黄而稠、咯吐不爽、苔黄厚腻。

总之，心衰病的病位在心，病变脏腑涉及肺、肝、脾、肾，为本虚标实之证，本虚为气虚、阳虚、阴虚，标实为血瘀、痰饮、水停，标本俱病，虚实夹杂。心气虚是发病基础，气虚血瘀是基本病机，贯穿于心衰始终，阴阳失调是病理演变基础，痰饮水停则是其最终产物。诸病理因素及诸脏相互影响，造成恶性循环，最后酿成虚实夹杂的复杂证候，终致阴竭阳脱乃至死亡。

二、辨病

临床上左心衰竭最为常见，右心衰竭较少见，仅多见于肺源性心脏病所导致。左心衰竭后可以继发右心衰竭而致全心衰竭者多见，而右心衰竭后可以继发左心衰竭而致全心力衰竭者少见，但可以由于疾病同时波及左、右心而发生全心衰竭者临床上更为多见。

（一）左心衰竭

左心衰竭主要出现肺瘀血及心排血量降低的表现。

1.症状

肺瘀血的表现可表现为两方面：

（1）各种形式的呼吸困难

①劳力性呼吸困难：根据病情的严重程度，一开始表现为体力活动诸如登山爬坡等活动后出现呼吸困难，后期病情加重，轻体力活动或日常活动甚至是休息时候也可出现呼吸困难。通常这是左心衰竭最早出现的症状，呼吸困难是由于肺瘀血所导致，而运动后机体需血需氧量增加，机体代偿使回心血量增加，加重了肺瘀血。

②端坐呼吸：随着肺瘀血程度的加重，患者体位受到限制，为减轻回心血量以减轻肺瘀血，患者只能采取半卧位，或端坐呼吸，甚至端坐呼吸只能坐在床边，还需双腿下垂，才能减轻憋气不适感。

③夜间阵发性呼吸困难：这一描述被认为是左心衰竭的特征性表现，即患者已入睡后突然因憋气而惊醒，被迫采取坐位，伴呼吸困难加重。阵咳，咳白色泡沫痰，重者可有哮鸣音，称之为"心源性哮喘"。其发生机制除因平卧时回心血量增多肺瘀血加重，且横膈上抬肺活量下降外，还由于夜间迷走神经兴奋，一方面导致冠状动脉收缩心肌供氧减少，另一方面还使支气管收缩肺通气量下降，上述原因均加重机体缺氧，然而夜间中枢神经敏感性下降，直到肺瘀血很严重，患者才被惊醒。

④急性肺水肿：是左心衰竭呼吸困难最严重的形式。

咳嗽、咳痰、咯血：咳嗽、咳痰是由于肺泡和支气管黏膜瘀血所致，开始常于夜间发生或明显，坐位或立位时咳嗽可减轻，白色浆液性泡沫状痰为其特点。偶可见痰中带血丝。长期慢性瘀血肺静脉压力升高，导致肺循环和支气管血液循环之间形成侧支，在支气管黏膜下形成扩张的血管，此种血管一旦破裂可引起大咯血。

（2）心排血量下降的表现：主要表现在机体重要器官。

①心：心悸，胸闷，严重时出现心绞痛的表现或充血性心力衰竭的表现。

②脑：头晕头痛，严重时晕厥。

③肾：严重的左心衰竭血液进行再分配时，首先是肾的血流量明显减少，患者可出现少尿。长期慢性的肾血流量减少可出现血尿素氮、肌酐升高并可有肾功能不全的相应症状。

④全身代偿的反应：乏力疲倦，运动耐量的下降。

2.体征

（1）肺部体征：由于肺毛细血管压增高，液体渗出到肺泡而出现湿啰音。

（2）心脏体征：除基础心脏病的固有体征外，慢性左心衰竭的患者一般均有左心室扩大，左心室扩大至叩诊心界向左下移位，由此引起的相对性二尖瓣关闭不全可闻及心尖区收缩期杂音。心率加快，肺动脉瓣区第二心音亢进及舒张期奔马律。尤其舒张期奔马律极具诊断价值。也有可能触到交替脉。

（二）右心衰竭

右心衰竭主要出现体循环瘀血的表现。

1.症状

(1)消化道症状:腹胀、食欲缺乏、恶心、呕吐、肝区胀痛,甚至黄疸等是右心衰竭最常见也通常是最早出现的症状。

(2)肾脏:长期肾脏瘀血可导致尿量减少,蛋白尿,甚至进一步出现肾衰竭的相关表现。

(3)劳力性呼吸困难:继发于左心衰竭的右心衰竭呼吸困难也已存在。单纯性右心衰竭为分流性先天性心脏病或肺部疾患所致,也均有明显的呼吸困难。

2.体征

(1)水肿:体静脉压力升高使皮肤等软组织出现水肿,其特征为首先出现于身体最低垂的部位,常为对称性可压陷性。因此对于长期卧床的患者,水肿可从腰骶部开始明显。

(2)心脏体征:除基础心脏病的相应体征之外,慢性右心衰竭的患者一般均有右心室扩大,右心室扩大至叩诊心界向左移位,由此引起的相对性三尖瓣关闭不全可闻及三尖瓣区收缩期杂音。

(3)颈静脉怒张或肝颈静脉反流征阳性:颈静脉搏动增强、充盈、怒张是右心衰时的主要体征,肝颈静脉反流征阳性则更具特征性。

(4)肝脏肿大:肝脏因瘀血肿大常伴压痛,持续慢性右心衰竭可致心源性肝硬化,故病情后期肿大的肝脏可出现缩小,晚期可出现黄疸。

(5)胸腔积液或腹水:胸腔积液也是因体静脉压力增高所致,因胸膜静脉还有一部分回流到肺静脉,所以胸腔积液更多见于同时有左、右心衰竭时,以双侧多见,如为单侧则以右侧更为多见,可能与右膈下肝瘀血有关。病情后期肝功能受损可出现腹水。

(6)发绀:为血中还原型血红蛋白增高所致,故对于右心衰竭合并消化道出血时发绀可减轻。

(三)全心衰竭

右心衰竭继发于左心衰竭而形成的全心衰竭,当右心衰竭出现之后,右心排血量减少,因此阵发性呼吸困难等肺瘀血症状反而有所减轻。

(四)实验室检查

1.X 线检查

(1)心影大小及外形可为心脏病的诊断提供重要的参考资料,根据心脏扩大的程度和动态改变也间接反映心脏功能状态。

(2)肺瘀血的有无及其严重程度直接反映心功能状态。

2.超声心动图

(1)比 X 线能更准确地提供各心腔大小变化及心瓣膜结构及功能情况。

(2)估计心脏功能

①收缩功能:以收缩末及舒张末的容量差计算左心室射血分数(LVEF 值),虽不够精确,

但方便实用。正常 LVEF 值＞50％,LVEF≤40％为收缩期心力衰竭的诊断标准。

②舒张功能:超声多普勒是临床上最实用的判断舒张功能的方法。

3.核素心室造影及核素心肌灌注显像

前者可准确测定左心室容量、LVEF 及心室壁运动。后者可诊断心肌缺血和 MI,并对鉴别扩张型心肌病或缺血性心肌病有一定帮助。

4.心电图

心电图可出现左右心房及心室改变的相应表现。

5.血流动力学检查

对急性重症心力衰竭患者必要时可采用漂浮导管在床边进行,经静脉插管直至肺小动脉,测定各部位的压力及血液含氧量,即可计算心脏指数(CI)及肺小动脉楔压(PCWP),直接反映左心功能,正常值 CI＞2.5L/(min·m²);PCWP＜12mmHg。

6.血浆脑钠肽(BNP)测定

脑钠肽(BNP)测定有助于心衰诊断和预后判断。CHF 包括症状性和无症状性左心室功能障碍患者血浆 BNP 水平均升高。伦敦一项心衰研究证实,BNP 诊断心衰的敏感性、特异性、阴性预测值和阳性预测值分别为 97％、84％、97％和 70％。血浆 BNP 可用于鉴别心源性和肺源性呼吸困难,BNP 正常的呼吸困难,基本可除外心源性。血浆高水平 BNP 预示严重心血管事件,包括死亡的发生。心衰经治疗,血浆 BNP 水平下降提示预后改善。大多数心衰呼吸困难的患者 BNP 在 400pg/mL 以上。BNP＜100pg/mL 时不支持心衰的诊断;BNP 在 100～400pg/mL 还应考虑其他原因,如肺栓塞、慢性阻塞性肺部疾病、心衰代偿期等。

三、类病辨别

心力衰竭主要应与以下疾病相鉴别。

(1)支气管哮喘:左心衰竭夜间阵发性呼吸困难,常称之为"心源性哮喘",应与支气管哮喘相鉴别。前者多见于老年人有高血压、冠心病或慢性心瓣膜病史,后者多见于青少年有过敏史或家族史;前者发作时必须坐起,出现混合性呼吸困难,重症者肺部有干湿啰音,甚至咳粉红色泡沫痰,后者发作时为呼气性呼吸困难,双肺可闻及典型哮鸣音,咳出白色黏痰后呼吸困难常可缓解。辅以实验室检查对鉴别心源性和支气管性哮喘有较重要的参考价值。

(2)心包积液、缩窄性心包炎时,可以引起颈静脉怒张、静脉压增高,肝大、下肢水肿等表现,应根据病史、心脏及周围血管体征进行鉴别,超声心动图检查可以明确诊断。

(3)肝硬化腹水伴下肢水肿应与慢性右心衰竭相鉴别,我们国家最常见导致肝硬化的原因是慢性肝炎,右心衰竭有致心脏改变原发疾病,最常见是肺源性心脏病,而且非心源性肝硬化不会出现颈静脉怒张等上腔静脉回流受阻的体征。

四、中医论治

(一)论治原则

心力衰竭以心之气阳虚衰为本。血脉瘀滞、水饮内停、痰浊不化为标。据其病因病机,该病治以标本兼治,治疗以益气温阳、活血化瘀、化痰利水为主。首先,益气温阳是治本的重要法则。益气指补益心肺之气,它从根本上加强心肺的帅血、运血功能;温阳指温通脾肾之阳,改善脾之运化、肾之温煦的功能,从根本上消除水饮内生的根源。利水是治标的有力措施,它能有效地减轻体内水湿潴留,从而减轻心脏负担。活血是标本同治的重要环节,因瘀血既是心衰的病理产物,又是进一步郁遏心阳、加重心衰程度的病理基础,故活血应贯穿于治疗的始终。

(二)分证论治

1.心肺气虚

证候:心悸怔忡,咳喘气短,动则加剧,头晕神疲乏力,面色㿠白,自汗,声音低怯,胸闷,痰液清稀,舌淡苔白,脉沉弱或结代。

治法:补益心肺。

处方:养心汤合补肺汤加减。

组成:养心汤用黄芪(炙)、白茯苓、茯神、半夏曲、当归、川芎、远志、辣桂辛、柏子仁、酸枣仁、五味子、人参、甘草(炙)。方中参、芪以补心气,芎、归以养心血,二茯、远志、柏仁、枣仁、五味子以宁心安神,更用半夏曲和胃化痰以助运,辣桂辛散以制酸收,甘草调和诸药,共成益气补血、养心安神之功。

加减:若寒痰内盛,可加款冬花、苏子温化寒痰;肺阴虚较重,可加沙参、玉竹、百合养阴润肺;如水饮内停,怔忡心悸者,加槟榔、赤茯苓。

2.气阴亏虚

证候:心悸怔忡,胸闷气短,疲乏,活动后加重,或有自汗,面色淡白,或有失眠多梦,五心烦热,潮热盗汗,舌淡红少津,脉细数。

治法:益气养阴,补虚安神。

处方:生脉散合归脾汤、天王补心丹等加减。

组成:生脉散用人参、麦冬、五味子。方中人参甘温,益气生津以补肺,肺气旺则四脏之气皆旺,为君;麦冬甘寒,养阴清热,润肺生津,为臣;参麦合用,则益气养阴之功相得益彰。五味子酸温,敛肺止汗,生津止渴,为佐。三药合用,一补一清一敛,共奏益气养阴、生津止渴、敛阴止汗之效。

加减:若阴虚较重,加当归、白芍养血合营;气虚明显者,加白术、茯苓、甘草健脾益气。

3.心肾阳虚

证候:心悸怔忡,畏寒肢凉,或心痛,或神疲欲睡,或小便不利,肢面浮肿,下肢为甚,或唇甲淡暗青紫,舌淡暗或青紫,苔白滑,脉沉细。

治法:温补心肾。

处方:桂枝甘草龙骨牡蛎汤合金匮肾气丸加减。

组成:桂枝甘草龙骨牡蛎汤用桂枝、甘草、龙骨、牡蛎。桂枝、甘草、龙骨、牡蛎,其义取重于龙、牡之固涩。仍标之曰桂、甘者,盖阴钝之药,不佐阳药不灵。故龙骨、牡蛎之纯阴,必须借桂枝、甘草之清阳,然后能飞引入经,收敛浮越之火、镇固亡阳之机。桂枝、甘草,以复心阳之气;牡蛎、龙骨,以安烦乱之神。

加减:若水肿重者,加北五加皮等利水消肿;气虚明显者,加红参、黄芪益气养心。

4.气虚血瘀

证候:心悸,胸闷,胸痛,痛处不移、拒按、疼痛如刺,周身乏力,气短,面色淡白或晦滞,舌淡暗或有紫斑,脉沉涩。

治法:益气活血。

处方:人参养荣汤合桃红四物汤加减。

组成:人参养荣汤用人参、白术、茯苓、甘草、陈皮、黄芪、当归、白芍、熟地黄、五味子、桂心、远志。熟地、归、芍,养血之品。参、芪、苓、术、甘草、陈皮,补气之品,血不足而补其气,此阳生则阴长之义。且参、芪、五味,所以补肺。甘、陈、苓、术,所以健脾。归、芍所以养肝。熟地所以滋肾。远志能通肾气上达于心。桂心能导诸药入营生血。五脏交养互益,故能统治诸病,而其要则归于养荣也。

加减:若胸痛重者,加枳壳、降香、郁金理气活血止痛。

5.阳虚水泛

证候:胸闷憋喘,心悸,咳嗽,咳痰,痰液清稀夹有泡沫,畏寒肢冷,尤以下肢为甚,浮肿,腰以下为甚,按之陷不起,甚之全身肿胀,面色白,脘痞,纳差,苔白滑,舌质暗,脉细促或结代。

治法:温阳利水。

处方:真武汤加减。

组成:真武汤用茯苓、芍药、白术、生姜、附子。附子可温肾助阳,化气行水,暖脾土;茯苓、白术健脾利湿,淡渗利水;生姜温散,助附子以温阳散寒,又助茯苓、白术散水湿;白芍一药三用:利小便行水气;柔肝止腹痛;敛阴疏筋止筋惕肉瞤,其护阴的作用能够防止利水之品伤阴。以利水不伤阴,祛邪不伤正。

加减:若气虚甚者,加生晒参、黄芪以益气;若水肿重者,加北五加皮、茯苓皮利水消肿。

6.痰饮阻肺

证候:心悸气急,咳嗽喘促不能平卧,咯白痰或痰黄黏稠,脘痞纳呆,恶心呕吐痰涎;头晕目眩,尿少下肢浮肿;舌苔白腻或黄腻,脉弦滑或弦数。

治法:泻肺化痰。

处方:葶苈大枣泻肺汤加减。

组成:葶苈大枣泻肺汤用葶苈子、大枣。方中葶苈子入肺泻气,开结利水,使肺气通利,痰水俱下,则喘可平,肿可退;但又恐其性猛力峻,故佐以大枣之甘温安中而缓和药力,使祛邪而不伤正。

加减:若寒痰较重,加干姜、细辛温化痰饮;若咳嗽喘促重者,加莱菔子、苏子下气祛痰等;若痰饮内蕴化热者,可改用清金化痰汤合千金苇茎汤加减。

(三)特色治疗

1.专方专药

(1)院内强心胶囊:该品为胶囊剂,内容物为土红色至棕红色颗粒和粉末,气微香,味苦,微甜。主要成分:黄芪、附片、人参、桂枝、三七等。功能主治:益气温阳,活血利水。用于心阳不正、气血瘀阻所致的心悸、气短、胸闷、小便短少、肢体浮肿等症。用法用量:口服。一次四粒,一日3次。

(2)复脉通阳汤:基本组方:人参6g,桂枝9g,黄芪15g,茯苓15g,泽泻10g,附片10g,丹参20g,川芎15g,炙甘草6g,生姜9g,生地20g,阿胶6g,车前子9g,麦门冬10g,麻仁10g,大枣8枚。方中人参、黄芪、桂枝、附片、生姜集益气温阳于一体;丹参、川芎化瘀通络,便血脉流通;茯苓、泽泻、车前子健脾利水,共奏利水之功;麦冬、阿胶、麻仁可滋阴养血,以防止温阳益气药物辛温伤阴耗气;炙甘草助全方益气复脉,调和诸药为方佐使;使扶正不助邪,祛邪不伤正,使扶正与祛邪相得益彰,合而用之使心阳振、心气复、瘀血除、水湿消,共同发挥功效,使心衰得以逆转。

(3)温阳活血利水汤:方药组成:黄芪30g,党参20g,制附子6g,桂枝10g,丹参30g,川芎15g,五加皮10g,葶苈子10g,生姜皮10g,茯苓皮30g,玉米须30g,生地10g,麦冬10g,五味子10g。方中黄芪、党参益气温阳;制附子、桂枝温通心阳;丹参、川芎、五加皮活血通络,改善心肌营养状态,改善心功能;葶苈子、生姜皮、茯苓皮、玉米须泻肺利水消肿;生地、麦冬、五味子养心安神。所谓神安则气正,神惊则气乱,心乃神之居所,心神安宁则心气得正,阳气来复,有利于心衰的纠正。诸药合用共奏温阳益气、活血利水之功,获标本兼治之效。

(4)益气强心饮:方药组成:红参10g,制附子10g,黄芪30g,葶苈子30g,玉竹20g,益母草30g,茯苓30g,北五加皮5g,丹参30g,泽兰20g,红花15g,大枣7枚。方中红参大补元气,附子温肾化气,强心壮阳,两药切中病机,为方中君药。黄芪、葶苈子、五加皮此3味益气升阳,泻肺利水,平喘消肿;红花、丹参、益母草、泽兰此4味共奏活血化瘀、利水消肿之功;玉竹滋养阴液,更有反佐君药的辛热之用,茯苓健脾利湿,大枣调和诸药。诸药合用,标本兼治,共奏益气温阳、活血利水之功效。

2.针灸治疗

(1)分别取双侧内关、郄门、血海。气阴虚者加中脘、足三里、太溪;痰浊壅盛者加丰隆;心悸不安较甚者加神门、百会、四神聪；喘咳欲脱者加灸神阙；瘀水互结致水肿者加复溜、水泉。毫针刺法，留针 30 分钟，内关为手厥阴心包经穴，是治疗心胸疾患之要穴，具有治疗心痛、心悸、胸闷等功用；郄门为手厥阴心包经之郄穴，具有养心活血、通经止痛的作用；血海是足太阴脾经穴，具有健脾活血、利湿消肿的作用，全方取穴虽少，但是却能达到通经止痛、养心活血的作用。

(2)以心俞、膻中、厥阴俞、内关、足三里、郄门、素髎、神门穴为主穴，呼吸困难加太渊、气海，乏力加阳陵泉、水分、阴谷、肾俞、复溜，采用平补平泻手法进行针刺治疗，1 次/天，每次留针 15～20 分钟，15 次为 1 个疗程，疗程间隔 5～7 天。此法适用于慢性心力衰竭患者，可改善胸闷心悸、气短乏力等自觉症状。

(3)以心俞、百会、神阙、足三里、关元、人中、内关为主穴，呼吸困难加膻中、肾俞、肺俞，呕吐加中脘、肝俞、建里、脾俞，水肿加水道、三焦俞、水分、阴陵泉，用艾条和艾炷灸法进行治疗，1～2 次/天，每穴艾条悬灸 15～20 分钟或艾炷灸 3～5 壮，15 次为 1 个疗程。此法适用于慢性心力衰竭患者，可改善心悸、气短、胸闷、乏力等自觉症状。

3.食疗

药膳可用于心力衰竭轻症患者的防治，也可用于重症患者的辅助治疗及病后调养，下面分别介绍几种药膳的制作方法。

(1)桂圆百合粥。

功效：适用于心力衰竭有气虚、血虚、阴虚表现，也可用于心悸有气虚、阴虚表现，经常气短者。

配料：百合、龙眼肉各 15～30g，大枣 6 枚，糯米 100g，适量加入白糖。

制作：将上述 5 味共煮为粥。

用法：早、晚服食。

(2)人参茯神粥。

功效：适用于心气不足症见心悸气短、疲乏无力患者。

配料：人参 3g，茯神 9g，炒酸枣仁 15g，陈皮 3g。

制作：将上述 4 味共煮煎汤。

用法：代茶饮。

(3)洋参益心膏。

功效：适用于心阴不足症见心悸、心烦失眠多梦者，或见口干咽燥者。

配料：西洋参 30g，炒酸枣仁 120g，麦冬 150g，龙眼肉 250g。

制作：将上述 4 味用水煎 3 遍，汁液合并浓缩，兑适量炼蜜收膏。

用法：每日早、晚各服 15～30g。

(4)万年青饮。

功效:强心利尿、清热解毒。用于所有慢性心力衰竭的患者。

配料:万年青 3～5g(或鲜品 9～15g),大枣 8 枚。

制作:将上述 2 味共煮煎汤。

用法:代茶饮。

忌宜:因万年青有一定小毒,故忌过量服用。

(5)龙眼枣仁芡实汤。

功效:适用于心力衰竭有气虚、阴虚、血虚表现,或心悸有气虚、阴虚表现,经常气短者。

配料:龙眼肉 12g,炒酸枣仁 12g,芡实 12g。

制作:将上述 3 味共煮煎汤。

用法:睡前服。

五、转归与预后

心力衰竭患者一旦发生心肌重塑,病情将不可逆的进展,治疗只能缓解症状。相对提高运动耐量,改善生活质量,并适量争取阻止心肌损害进一步加重,正如心力衰竭指南中提到,心力衰竭的患者病情只能是停留在某一时期或向前进展而不可能逆转。如心肌已有结构性异常,其进展可导致 3 种后果:患者在发生心衰症状前死亡;或发展到器质性心脏病,治疗可控制症状;严重者进一步进展,患者为需要特殊干预治疗的难治性心力衰竭。死于心力衰竭,而在整个过程中猝死可在任何时间发生。因此,只有在患者仅存在高危因素,尚无器质性心脏(心肌)病或心力衰竭症状,如患者有高血压、心绞痛、糖尿病、代谢综合征,使用心肌毒性药物等时,对各种高危因素进行有效的治疗,在已有器质性心脏病变,但无心力衰竭症状时进行有效干预,才能有效减少或延缓进入到有症状的临床心力衰竭。

六、预防与护理

预防与护理主要包括以下三方面:①积极防治各种器质性心脏病。对任何可能导致心脏功能受损的常见疾病如高血压、冠心病、糖尿病、代谢综合征等病变,在未造成心脏器质性改变前即应早期进行有效的治疗。②避免各种心力衰竭的诱发因素。最常见的是呼吸道感染、其次诸如风湿活动、剧烈体力活动等均应预防。积极控制心律失常、限制钠盐、避免应用抑制心肌收缩力的药物,对妊娠前或妊娠早期已有心功能不全者应节制生育均可减少心力衰竭发生概率。③积极防治影响心功能的合并症,如甲状腺功能异常、贫血及肾功能不全等。

若患者已存在心力衰竭则应注意进行以下的预防措施:

1.预防感冒

在感冒流行季节或冬春气候变化明显情况下,患者要尽可能减少出门,出门应戴口罩并注意适当增添衣服,患者还应少去人群密集之处诸如超市,广场等地方。患者一旦发生呼吸道感染,及时就诊治疗,避免病情加重,若体质虚弱者,可适当选择进行疫苗接种,尽一切可能避免感染。

2.适量运动

做一些身体可以接受的轻体力运动,如打太极拳、慢走等加强机体抵抗力。但切忌运动过多,更不能参加较剧烈的运动,以免心力衰竭突然加重。

3.饮食宜清淡少盐

饮食应少油腻,低盐低脂饮食,多食蔬菜水果。对于已经出现心力衰竭的患者,一定要严格控制盐的摄入量。盐摄入过多会加重水钠潴留,形成水肿,加重心衰,但也不必完全免盐。

4.健康的生活方式

戒烟、戒酒,保持良好的心态,不让情绪过于兴奋波动,同时还要保证充足的睡眠。

第三章　神经系统疾病的中医治疗

第一节　短暂性脑缺血发作

短暂性脑缺血发作(TIA)是指由于脑或视网膜局灶性缺血所致的、未伴急性梗死的短暂性神经功能障碍,其临床症状一般多在1～2h内恢复,最长不超过24h,不遗留神经功能缺损症状和体征,影像学上无责任病灶证据的疾病。传统的TIA定义认为只要临床症状在24h内消失,不遗留神经系统体征,而无论是否存在责任病灶都归属于TIA。TIA概念的核心内容由症状持续时间向是否有组织学损伤转变是近年来TIA定义变化的一大特点。TIA是脑梗死的先兆,已有TIA发作者,如未经适当治疗,25％～50％将会在5年内发生脑梗死,12％～13％将在1年内发生脑梗死,4％～8％在30d内发生脑梗死。

中医学没有TIA病名,根据其临床表现及特征,一般认为,属"中风先兆"或"小中风"等范畴。

一、病因病机

(一)病因

近年来中医有关中风先兆的现代研究有多方面的进展,综合历代医家所论及近代医家的研究,中风先兆的病因可为:①五志过极,恼怒过度,导致肝气郁结,化火上逆或伤肾阴,阴虚阳亢;②饮食不节,饥饱失宜或过食肥甘醇酒,损伤中气,脾失健运,聚湿生痰,痰郁化热,引动肝风,肝风夹痰;③劳倦过度,操持过度,劳则耗气,气虚运血无力,血行不畅,经脉痹阻;淫欲过度或房事不节,损伤肾精;④年老体虚,正气渐虚,肝肾阴虚,肝阳上亢,化风夹痰蒙蔽清窍或年老肾精亏损,脑窍失养。

(二)病机

中风先兆多由年老体弱,正气亏损,脏腑功能失调,体内气血津液运行紊乱,气机失常或脑府失养或内生痰瘀,郁久化热,热伤脑府,脑功能失常所致。

1.肝肾阴虚,肝阳上亢

由于情志过极、恼怒过度,导致肝气郁结,化火上逆;或损伤肾阴,而致阴虚阳亢,引动肝风上逆犯脑而发病。

2.痰瘀互结,阻滞脉络

由于饥饱失宜或过食肥甘醇酒,损伤中气,脾失健运,聚湿生痰,痰郁化热,引动肝风,肝风夹痰上扰;或热灼津血而成瘀,痰瘀互结,阻滞脑府脉络而发病。

3.气虚血瘀,痰瘀阻滞

由于操持过度,劳则耗气,气为血帅,气虚运血无力,血行不畅而成瘀,致脑府经脉痹阻而发病。

4.肾虚血瘀

由于淫欲过度或房事不节,损伤肾精,肾精血不足,瘀血形成,水不涵木,肝阳上亢,阳化风动而发病。

二、诊断与鉴别诊断

(一)诊断

主症:阵发性眩晕;发作性偏身麻木;短暂性言语謇涩;一过性偏身软瘫;晕厥发作;瞬时性视歧昏瞀。

次症:头胀痛;手指麻木;健忘;筋惕肉瞤;神情呆滞;倦怠嗜卧;步履不正。

理化检查:血压;血糖、尿糖;血脂;血液流变学;心电图;眼底。

中年以上患者,具有两项主症以上(含两项),结合次症、理化检查即可诊断,必要时可做CT、MRI 等检查以确定诊断。

(二)鉴别诊断

1.昏厥

多有突然昏倒、不省人事或伴有四肢逆冷。昏厥发作后可在短时间内逐渐苏醒,醒后如常人,没有偏瘫、失语等症状。

2.头痛

以头痛表现为主,疼痛性质、部位可表现出多样性、可变性,如胀痛、刺痛、灼痛等。头痛多见于青春期,且有家族史,无神经系统局灶体征。

3.痫病

多见青少年,以间歇昏迷、抽搐为其主要表现。轻者可失神,但多短暂,伴双目凝视,面色苍白,迅即复常;重者突然昏仆,目睛上视,牙关紧闭,四肢抽搐,口吐白沫,移时复苏,醒后觉疲乏头痛,不伴偏瘫、语言障碍、一侧肢体麻木等现象。而 TIA 发作的特点是起病突然、历时短暂,甚至意识障碍,多见于中老年人。

三、治疗

(一)中药内治

1.辨证论治

(1)肝阳上亢

证候:平素头晕耳鸣,视物昏花,腰膝酸软,失眠多梦,五心烦热,口干咽燥,突然眩晕,或发作性偏身麻木,或一过性偏身瘫软,短暂性言语謇涩,舌红少苔,脉弦数或弦细数。

治法:平肝潜阳,息风通络。

方药:天麻钩藤饮(《杂病证治新义》)加减。天麻10g,钩藤15g,牛膝15g,益母草30g,黄芩15g,山栀子10g,杜仲15g,桑寄生30g,首乌藤15g,茯神15g,丹参15g。

如肝火偏盛可加龙胆草、牡丹皮以清肝泄热;若兼腑热便秘者加大黄、芒硝以通腑泄热;若肝阳亢极化风加羚羊角、牡蛎、代赭石等以镇肝息风;若肝阳亢而偏阴虚者,加牡蛎、龟板、何首乌、鳖甲等以滋养肝肾之药。

(2)痰湿内阻

证候:平素头重如蒙,胸闷,恶心,食少多寐,突然出现阵发性眩晕,发作性偏身麻木无力,舌苔白腻,脉象濡缓。

治法:燥湿祛痰,健脾和胃。

方药:半夏白术天麻汤加减。半夏10g,白术12g,天麻15g,茯苓15g,甘草6g,生姜10g,大枣15g,党参15g。

如眩晕较甚、呕吐频作者加代赭石、旋覆花、胆南星等以除痰降逆;如出现短暂性语言謇涩者加石菖蒲、郁金;若胸闷食少甚者加白豆蔻、砂仁化湿醒胃;若痰郁化火者可合用黄连温胆汤。

(3)气虚血瘀

证候:平素头晕,面色㿠白,气短懒言,身倦嗜卧,突然出现短暂性言语謇涩,一过性偏身麻木无力,舌质紫暗或暗淡,舌苔白或白腻,脉细涩或迟涩无力。

治法:益气活血,化瘀通络。

方药:补阳还五汤加减。黄芪30～60g,当归尾15g,川芎10g,赤芍15g,桃仁15g,红花6g,地龙15g,鸡血藤30g,乌梢蛇15g。

如短暂性言语謇涩较重者,加石菖蒲、远志化痰开窍;如兼便溏者加炒白术、山药以健脾;如一过性偏身麻木无力甚者加天麻、全蝎以息风通络。

(4)肾精不足

证候:平素精神萎靡,腰膝酸软或遗精滑泄,突然出现阵发性眩晕或短暂性语言謇涩,伴耳鸣,舌嫩红,少苔或无苔,脉细弱。

治法:补益肾精。

方药:河车大造丸(《景岳全书》)加减。党参15g,茯苓15g,熟地黄15g,天冬15g,麦冬15g,紫河车15g,龟板30g,杜仲15g,牛膝15g,黄柏10g,丹参15g。

若每次发作时眩晕甚者加龙骨、牡蛎、鳖甲、磁石、珍珠母等以潜镇浮阳;若发作时语言謇涩较甚者加石菖蒲、郁金、远志等以化痰开窍;若遗精频频者加芡实、桑螵蛸、沙苑子、覆盆子等以固肾涩精。

2.中成药

(1)天麻丸:适用于肝肾阴虚,浮阳上越。每次口服1丸,每日3次。

(2)活血通脉胶囊:适用于血瘀阻络证。每次 2~3 粒,每日 3 次。

(3)川芎嗪注射液:适用于气虚血瘀,脑络痰阻。每次 40~80mL 加 5%葡萄糖注射液 250mL 静脉滴注,每日 1 次。

(4)复方丹参片:3 片,每日 3 次,用于血瘀较重的中风先兆证。

(5)人参再造丸:1 丸,每日 3 次,用于风痰阻络型中风先兆证。

(6)牛黄清心丸:1 丸,每日 2 次,用于气血不足,痰热上扰的中风先兆证。

(7)大活络丹:1 丸,每日 2 次,用于痰湿阻络的中风先兆证。

(二)单验方

(1)川芎 10g,鸡蛋 1 只,煲水服食,治疗气虚血瘀导致的一过性眩晕。

(2)生明矾、绿豆粉各等份研末,用饭和丸如梧桐子大,每日早晚各服 5 丸,常服治痰湿内阻一过性眩晕。

(三)其他疗法

1.针灸

辨证为实证者取风池、百会、悬颅、内关、人中、侠溪、行间等穴,取泻法,每日 1 次,留针 20~30min,7 日为 1 个疗程。

辨证为虚证者取肩髃、曲池、合谷、足三里、手三里、关元等穴,取补法,每日 1 次,留针 20~30min,7 日为 1 个疗程。

头皮针选患侧肢体对侧运动区、足运感区。失语者加语言二区,眩晕及黑朦加晕听区,每 10min 行针 1 次,留针 30min,每日 1 次,10 次为 1 个疗程,1 个疗程结束后休息 5 日,再进行第二疗程。

2.按摩

摩擦并按摩颈部法。双手摩擦发热后,按摩颈部的两侧,以皮肤发热、发红为度,双手十指交叉放于后脑,左右来回摩擦至发热。可以配合一些转头活动,如头前俯时脖子尽量前伸,左右转时幅度不宜过大,做 30 个循环即可;或者取站立姿势,两手紧贴大腿两侧,下肢不动,头转向左侧时,上身旋向右侧,头转向右侧时,上身旋向左侧,共做 10 次,然后身体不动,头用力左旋并尽量后仰,看左上方 5s,复原后,以同法再换方向做。擦颈按摩发热可以松弛颈部血管平滑肌,改善其对血管壁的营养,软化及恢复已经硬化的颈部血管,并改善大脑供血。

3.食疗

(1)羊脂葱白粥:取葱白、姜汁、花椒、豆豉、粳米各 10g,羊脂油适量,加水共煨粥。每日 1 次,连服 10 日。用于预防偏瘫。

(2)羊肚山药汤:取羊肚 1 具,去筋膜后洗净切片,加水煮烂后下入鲜山药 200g,煮至汤汁浓稠,代粥服。适用于中风体质虚弱者。

(3)乌鸡汤:取乌骨母鸡 1 只,去毛及肠杂,洗净切块后加入清水、黄酒等量,文火煨炖至骨酥肉烂时即成。食肉饮汤,数日食毕。适用于中风言语謇涩、行走不便者。

(4)黑豆汤:取大粒黑豆 500g,加水入砂锅中煮至汤汁浓稠即成。每日 3 次,每服 15mL,

含服、缓咽。适用于言语謇涩者。

(5)四味粳米粥:取天麻 9g(以布包好),枸杞 15g,红枣 7 枚,人参 3g,加水烧沸后用文火煎煮约 20min。去天麻、枣核,下入粳米 50～100g 共煨粥。每日 2 次。用治中风后偏瘫伴高血压者。

(6)蒸羊头:取白羊头 1 具,入屉蒸熟后取肉切片,和以调料即可取食。空腹分次食用。适用于中风头晕、手足无力、体瘦弱者。

第二节　脑梗死

脑梗死,又称缺血性卒中,是由于脑部血流循环障碍,导致脑组织缺血缺氧而坏死,从而产生与损伤部分相对应的神经功能缺损症状的一类临床综合征,是脑血管病当中最常见的类型,约占 70%。本病根据临床表现可分为四类:①全前循环梗死;②部分前循环梗死;③后循环梗死;④腔隙性梗死。此种分型方法称为牛津郡社区卒中计划分型(OCSP)。此外,还可根据病因分型将脑梗死分为五类,即 TOAST 分型:①大动脉粥样硬化型;②心源性栓塞型;③小动脉闭塞型;④其他明确病因型;⑤不明原因型。

脑梗死属于“中风病”中的“缺血性中风病”范畴,临床上以突然半身不遂、口眼㖞斜、言语謇涩或昏仆、不省人事等为表现。

一、病因病机

(一)病因

1.禀赋不足,正气虚衰

中年以后,正气渐虚,如李东垣所云“凡人年逾四旬,气衰之际……多有此疾”或久病气血亏损,“血为气之母”,精血不足,气无以生,“气为血之帅”,气虚血运不畅,瘀阻脑脉而不通;阴血不足则阴不制阳,阳亢于上,化风内动,夹痰瘀上犯脑窍,致脑脉不通,神机不用而发病。

2.劳倦内伤,内风动越

一是烦劳过度,易耗伤气阴,致阳气偏亢,从而阳亢于上,气血上逆,脑脉被阻,正如《内经》所云“阳气者,烦劳则张”是也;二是纵欲过度,耗伤肾精,引动心火,从而水不制火,火盛而风动,气血逆乱,上攻脑窍,脑脉闭阻,神机失用而为病。

3.情志过极,气机逆乱

平素暴躁易怒,肝火亢盛或情志抑郁,肝气郁滞,郁而化火,煎津凝痰,引动内风,风痰上攻,致脑脉闭阻,神机不用而发病。

4.饮食不节,痰湿内生

平素嗜食肥甘厚味或饮酒无度,致脾胃受损,失于运化,聚湿生痰,上扰脑窍,致脑脉不通、神机蒙蔽而为病。

以上诸因，均致脏腑虚衰，从而痰瘀内结，伏于体内。一遇诱因则应时而发，上阻脑窍，气血逆乱，经络闭塞，以致中风。

（二）病机

1.发病

气血亏虚是中风发病的根本内在原因，若遇劳倦、恼怒、房劳、饮食不节等诱因，则发为中风病。本病一般在安静或睡眠之时发病，起病急骤，渐进加重，轻者仅半身不遂，言语不利；重者则昏仆，不省人事。在中风发病之前，部分患者会出现一侧肢体发麻、晕厥发作等缺血先兆症状。

2.病位病性

本病病位在脑，与肝、肾、脾、心密切相关；病性为本虚标实，脏腑功能失调，气血亏虚为本，痰浊瘀血为标，急性期以痰瘀等标实证候为主，恢复期及后遗症期则以虚实夹杂之证为表现。

3.病势

本病有中经络及中脏腑之分。患者初起一般症状较轻，仅有半身不遂、偏身麻木、口舌㖞斜、言语不利等中经络表现，可逐渐发展至神昏、不省人事等中脏腑表现，部分患者可起病即为中脏腑表现。

4.病机转化

中风病的病机转化迅速，取决于机体正气与痰浊、瘀血等病理因素的斗争变化。急性期中经络，邪气轻浅，正气不虚者易康复；若中脏腑者，痰热得化，内风得熄，瘀血祛除，神志减清者，尚有转机之势；若邪盛正衰或失治误治，出现呃逆、呕血、抽搐、高热者，则病势凶险，救治困难。及至恢复期及后遗症期，常遗留半身不遂、偏身麻木、言语不利等症状，难以恢复。

综上所述，中风之病机复杂多变，归纳起来不外风（肝风）、火（肝火、心火）、痰（风痰、热痰、湿痰）、虚（血虚、气虚、阴虚、阳虚）、气（气郁、气逆）、血（血瘀）、毒（外感六淫过盛和内伤痰、瘀、郁、火过盛为毒）七端，其中气血亏虚是根本。此七端在一定条件下可相互影响，共同致病，如年老体衰，正气不足，饮食不节、情志过极、气候骤变等，导致脏腑气血失调，内风动越，夹痰夹瘀化毒，闭阻脑脉，神机失用而引起病变的发生。

二、诊断与鉴别诊断

（一）诊断

（1）主症：偏瘫，偏身感觉异常，口舌㖞斜，言语謇涩，言语不清或神识昏蒙。

（2）次症：头痛，眩晕，瞳神变化，饮水发呛，目偏不瞬，共济失调。

（3）急性起病，发病前多有诱因，常有先兆症状。发病年龄多在 40 岁以上。

具备 2 个主症以上或 1 个主症、2 个次症，结合起病、诱因、先兆症状、年龄即可确诊；不具备上述条件，结合影像学检查结果亦可诊断。

（二）鉴别诊断

1.厥证

以突然神昏、四肢逆冷为主要表现,而醒后无半身不遂等中风症状。劳累及紧张可诱发本病。而中风病常遗留后遗症,如半身不遂、言语不利等。

2.痫病

以发作性神昏、肢体抽搐、醒后如常为主要表现。中风则常遗留后遗症状。中风急性期可有痫性发作,后遗症期可继发痫病,但均有中风的相应表现,可资鉴别。

3.口僻

以口眼㖞斜、额纹消失、闭目不能、鼓腮漏气、鼻唇沟变浅等为主要表现,部分患者可有同侧耳后疼痛;而中风虽可表现为口眼㖞斜、鼻唇沟变浅等口僻症状,但无额纹消失,并常伴有半身不遂、偏身麻木、言语謇涩等症状,故可鉴别。

三、治疗

（一）治疗原则

1.急性期

急则治其标,当以祛邪为主或祛邪与扶正相结合为原则。常以醒神开窍、破瘀通络、涤痰通腑、平肝熄风、清热化痰等为治疗方法。闭证者宜平肝熄风、豁痰开窍、通腑泄热;脱证者宜扶正固脱;内闭外脱者,则醒神开窍和扶正固脱兼用。

2.恢复期及后遗症期

本期患者多以虚实夹杂之证为主,当扶正祛邪,标本兼顾为原则,可用益气活血、祛瘀通络、滋补肝肾、育阴熄风等方法进行治疗。

（二）分证论治

1.急性期

（1）中脏腑

①痰蒙清窍证

证候:意识障碍、半身不遂,口舌㖞斜,言语謇涩或不语,痰鸣漉漉,面白唇暗,肢体瘫软,手足不温,静卧不烦,二便自遗,舌质紫暗,苔白腻,脉沉滑缓。

治法:燥湿化痰,醒神开窍。

方药:涤痰汤加减。药用:制半夏 10g,陈皮 10g,枳实 10g,胆南星 6g,石菖蒲 20g,郁金 15g,竹茹 5g,茯苓 20g,远志 10g,生姜 3 片,灯盏花 10g。加水 600mL,煎至 200mL,分早、中、晚 3 次温服。

加减:四肢不温,有寒象者加桂枝;舌质紫暗有瘀斑、瘀点者加桃仁、红花、川芎等活血通络。

中成药:灌服或鼻饲苏合香丸、口服复方鲜竹沥液等。

针剂:醒脑静注射液每次 30～40mL,每日 1～2 次,加入等渗液中静脉滴注。β-七叶皂苷每次 10～20mg,每日 1～2 次,加入等渗液中静脉滴注。

②痰热内闭证

证候:意识障碍、半身不遂,口舌喝斜,言语謇涩或不语,鼻鼾痰鸣,或肢体拘急,或躁扰不宁,或身热,或口臭,或抽搐,或呕血,舌质红,舌苔黄腻,脉弦滑数。

治法:清热化痰,醒神开窍。

方药:羚羊角汤加减。药用:羚羊粉 0.6g(分 2 次冲),珍珠母 30g(先煎),法半夏 10g,天竺黄 6g,石菖蒲 20g,郁金 15g,远志 10g,生大黄 15g,夏枯草 10g,牡丹皮 10g,竹茹 6g。加水 600mL,煎至 200mL,分早、中、晚 3 次温服。

加减:痰多者,加胆南星、瓜蒌;热甚者,加黄芩、栀子;高热者加生石膏、知母;抽搐者加僵蚕、全蝎;呕血者加生地黄、水牛角。

中成药:灌服或鼻饲至宝丸,口服安宫牛黄丸、紫雪丹或紫雪散、珠珀猴枣散等。

针剂:醒脑静注射液 20～30mL,每日 1～2 次,或血必净注射液 40～50mL,每日 1～2 次加入等渗液中静脉滴注。

③元气败脱证

证候:神聩不知,目合口开,四肢松懈瘫软,肢冷汗多,二便自遗,舌卷缩,舌质紫暗,苔白腻,脉微欲绝。

治法:益气回阳固脱。

方药:参附汤。药用:人参 10～15g(另炖兑服),制附子 60～90g(先煎 1.5h,不麻为度,忌酸冷)。加水 400mL,浓煎至 150mL 频服。

加减:汗出不止者加山萸肉 30g,黄芪 30g,煅龙骨 30g,煅牡蛎 30g。

针剂:参附注射液 20～40mL,每日 1～3 次,加入 25%葡萄糖溶液 20～40mL 中静脉滴注,待血压升至正常,改用 50～100mL 加入等渗液中静脉滴注维持。或参麦注射液 60～100mL,每日 1～3 次,加入 25%葡萄糖溶液 40～100mL 中静脉滴注,待血压升至正常,改用 100～200mL 加入等渗液中静脉滴注维持。

(2)中经络

①风火上扰证

证候:眩晕头痛,面红耳赤,口苦咽干,心烦易怒,尿赤便干,舌质红绛,舌苔黄腻而干,脉弦数。

治法:清热平肝,潜阳熄风。

方药:天麻钩藤饮加减。药用:天麻 15g,钩藤 10g,生石决明 15g,夏枯草 15g,黄芩 10g,炒山栀子 10g,牡丹皮 15g,赤芍 15g,川牛膝 15g,炒杜仲 15g,桑寄生 20g,益母草 20g。

加减:头晕头痛者加菊花;心烦不寐者加莲子、炒酸枣仁;口干口苦者加黄连、麦冬;言语謇涩者加石菖蒲、郁金;便秘者加大黄或番泻叶;苔黄腻者加胆南星、竹沥。

中成药:天麻钩藤颗粒,每次 1 袋,每日 3 次。

②风痰阻络证

证候:头晕目眩,痰多而黏,舌质暗淡,舌苔薄白或白腻,脉弦滑。

治法:活血化瘀,化痰通络。

方药:半夏白术天麻汤加减。药用:法半夏 15g,茯苓 15g,陈皮 15g,生白术 15g,天麻 15g,胆南星 10g,水蛭 10g,毛冬青 15g,香附 15g,酒大黄 15g。

加减:有瘀者加桃仁、红花;兼热象者加黄芩、栀子;头痛者加菊花、夏枯草。

中成药:华佗再造丸,每次 1 袋,每日 3 次;通心络胶囊,每次 3 粒,每日 3 次。

③痰热腑实证

证候:腹胀便干便秘,头痛目眩,咳痰或痰多,舌质暗红,苔黄腻,脉弦滑或偏瘫侧弦滑而大。

治法:化痰通腑。

方药:星蒌承气汤加减。药用:生大黄 15～30g(后下),芒硝 10g(分冲),全瓜蒌 15～30g,胆南星 10～15g,羌活 5g,灯盏花 15g。

加减:烦躁不安,口臭口苦者加栀子、黄芩;年老体弱者加生地黄、玄参。

中成药:痰热清注射液 40mL 静脉滴注,每日 1 次;口服安宫牛黄丸,每次 1 丸,每日 2 次;安脑丸,每次 1 丸,每日 2 次;牛黄清心丸,每次 1 丸,每日 2 次。

④气虚血瘀证

证候:面色㿠白,气短乏力,口角流涎,自汗出,心悸便溏,手足肿胀,舌质暗淡,舌苔白腻,有齿痕,脉沉细。

治法:益气活血。

方药:补阳还五汤加减。药用:黄芪 45～120g,当归尾 10g,桂枝 10g,赤芍 15g,川芎 10g,桃仁 15g,红花 10g,地龙 15g,石菖蒲 20g,豨莶草 15g。

加减:言语不利,加郁金、炙远志;心悸、喘息者,加炙甘草;肢体麻木者加伸筋草、木瓜;肢体无力者,加续断、桑寄生、杜仲;小便失禁者加桑螵蛸;血瘀重者,加莪术、水蛭。

中成药:脑心通胶囊,每次 3 粒,每日 3 次;脑安胶囊,每次 2 粒,每日 2 次;通心络胶囊,每次 3 粒,每日 3 次。

⑤阴虚风动证

证候:眩晕耳鸣,手足心热,咽干口燥,舌质红而体瘦,少苔或无苔,脉弦细数。

治法:育阴熄风。

方药:镇肝熄风汤加减。药用:煅龙骨 20g(先煎),煅牡蛎 20g(先煎),代赭石 20g(先煎),炙龟板 15g(先煎),水牛角粉 30g(先煎),白芍 15g,玄参 6g,天冬 20g,麦冬 20g,天麻 10g,钩藤 10g,夏枯草 15g,川楝子 10g,女贞子 20g,茵陈 5g,青蒿 10g,炒谷芽 15g,炒麦芽 15g,山楂 15g,灯盏花 20g。

加减:夹痰者,加天竺黄、胆南星;失眠者,加首乌藤、合欢皮;半身不遂、肢体麻木者加当归、赤芍、水蛭等。

中成药:大补阴丸,每次 1 丸,每日 2 次;知柏地黄丸,每次 1 丸,每日 2 次。

中经络针剂:可选用具有活血化瘀作用的中药注射液静脉滴注。如三七总皂苷注射液、灯盏细辛注射液、醒脑静注射液、疏血通注射液等可以选择使用,辨证属于热证者,选用具有活血清热作用的中药注射液静脉滴注,如血必净注射液、脉络宁注射液等。

2.急性期常见变证的治疗

中风急性期重症患者出现顽固性呃逆、呕血等变证,需及时救治。

(1)呃逆

①辨证论治

a.如呃声短促不连续,神昏烦躁,舌质红或红绛,苔黄燥或少苔,脉细数,可用人参粳米汤加减(西洋参、粳米)以益气养阴,和胃降逆。

b.如呃声洪亮有力,口臭烦躁,甚至神昏谵语,便秘尿赤,腹胀,舌红苔黄燥起芒刺,脉滑数或弦滑而大者选用大承气汤加减。药用:生大黄 20g(后下),芒硝 15g(冲服),厚朴 15g,枳实 15g,黑丑 50g,白丑 50g,沉香粉 3.5g(冲服)以通腑泄热,和胃降逆。

c.如烦热症状减轻,但仍呃声频频,可予平逆止呃汤(经验方)治疗。药用:炒刀豆 20g,青皮 10g,枳壳 10g,旋覆花 10g(包),制半夏 10g,枇杷叶 15g,莱菔子 10g,生姜 10g 以和胃理气降逆。兼有气虚者,可加生晒参。

②针刺:辨证针刺天枢、中脘、膻中、内关、足三里。

③穴位注射:氯丙嗪 5～25mg 足三里、内关穴位交替注射。

(2)呕血

出现呕血,神识迷蒙,面红目赤,烦躁不安,便干尿赤,舌质红苔薄黄,或少苔、无苔,脉弦数者,可予犀角地黄汤加减,药用:水牛角 60g(先煎),生地黄 15g,赤芍 10g,牡丹皮 10g 以凉血止血;或选用大黄黄连泻心汤;还可选用云南白药、生大黄粉或三七粉等鼻饲。如出现高热不退,可给予至宝丹、紫雪散以清热凉血。

(三)其他治疗

1.缺血性中风病的中医药常规急救专科处理

(1)凡患者无脱证者,先用三化汤通腑逐瘀以通畅气机。药用:生大黄 15g,枳实 10g,厚朴 15g,羌活 5g,加水蛭、桃仁、红花各 10g,石菖蒲 20g,水煎服,或鼻饲,或灌肠。

(2)针刺:采用石氏醒脑开窍针法。

腧穴组成:主穴取双侧内关、人中、患侧三阴交。副穴取患肢极泉、尺泽、委中。配穴:根据合并症的不同,配以不同穴位。吞咽困难配双侧风池、翳风、完骨;眩晕配双侧天柱。

操作:主穴取先刺双侧内关,直刺 0.5～1.0 寸,采用提插捻转结合的泻法,施手法 1min;继刺人中,向鼻中隔方向斜刺 0.3～0.5 寸,采用雀啄手法(泻法),以流泪或眼球湿润为度。再刺三阴交,沿胫骨内侧缘与皮肤成 45°斜刺,针尖刺到原三阴交的位置上,进针 0.5～1.0 寸,采用提插补法;针感到足趾,下肢出现不自主抽动,以患肢抽动 3 次为度。

时间:每周针刺 5 次。

（3）常规吸氧，吸痰，口腔及前后二阴护理，预防压疮护理等。

（4）可选用以下设备：多功能艾灸仪、数码经络导平治疗仪、针刺手法针疗仪、特定电磁波治疗仪及经络导平治疗仪、智能通络治疗仪等。另还可选择推拿、熏洗、物理治疗等。

2.针灸治疗

在脑梗死恢复方面是一种有效可行的方法，可应用于整个脑梗死过程。治疗偏瘫时多选取上下肢穴位，且以合谷、足三里、曲池、肩髃等阳明经穴为主进行治疗。若尿失禁患者可选取百会、气海、关元、三阴交、中极等穴位进行治疗。

3.推拿治疗

其应用大大丰富了康复训练的内容，推拿手法可以增加全关节活动度、缓解疼痛、抑制痉挛、被动运动等。常可采取㨰法、揉法、捏法等进行治疗。在进行推拿过程中应注意手法的力度等，避免对患者强刺激。

4.康复训练

目前认为康复训练宜较早开始，患者在病情稳定后即可开始，轻中度的患者发病 24h 即可进行康复训练，且在耐受度允许的情况下进行每日 45min 以上的康复训练。康复训练内容如下。

（1）良肢位摆放及体位改变：该过程贯穿整个偏瘫时期，是以软垫将肢体摆放成抗痉挛体位的方法，从而减少肩关节半脱位等并发症的发生。鼓励患侧侧卧位，从而减少痉挛；适当健侧卧位；避免半卧位，以免造成异常痉挛模式，影响肢体功能恢复；尽量避免仰卧位，从而减少压疮的发生。体位变化应 1～2h 进行变动 1 次。

（2）被动关节活动度训练：对于意识不清、不能自主被动运动或病情尚未稳定的患者，应进行此项康复训练。目的是预防关节挛缩并促进患者运动功能改善。进行该项康复训练时，宜取仰卧位，先健侧后患侧，正常活动范围内缓慢、柔和的全方位活动关节（肩关节的活动度宜在正常的 50％）。

（3）站立、步行康复训练：偏瘫、步态异常是影响脑梗死患者后期生活质量和日常生活能力的主要因素，研究证明病情稳定后尽早开始离床进行站立、起坐等训练可提高患者 3 个月后的步行能力。故脑梗死患者应积极进行抗重力训练，患侧下肢负重支撑训练，下肢迈步训练及重心转移训练以尽早恢复行走能力。

（4）语言功能康复训练：对于失语症患者，应积极与患者沟通，减少患者孤立感，并根据其听说读写及复述障碍等进行指令训练、发音模仿训练、复述训练。

（5）吞咽功能障碍康复：对于有吞咽功能障碍的患者，应进行口轮匝肌训练、空吞咽训练、冰刺激、舌运动训练等，以获得安全、独立、充分摄取营养和水分的能力。

第三节 脑出血

脑出血（ICH）又称脑溢血，系指脑实质内的出血，可由脑内动脉、静脉或毛细血管破裂而引起，尤以动脉破裂者居多。高血压、脑动脉硬化是其最主要病因，其他还有脑梗死继发性脑出血、血液疾病、抗凝或溶血栓治疗、颅内肿瘤和脑血管畸形等因素。概括为损伤性和非损伤性两大类。非损伤性脑出血又称原发性或自发性脑出血，是由脑内血管病变引起的出血，其中绝大部分是高血压病伴发的脑小动脉病变血管破裂出血所致，称高血压性脑出血。损伤性脑出血可参看其他书籍，这里主要叙述高血压性脑出血。临床以突然发病，头痛呕吐、昏迷、肢体瘫痪、口角㖞斜、言语不利等为主要表现。脑出血是临床上常见的急性脑血管病之一，多见于50～70岁中老年人，男性略多于女性，寒冷季节或气温骤降时发病较多。

中医学认为脑出血为出血性中风，属中风病中的重症，其发病特征与自然界"善行而数变"的风邪特征相似，故以中风命名，临床多从中脏腑的闭证、脱证等进行辨证治疗。

一、病因病机

目前，中医学认为脑出血（中风病）的发生与气血逆乱而导致阴阳失调密切有关，而下列因素是构成气血、阴阳失调的重要方面。

（一）五志过极

由于情绪激动，未能自我调摄，可使脏腑受损，尤以心火、肝火上亢为甚。如暴怒使肝阳上亢，心火暴盛，血随气逆，上冲于脑。忧思悲恐又可使精耗血枯，甚则阴不敛阳，内风旋动。

（二）饮食肥甘

膏粱厚味，味过于咸或味过于甘，均为本病易患因素。如膏粱厚味，助湿蕴热，易生痰化火，致疖疮、消瘅、中风诸疾。嗜酒者，心火重，脾湿盛，湿蕴热，风阳升，故酒后致中风者，也屡见不鲜。

（三）内伤积损

年老正气衰弱是发病的主要因素。年老气血本虚，加之内伤积损，纵欲伤精，久病气血耗伤，劳倦过度，阴血亏虚则阴不制阳，风阳动越，挟气血痰火上冲于脑，蒙蔽清窍而发病。阳气者，烦劳则张，烦劳过度，易使阳气升张，引动风阳，致气血上逆而发病。

总之，本病是由于脏腑功能失调，正气虚弱，在情志过极，劳倦内伤，饮食不节，用力过度，气候骤变的诱发下，致瘀血阻滞，痰热内生，心火亢盛，肝阳暴亢，风火相煽，气血逆乱，上冲犯脑而形成本病。其病位在脑，与心、肝、脾、肾密切相关。其病机归纳起来不外风、火、痰、瘀、虚为主。

二、诊断与鉴别诊断

(一)诊断

(1)以半身不遂,口舌喎斜,舌强言謇,偏身麻木,甚则神志恍惚、迷蒙、神昏、昏聩为主症。

(2)发病急骤,有渐进发展过程。病前多有头晕头痛、肢体麻木等先兆。

(3)常有年老体衰,劳倦内伤,嗜好烟酒、膏粱厚味等因素。每因恼怒、劳累、酗酒、感寒等诱发。

(4)做血压、神经系统、脑脊液及血常规、眼底等检查;有条件做 CT、MRI 检查,可有异常表现。

出血性中风病是因风阳上窜,痰火内扰,气血逆乱,因头颅受伤,内生脑瘤,使脑络破损,血溢于脑,以突然昏仆、头痛、失语、偏瘫等为主要表现的脑神疾病。

(二)鉴别诊断

1.痫证

出血性中风病与痫证均可出现突然昏仆,但出血性中风病之昏仆,昏迷时间较长,甚至昏迷程度进行性加重,醒后可伴有半身不遂、口眼喎斜等症。痫证之昏仆反复发作,多从幼年开始发病,部分患者发作时可有口中羊豕叫声,口吐涎沫,四肢抽搐,一般几秒至几分钟后苏醒,严重者可持续几小时,醒后无任何不适。

2.厥证

出血性中风病与厥证均可出现昏仆,厥证发病之前多有诱因,昏仆时间较短,醒后无半身不遂、口眼喎斜不适。

3.神昏

出血性中风病与神昏初起可见神思恍惚、迷蒙、嗜睡、重者昏迷。一部分患者起病时神清,数日后渐见神昏,后期出现谵妄、躁扰不宁等不适,两者鉴别需借助西医学头颅 CT、MRI 等影像学检查手段。

三、治疗

(一)治疗原则

出血性中风病急性期以开窍醒神、解毒祛风、熄风化痰、通腑泄热为治法,待病情平稳后,可适量采用活血化瘀之法。有气虚证候之时,应及时扶助正气,元气衰脱时,当以益气温阳固脱为主。恢复期及后遗症期患者,应以扶正祛邪、标本兼治为治则。治法以补气血阴阳为主。

(二)分证论治

出血性中风病的分证论治以疾病分期为基础:①急性期(发病 2 周以内);②恢复期(发病 2 周至 6 个月);③后遗症期(发病 6 个月以上)。

（三）应急处理

（1）急性期出现神志不清，属痰火闭窍者可灌服至宝丹、安宫牛黄丸化水，每次 1 丸，每日 2～3 次，鼻饲。

（2）神志不清属痰湿蒙窍者可灌服苏合香丸，每次 1 丸，每日 2～3 次，鼻饲。

（3）高热者予静脉滴注血必净注射液 20～50mL，每日 1～2 次；意识障碍者予醒脑静脉注射液 20mL，每日 1 次，静脉滴注。高热痰多者予痰热清注射液 20～30mL，每日 1 次，静脉滴注。高热不退者，予安宫牛黄丸口服或鼻饲或犀角磨水兑入辨证抢救中药中鼻饲或口服，每次 0.5～1g，每日 2～3 次。

（4）腑气不通、大便秘结者可用大承气汤水煎剂，每日 1 剂，分 2 次口服或鼻饲或高位灌肠，每日 1～2 次。

（5）抽搐者，急用紫雪丹化冷开水，每日 1～3 丸，每次 1 丸，鼻饲或高位灌肠。

（四）急性期辨证论治

1.痰热内闭证

证候：神昏，半身不遂，鼻鼾痰鸣，项强身热，气粗口臭，躁扰不宁，甚则手足厥冷或频繁抽搐，舌质红绛，舌苔黄腻或干腻，脉弦滑数。

治法：清热化痰，醒神开窍。

方药：羚羊角汤加减。药用：羚羊角 5g（先煎），龟板 10g，生地黄 15～20g，牡丹皮 15g，白芍 15g，夏枯草 15g，生石决明 20g（先煎）等。

加减：大便秘结者可加大黄 15～30g，芒硝 5～10g；神昏者加石菖蒲 20g，郁金 20g，开窍醒神；肝阳上浮明显，有化风之象，予川牛膝 20g，全蝎 5g。

中成药：神昏者，可用至宝丹或安宫牛黄丸，每次 1 丸，每日 2～3 次（鼻饲或灌服）。

2.元气败脱证

证候：神昏，肢体瘫软，目合口张，呼吸微弱，手撒肢冷，汗多，重则周身湿冷，二便失禁，舌痿不伸，舌质紫暗，苔白腻，脉沉缓、沉微。

治法：益气回阳，扶正固脱。

方药：参附汤加减或合生脉散加减。药用：人参 15g，附子 30g（开水先煎），麦冬 15g，五味子 15g。

中成药：参附汤 50～100mL；参麦注射液 20～100mL 加入氯化钠注射液或葡萄糖注射液中进行静脉滴注治疗。

3.肝阳暴亢，风火上扰证

证候：半身不遂，口舌㖞斜，言语謇涩或不语，偏身麻木，头晕头痛，面红目赤，口苦咽干，心烦易怒，尿赤便干，舌质红或红绛，舌苔薄黄，脉弦有力。

治法：平肝潜阳，熄风清热。

方药:天麻钩藤饮加减。药用:天麻 20g,钩藤 20g(后下),石决明 20g(先煎),川牛膝 10g,杜仲 10g,桑寄生 15g,黄芩 10～30g,山栀子 10～20g,益母草 10g,制夜交藤 30～50g,茯神 10～20g。

加减:夜寐不安者,加合欢皮 50g,酸枣仁 20g;肝阳上亢者加煅龙骨、煅牡蛎各 20g;热甚者,加生石膏 30g。

4.痰热腑实,风痰上扰证

证候:半身不遂,口舌㖞斜,言语謇涩或不语,偏身麻木,腹胀,便干便秘,头晕目眩,咳痰或痰多,舌质暗红或暗淡,苔黄或黄腻,脉弦滑或偏瘫侧脉弦滑而大。

治法:清热化痰,熄风通腑。

方药:星蒌承气汤加减。药用:全瓜蒌 30g,胆南星 10g,生大黄 10～30g(后下),芒硝 5～10g(冲服),丹参 30g,灯盏花 15g。

加减:阴亏者,加天花粉 30g,麦冬 15g;神昏者,加石菖蒲 20g,郁金 20g,开窍醒神。

中成药:大便秘结者,可用四磨汤口服液,每次 10mL/每日 3 次,功用:破滞降逆,理气通便。

5.阴虚风动证

证候:半身不遂,口舌㖞斜,言语謇涩或不语,偏身麻木,烦躁失眠,头晕耳鸣,手足心热,咽干口燥,舌质红绛或暗红或舌红瘦,少苔或无苔,脉弦细或弦细数。

治法:滋养肝肾,潜阳熄风。

方药:镇肝熄风汤加减。药用:代赭石 30g(先煎),煅龙骨 30g(先煎),煅牡蛎 30g(先煎),怀牛膝 30g,白芍 20g,茵陈 5～10g,青蒿 10g,麦冬 15g,甘草 5g,五味子 10g。

加减:心中热甚者,加生石膏 30g;尺脉重按虚者,加熟山萸肉 20～40g。

6.气虚血瘀证

证候:半身不遂,口舌㖞斜,言语謇涩或不语,偏身麻木,面色㿠白,气短乏力,口角流涎,自汗出,心悸便溏,手足肿胀,舌质暗淡,舌苔薄白或白腻或舌边有齿痕,脉沉细、细缓或细弦。

治法:补益元气,活血通络。

方药:补阳还五汤加减。药用:黄芪 60～120g,当归 10～20g,地龙 20g,川芎 15g,桃仁 10g,红花 10g,赤芍 20g,牛膝 25g,水蛭 10～15g,鸡血藤 15g。

加减:气虚明显者,可加大黄芪用量;下肢肢体瘫软无力,可加桑寄生 15g,续断 15g,木瓜 15g;上肢偏废者,可加桂枝 10g,桑枝 15g。

(五)恢复期及后遗症期辨证论治

患者进入恢复期及后遗症期后,瘀、毒、痰、火渐清,部分患者仅遗留半身不遂、口眼㖞斜、语言不利等症,但仍需积极治疗。

1.气虚血瘀证

证候:偏身肢体麻木,口舌㖞斜,肢软无力,少气懒言,纳差,自汗,面色萎黄,舌淡紫或紫暗或有瘀斑,苔薄白或白腻,弦涩或脉细无力。

治法:益气活血,化瘀通络。

方药:补阳还五汤加减。药用:黄芪30～60g,地龙20g,当归20g,川芎15g,桃仁20g,红花15g,赤芍15g,党参20g,牛膝25g,水蛭15g,全蝎5g。

中成药:血塞通软胶囊,每次100～200mg(1～2粒),每日3次,功用:活血祛瘀,通脉活络。

2.痰瘀阻络证

证候:肢体活动不利,口舌喎斜,言语不利,肢体麻木,头晕目眩,咯吐痰涎,舌紫暗或有瘀斑,苔黄腻或白腻,脉弦滑或弦涩。

治法:祛痰化瘀,活血通络。

方药:化瘀通络汤加减。药用:法半夏12g,白术12g,天麻12g,香附9g,酒大黄9g,胆南星9g,水蛭15g,毛冬青15g,茯苓15g,陈皮15g,石菖蒲20g。

中成药:华佗再造丸,每次8g,每日3次,具有活血化瘀、化痰通络、行气止痛之功效,用于痰瘀阻络之中风恢复期和后遗症。

3.肝肾阴虚证

证候:肢体不利,口舌喎斜,肢体麻木,腰膝酸痛,失眠多梦,五心烦热,头晕耳鸣,舌红,苔薄白少苔,脉细。

治法:滋阴潜阳,平肝熄风。

方药:镇肝熄风汤加减。药用:代赭石30g(先煎),煅龙骨15g(先煎),煅牡蛎30g(先煎),怀牛膝30g,白芍15g,茵陈5g,麦芽10g,川楝子10g,山萸肉15g,甘草5g。

(六)其他疗法

1.针灸治疗

(1)针法

①急性期:以石学敏院士"醒脑开窍"为法,取穴手厥阴、督脉、足太阴经穴为主。主穴:内关、水沟、三阴交。副穴:极泉、尺泽、委中。

肝阳暴亢加太冲;风痰上扰加丰隆、风池;痰热腑实加曲池、内庭、丰隆;气虚者加足三里、气海;阴虚风动加太溪、风池。中脏腑者,闭证取穴水沟、十二井、太冲、丰隆、劳宫等。

②恢复期及后遗症期:中经络者,上肢取穴肩髃、臂臑、曲池、外关、合谷;下肢取穴环跳、承扶、风市、足三里、血海、委中、阳陵泉、太冲。

(2)灸法:中脏腑脱证者,选用任脉穴为主,取穴关元、足三里,用大艾炷隔姜灸,神阙隔盐灸治疗。

(3)电针:选患侧穴,可上肢、下肢各取两个穴位,得气后留针,接通电针仪,以肌肉出现微颤动适宜,每次15～20min。

（4）头针：选取顶颞前斜线、顶旁 1 线和顶旁 2 线，针刺手法：毫针平刺入头皮下，快速捻转，每次留针 2～3min，留针期间应反复捻转 2～3 次。

2.按摩疗法

适用于出血性中风病恢复期及后遗症期患侧肢体痉挛状态，可进行中医按摩循经治疗，可使用不同手法以增加全关节活动度、缓解疼痛、抑制痉挛和被动运动等。据相关研究，主要用擦法、掌擦法、三指捏法。操作手法为施擦法于痉挛优势侧肌腹部获取深部组织酸胀感至优势痉挛被即刻缓解为度。快速掌擦法于痉挛劣势侧至该侧肌张力增强为度。用三指捏法于合谷穴获取深部组织酸胀感至伸指为度；于太冲穴获取深部组织酸胀感至下肢产生足背屈、屈髋和屈膝为度。以达到缓解患者肢体痉挛状态的目的。

3.中药熏洗

主要针对常见并发症如肩-手综合征或偏瘫痉挛状态，以活血通络的中药为主加减局部熏洗患肢，每日 1～2 次或隔日 1 次。每次 15～30min，水温宜在 37～40℃，浸泡数分钟后，再逐渐加水至踝关节以上。水温不宜过高，以免烫伤皮肤。

第四节　病毒性脑膜炎

病毒性脑膜炎是一组由多种病毒引起的脑膜弥散性感染炎症综合征，主要表现为发热、头痛和脑膜刺激征。病程呈良性，多在 2 周以内，一般不超过 3 周，有自限性，预后较好，多无并发症。

中医学没有病毒性脑膜炎的病名，但根据其主要临床表现属于中医痉病、温病、暑温等范畴。

一、病因病机

（一）病因

中医认为本病多因湿热或湿热病邪外袭，逆传心营所致。中医学认为本病系由于素体正气不足而感受瘟疫之邪，温热疫邪侵袭肺卫，外邪入里，进入气分。其发展变化不外卫气营血的传变规律，但温热疫邪传变更为迅速。瘟疫之为病，从口鼻而入，传变入里，扰及神明；或上扰于肺，上犯脑窍，蒙蔽脑神，导致脑窍闭塞，经络营卫闭阻，气血逆乱，出现神昏、谵语、厥逆、闭证等。同时温热易化火生痰，闭窍动风，出现身热嗜睡或项强或瘛疭；温热之邪夹湿邪为病，湿困肌表则身重肢倦；邪气阻滞脾胃则胸脘痞闷、恶心呕吐；痰闭心包则表情淡漠、朦胧嗜睡。

（二）病机

病毒性脑膜炎由温热疫邪外袭，进入气分，化热入营，蒙闭心窍，引动肝风所致。其传变规

律多按卫、气、营、血发展,分证病机如下:

1.卫气同病

表邪入里化热,卫阳与之抗争,腠理开合失司,故见发热恶寒;气分的热势已盛而表寒仍未消除,内郁气分,则口渴心烦;湿阻气机,则肢体酸楚、脘痞。

2.气营两燔

气营两燔指气分和营分邪热炽盛的病机,气分热毒未解,邪已深入营分,出现灼气分、营分热毒俱盛之证。

3.营血两燔

热入心营,扰乱神智,则高热不退、头痛高热;热盛阴伤,虚风内动,筋脉失养,则项背强急、四肢抽搐;热迫血妄行则见皮肤瘀斑。

4.真阴耗竭

邪热久居不退,耗伤肝血、肾阴,肾阴亏则水不制火,虚热内生,故低热不退,尤以手足心热较甚;肾水不能上济,心失所养,故心悸、胸痛;肾阴亏,精不养神,故神疲多眠;阴血亏虚则舌干绛,邪少虚多则脉细无力。

5.痰瘀阻络

脾胃为气血生化之源、气机升降的枢纽,若脾胃虚弱,运化失职,不仅气血生化无源,而且可致痰湿内生。由于痰性黏滞,必然影响气血运行而产生瘀滞,而瘀血内阻也必然影响到津液输布而生痰,痰瘀互结,郁滞中焦,影响气机不得流通,以致脾胃升降失调而形成痞证。瘀血阻于脑脉,则头痛;瘀血内阻,气血不畅,筋脉失养则四肢抽搐、项背强急。

二、诊断与鉴别诊断

(一)诊断

关于本病中医没有统一的诊断标准。依据急性或亚急性起病,见发热、口渴、头痛、心烦等发病特点及临床表现来诊断。

(二)鉴别诊断

1.中风病

以突然发病、半身不遂、口舌㖞斜、言语不利、偏身麻木为主症。中风病常留有半身不遂等后遗症。可完善头 CT 或 MRI 进一步明确诊断。

2.痫病

患者起病急骤,突然昏仆倒地,神昏多为短暂,多伴有肢体抽搐,口吐白沫,四肢僵直,两手握拳,双目上视,可自行苏醒,醒后如常人,可进一步行脑电图、头 CT 等必要检查进一步明确诊断。

3.厥病

患者表现为突然昏仆,不省人事,常伴有四肢逆冷,神昏时间短暂,醒后无后遗症。

三、治疗

(一)治疗原则

病毒性脑炎是指多种病毒引起的颅内急性炎症,属于中医"温病""痉病""暑温"等范畴,中医认为本病多因湿热或湿热病邪外袭,逆传心营所致。中医对于本病,按卫气营血辨证治疗具有较肯定的临床效果。

(二)辨证论治

1.邪袭肺卫

证候:头痛,发热,微恶风寒,咽干咽痛,鼻塞干咳或少痰,全身酸楚,苔薄黄或薄白,脉浮数。

治法:辛凉透热,解毒利咽。

方药:方选银翘散加减。金银花 15～30g,连翘 12g,板蓝根、薄荷、黄芩、牛蒡子、菊花、防风各 10g,大青叶 10g,芦根、桔梗、甘草各 6g。

嗜睡者加石菖蒲、郁金;呕吐者加竹茹:生姜。

2.卫气同病

证候:头痛项强,高热恶寒,口渴引饮,烦躁不安,皮肤或有少许出血点,舌质红,苔薄黄,脉滑数。

治法:辛凉解表,清气泄热。

方药:方选银翘散合白虎汤化裁。葛根、金银花各 30g,连翘 12g,知母、牛蒡子、薄荷、竹叶、黄芩、防风各 10g,生石膏 45g,大青叶 15g,蒲公英 24g,生甘草 6g。

便秘者加大黄、芒硝;皮肤有出血点者加牡丹皮、生地黄。

3.气血两燔

证候:剧烈头痛,壮热不退,呕吐频繁,躁扰不宁,谵妄或嗜睡皮肤瘀点或瘀斑明显,甚至抽搐,角弓反张。舌质红绛,苔黄,脉数或洪数。

治法:清气泄热,凉营解毒。

方药:方选清瘟败毒饮加减。生石膏 45g,金银花、生地黄各 30g,知母、栀子、黄芩、牡丹皮、黄连各 10g,大青叶、水牛角粉(冲服)、玄参各 15g,赤芍、连翘各 12g。

大便燥结加大黄、芒硝;呕吐者加竹茹、半夏;头痛甚者加菊花、白芷、藁本;瘀斑甚者加紫草、侧柏叶;抽搐者加僵蚕、蜈蚣。

4.邪热内陷

证候:头痛,高热神昏,呕吐频繁,抽搐时作,角弓反张。舌质红绛,脉弦数。

治法:清热凉血,息风开窍。

方药:清瘟败毒饮合羚角钩藤汤化裁。水牛角(冲服)、僵蚕各 15g,羚羊角粉(冲服)2g,钩藤、生地黄各 30g,生石膏(先煎)45g,赤芍 12g,蜈蚣 6g,牡丹皮、栀子、生甘草各 10g。

痰涎壅盛加鲜竹沥、天竺黄、猴枣散;腑实热证加大黄、芒硝;抽搐甚者加至宝丹、牛黄抱龙丸。

5.痰热内闭

证候:头痛,高热,神昏,谵语,痰涎壅盛,呼吸断续或细微,四肢厥冷,脉虚大或细数或结代。

治法:清热化痰,开窍醒神。

方药:方选黄连温胆汤合至宝丹加减。郁金、连翘、黄连、茯苓、石菖蒲、黄芩各 12g,竹茹、半夏、胆南星、枳实各 10g,至宝丹 1 粒冲服。

呼吸急促、痰鸣者加竹沥;如见呼吸续断、气息微弱、面色苍白、四肢厥冷、脉细数者,急用独参汤。

6.痰瘀阻窍

证候:头痛,神情呆滞,抑郁,口眼㖞斜,痰鸣,口中流涎,言语不利,吞咽困难,肢体不遂,或二便失禁,舌质红,苔腻,脉滑。

治法:益气活血,化痰通络。

方药:方选补阳还五汤合菖蒲郁金汤化裁。石菖蒲 15g,黄芪、丹参各 30g,当归尾、白芍、胆南星、赤芍、郁金、地龙、川芎各 12g。

半身不遂加鸡血藤、全蝎、蜈蚣;口眼㖞斜加白附子、僵蚕、全蝎;二便失禁加炒山药、山茱萸、桑螵蛸。

7.正气欲脱

证候:头痛,神志昏愦,身出冷汗,体温骤降,面色苍白,唇甲发绀,手足厥冷,呼吸微弱急促,节律不匀,脉微细欲绝。

治法:益气固脱,回阳救逆。

方药:方选生脉散合参附龙牡汤化裁。红人参 10~30g,五味子、炮附子各 10g,煅龙骨、煅牡蛎各 30g,甘草 10g。亦可选用独参汤煎服。

8.气阴两伤

证候:头昏痛,病势趋愈,低热汗出,口干口渴,心悸气短,少气懒言,小便黄,舌质红而干,苔少,脉细滑。

治法:清透余邪,益气养阴。

方药:方选清暑益气汤加减。石斛、麦冬各 12g,竹叶、知母、荷梗各 10g,甘草、西洋参各 6g,西瓜翠衣、白薇、青蒿、生地黄各 15g。

纳呆加焦三仙;湿困脾胃者加苍术、白术、茯苓。

(三)其他疗法

1.按摩疗法

推补脾经、肾经,分手阴阳,清板门,揉一窝风,逆运内八卦,清天河水,退六腑。

2.药物外治

大黄 15g,芒硝 9g,枳实 9g,板蓝根 30g,甘草 6g,加水浓煎成 200mL,每日 1 剂,分 4～6 次口服或保留灌肠。

3.食疗

(1)石膏芦根粥:生石膏 100g,芦根 30g,水煎 30min 留汁,下米煮粥。分 2 次服用可清热生津。

(2)荷叶菖蒲饮:延胡索 10g,先煎 20min,再加荷叶 10g,石菖蒲 20g,取汁分 2～3 次服用,可涤痰止痛。

(3)清开竹沥粥:先煮粥,粥中加清开灵口服液及鲜竹沥口服液各一支,凉服,可豁痰开窍。

(4)荷叶药汁八宝饭:薏苡仁 50g,莲米 15g,粳米 250g,鲜荷叶 3 张,白扁豆 30g,白豆蔻 10g,杏仁 20g。先将粳米淘净放入开水锅里煮七成熟,捞入盆内,拌入白糖。把以上药物摆在荷叶上,再将粳米饭放在药上,用荷叶包好,笼蒸熟,取出扣入盘中,再撒上胡萝卜丝和小葱等青红丝,分次服食。

第四章　消化系统疾病的中医治疗

第一节　慢性胃炎

慢性胃炎是指不同病因引起的慢性胃黏膜炎症病变。本病临床十分常见，但由于多数患者无明显症状，故本病的确切患病率尚不清楚，约占胃镜检查患者的80%以上，且随年龄增长患病率逐渐增高。慢性胃炎的分类方法较多，2013年在上海召开的全国慢性胃炎诊治共识会议将慢性胃炎分为非萎缩性（以往称浅表性）、萎缩性和特殊类型三类。慢性非萎缩性胃炎根据炎症分布的部位，可再分为胃窦胃炎、胃体胃炎和全胃炎；慢性萎缩性胃炎可再分为多灶萎缩性胃炎和自身免疫性胃炎两大类。

本病临床表现缺乏特异性，主要有上腹胀满、嘈杂、反酸、纳呆和上腹隐痛等症状。非萎缩性和萎缩性胃炎分别与"胃络痛"和"胃痞"相类似，可归属于中医学"胃痛""痞满""嘈杂""呕吐"等范畴。

一、病因病理

（一）西医病因病理

1.病因与发病机制

慢性胃炎发病原因尚未完全明确，一般认为与H.pylori感染、理化因素和自身免疫有关。

（1）幽门螺杆菌感染：H.pylori感染与消化系疾病关系的明确是近年来研究的成果。H.pylori是一种革兰阴性微需氧菌，呈弯曲螺旋状，有鞭毛。业已证实H.pylori感染是慢性胃炎的重要原因：研究表明所有H.pyolri阳性者都存在胃窦炎；H.pylori感染者根除病菌后胃炎可以消除；在一些动物模型中，将从患者胃内分离的H.pylori接种动物体内可以复制出慢性浅表性胃炎；健康志愿者吞食H.pylori可引起胃黏膜的损伤。其致病机理包括以下几方面：H.pylori产生尿素酶，尿毒酶分解尿素产生氨和其他酶（如蛋白酶等），直接损伤黏膜上皮细胞；分泌空泡毒素等导致胃黏膜上皮细胞的变性与坏死；诱导上皮细胞分泌炎症因子，介导炎症反应；抗原抗体反应引起自身免疫损伤。

（2）免疫因素：是慢性胃体炎的主要原因。患者血清中含壁细胞抗体和内因子抗体，壁细胞抗体与抗原形成抗原抗体复合物，在补体参与下，使壁细胞数目减少，导致胃酸分泌不足，严重者可出现泌酸腺完全萎缩,使胃酸缺乏。内因子是壁细胞分泌的一种糖蛋白,食物中的维生素 B_{12} 必须与内因子结合才能被吸收,内因子抗体与内因子结合可导致维生素 B_{12} 吸收障碍,通常伴有其他自身免疫疾病。

(3)理化因素:长期饮用烈酒,进食过冷过热、过于粗糙食物,直接损伤胃黏膜;长期服用非甾体抗炎类药,抑制前列腺素合成,破坏胃黏膜屏障。

(4)其他:幽门括约肌功能不全可导致大量十二指肠液反流,胃黏膜受到酶的消化而产生炎症、糜烂、出血;慢性右心衰竭、肝硬化门脉高压引起胃黏膜瘀血缺氧导致黏膜损伤。

2.病理

在慢性胃炎的病理过程中,病变由黏膜表浅部向腺区发展,由灶性病变逐渐联合成片,最终腺体萎缩或破坏。其组织学改变不外乎炎症、萎缩和化生。

(1)炎症:是一种慢性非特异性炎症,表现为黏膜固有层淋巴细胞和浆细胞浸润为主,可有少数嗜酸性粒细胞存在。如有较多的中性粒细胞浸润在表层上皮及小凹皮细胞之间,提示活动性炎症存在。

(2)萎缩:长期慢性炎症损伤导致胃固有腺体数目减少,黏膜层变薄,胃镜下黏膜血管网显露,常伴有化生和纤维组织、淋巴滤泡等的增生。

(3)化生:慢性炎症的长期存在,导致胃黏膜产生不完全性再生,包括肠化生和假幽门腺化生。肠化生是指肠腺样腺体代替胃固有腺体,当胃底腺黏膜内出现幽门腺样结构时则称为假幽门腺化生,是胃底萎缩的标志。此外有异型增生,又称不典型增生,是指细胞在再生过程中过度增生和丧失正常形态的分化,在结构和功能上偏离正常轨道,形态上出现异型性和腺体结构的紊乱,是胃癌前期前病变,目前对轻重分级尚未统一。

(二)中医病因病机

中医认为慢性胃炎多由于脾胃虚弱,加之内外之邪乘袭所致,主要与饮食所伤、七情失和等有关。

1.饮食所伤

饮食不节,食滞内生;或寒温失宜,损伤脾胃;或进食不洁之物,邪从口入;或偏食辛辣肥甘厚味,湿热内生,均可引起脾胃运化失职,胃失和降。

2.情志内伤

长期焦虑忧思,肝失疏泄,气机阻滞,脾失健运,胃失和降,导致肝胃不和或肝郁脾虚。肝气郁久化火,可致肝胃郁热。

3.脾胃虚弱

素体禀赋不足,或久病累及脾胃,或误治滥用药物,损伤脾胃,致脾胃虚弱;脾气不足则运化无力,湿浊内生,阻遏气机;胃阴不足则濡养失职。

本病初起多实,病在气分;久病以虚为主,或虚实相兼,寒热错杂,病可入血分。病位在胃,与肝脾关系密切,其病机总为"不通则痛"或"不荣则痛"。

二、临床表现

本病临床表现缺乏特异性，且症状轻重与病变程度不一致。多数患者无任何症状，部分患者表现为上腹胀满不适、隐痛、嗳气、反酸、纳呆等症状，一般无明显规律性，进食后加重。胃黏膜糜烂时出现大便潜血阳性，黑便甚至血便，可伴有消瘦、贫血等表现。临床体征多不明显，可有上腹部压痛，腹部叩诊呈鼓音，肠鸣音活跃。

三、实验室及其他检查

1.H.pylori 检查。

2.胃液分析

慢性非萎缩性胃炎者胃酸分泌不受影响，基础分泌量与最大分泌量一般正常。B型萎缩性胃炎者胃酸正常或降低。

3.血清学检查

胃体胃炎血清胃泌素水平明显升高，壁细胞抗体呈阳性，内因子抗体阳性率低于壁细胞抗体，如胃液中检测到内因子抗体对恶性贫血有很高的诊断价值；胃窦胃炎胃泌素水平常降低。

4.胃镜及组织学检查

是慢性胃炎诊断的最可靠方法。慢性非萎缩性胃炎胃镜下表现为黏膜充血，色泽较红，边缘模糊，多为局限性，水肿与充血区共存，形成红白相间征象，黏膜粗糙不平，有出血点，可有小的糜烂灶。萎缩性胃炎则见黏膜失去正常颜色，呈淡红、灰色，呈弥散性，黏膜变薄，皱襞变细平坦，黏膜血管暴露，有上皮细胞增生或明显的肠化生。组织学检查慢性非萎缩性胃炎以慢性炎症改变为主，萎缩性胃炎则在此基础上有不同程度的萎缩与化生。

四、诊断与鉴别诊断

(一)诊断

慢性胃炎的诊断主要依赖于胃镜和病理组织学检查。胃液分析和血清学检查有助于萎缩性胃炎的分型。

(二)鉴别诊断

本病主要与以下几种常见病鉴别：

1.消化性溃疡

该病一般表现为发作性上腹疼痛，有周期性和节律性，好发于秋冬和冬春之交。X线钡剂造影可发现溃疡龛影或其间接征象。胃镜检查可见溃疡表现。

2.慢性胆囊炎

表现为反复发作右上腹隐痛或胀痛，常伴有口苦及右肩背部胀满不适，进食油腻食物常加重。B超可见胆囊炎性改变,X线静脉胆道造影时,胆囊显影淡薄或不显影。多合并胆囊结石,超声、影像学检查往往显示胆囊或胆管内有结石阴影。

3.功能性消化不良

表现多样,可有上腹胀满、疼痛,食欲不佳等,胃镜检查无明显胃黏膜病变或轻度炎症,吞钡试验可见胃排空减慢。

4.胃神经官能症

多见于年轻妇女,常伴有神经症的全身症状。上腹胀痛症状使用一般对症药物多不能缓解,予以心理治疗或服用镇静剂有时可获疗效。胃镜检查多无阳性发现。

五、治疗

(一)中医辨证分型治疗

1.胃气壅滞

症候特点:纳呆食少,嗳腐,或有明显伤食病史,或有感受外邪病史,并伴有风寒、风热、暑湿等表证。舌质淡,苔白厚腻,或薄白,或薄黄。滑脉多见,或兼浮或浮数。

治则:理气和胃止痛

方药:香苏散加减(香附、苏叶、陈皮、甘草、柴胡、桂枝、防风、羌活)。

加减:若无外感之象,宜苏梗易苏叶,以加强理气降逆之力。若为伤食所致可加焦三仙、焦槟榔消食导滞,半夏、厚朴和胃消痞。若为风寒直中,胃痛如绞,可加高良姜散寒止痛,也可加荜茇、生姜增加散寒之力。若为风热所袭,可加薄荷、荆芥辛凉清热。若为暑湿伤困,可加藿香、佩兰等芳香化浊以和中。

2.胃中蕴热

症候特点:胃脘灼热,得凉则减,得热则重。口干喜冷饮,或口臭不爽口舌生疮,甚至大便秘结,腑行不畅。舌质红,苔黄少津。脉滑数。

治则:清胃泻热,和中止痛。

方药:泻心汤合金铃子散。泻心汤:大黄、黄连、黄芩。金铃子散:金铃子、延胡索。

加减:邪热蕴久则可成毒,热毒伤胃,此时蒲公英、连翘、金银花、虎杖等药以清热解毒。若胃中灼痛,恶心呕吐,肠鸣便溏,舌红,苔薄黄腻,脉细滑者,为胃强脾弱,上热下寒者,当用半夏泻心汤加减以调和脾胃。若有面色少华,便溏或痢者,可用乌梅丸加减,在调和脾胃之中配以养肝之法。

3.瘀血阻滞

症候特点:胃脘疼痛,状如针刺或刀割,痛有定处而拒按。病程日久,胃痛反复发作而不愈;呕血、便血之后;面色晦暗无华,唇暗;女子月经、延期,色暗。舌暗有瘀斑。脉涩。

治则:理气活血,化瘀止痛。

方药:失笑散合丹参饮。失笑散:蒲黄、五灵脂。丹参饮:丹参、檀香、砂仁。

加减:若因气滞而致血瘀,气滞仍明显时,宜加理气之品,但忌香燥太过。若血瘀而兼血虚者,宜合四物汤等养血活血之味。若血瘀而兼脾胃虚弱者,宜加黄芪、党参等健脾益气以助血行。若瘀血日久,血不循常道而外溢出血者,应按吐血、便血处理。

若见积聚、鼓胀者,尤为吐血、便血之后,胃痛如刺,痛处固定、拒按,舌紫暗有瘀斑,脉弦细滑,可用血府逐淤汤合失笑散以调肝理气,化瘀通络。

4.胃阴不足

症候特点:胃脘隐痛或隐隐灼痛。嘈杂似饥,饥不欲食,口干不思饮,咽干唇燥,大便干结或不畅。舌体瘦,质嫩红,少苔或无苔。脉细而数。

治则:养阴益胃,和中止痛。

方药:益胃汤合芍药甘草汤加减(沙参、玉竹、麦冬、生地、冰糖、芍药、甘草)。

加减:若气滞仍著时,宜加佛手、香橼皮、玫瑰花、代代花等轻清畅气而不伤阴之品;胃病较甚时与金铃子散合用,止痛而不化燥;津伤液亏明显时,可加芦根、天花粉、乌梅等以生津养液;大便干结者,加火麻仁、郁李仁、瓜蒌仁等润肠之品。若胃中隐隐灼痛,兼见虚烦少眠,头昏耳鸣,腰酸腿软,舌体红瘦少津,脉弦细者,可用一贯煎加减,滋养肝肾,益胃和中。

5.肝胃气滞

症候特点:胃脘胀痛,连及两胁,攻撑走窜,每因情志不遂而加重。喜太息,不思饮食,精神抑郁,夜寐不安。舌苔薄白。脉弦滑。

治则:疏肝和胃,理气止痛。

方药:柴胡疏肝散加减(柴胡、枳壳、芍药、川芎、香附、青皮、陈皮)。

加减:若疼痛严重时,宜加元胡以理气和血止痛。若气郁化热,宜加山栀、丹皮、蒲公英以疏气泻热。

6.肝胃郁热

症候特点:胃脘灼痛,痛势急迫。嘈杂泛酸,口干口苦,渴喜凉饮,烦躁易怒。舌质红,苔黄。脉弦滑数。

治则:清肝泻热,和胃止痛。

方药:化肝煎加减(贝母、白芍药、青皮、陈皮、丹皮、山栀)。

加减:若胃脘灼痛、口苦、咽干、恶心明显时,也可用小柴胡汤化裁而治。若肝热移肠,大便干结者,可加草决明、芦荟等清肝泻热通便之品。

7.脾胃虚寒

症候特点:胃脘隐痛,遇寒或饥时痛剧,得温熨或进食则缓,喜暖喜按。面色不华,神疲肢怠,四末不温,食少便溏,或泛吐清水。舌质淡而胖,边有齿痕,苔薄白。脉沉细无力。

治则:温中健脾。

方药:黄芪建中汤加减(饴糖、桂枝、芍药、生姜、大枣、黄芪、炙甘草)。

加减:若阳虚内寒较重者,也可用大建中汤化裁,或加附子、肉桂、荜茇、荜澄茄等温中散寒;兼泛酸者,可加黄连汁炒吴萸、煅瓦楞、海螵蛸等制酸之品;泛吐清水时,可与小半夏加茯苓汤为治。

若仅见脾胃虚弱,阳虚内寒不明显,可用香砂六君子汤调治;兼见血虚者,也可用归芪建中汤治之。若胃脘坠痛,症属中气下陷者,可用补中益气汤化裁为治。

(二)古今效验方治疗

1.温阳健胃汤

组方:潞党参15g,炒白术10g,白芍10g,炒枳壳10g,高良姜5g,陈皮6g,法半夏10g,川桂枝3g,木香5g,炙甘草3g。

用法:每日一剂,水煎,分两次服。

功效:温运脾阳,健胃和中。主治胃脘痛属于中虚气滞型的浅表性胃炎、萎缩性胃炎及十二指肠球炎。

2.三黄胃炎汤

组方:黄芪18~30g,黄精12~15g,黄连3~6g,桂枝12g,白芍12g,神曲30g,生姜3g,大枣6g。

用法:水煎服,每日1剂,15剂为一疗程。

功效:健脾益气,温中和胃。主治慢性胃炎等非溃疡性消化不良。

3.蒲连护胃汤

组方:蒲公英10g,黄连6g,党参10g,干姜3g,大贝母10g,白及12g,延胡索12g,川楝子6g,法半夏10g,甘草6g。

用法:凉水煎服,每日1剂,早晚两次服,将上药共研细末为散,每服5g,一日3次饭后服,效果更佳。

功效:清热消瘀、降逆和胃、益脾护胃、激活化生之源、理气止痛。主治慢性浅表性胃炎、慢性萎缩性胃炎、胃与十二指肠溃疡、胃肠功能紊乱等。

(三)外治

1.针灸疗法

选穴:中脘、足三里、内关、胃俞、脾俞、肾俞。

操作:肝胃不和者,加肝俞、期门、膈俞、梁门、梁丘、阳陵泉,用泻法。饮食积滞者,加梁门、下脘、天枢、脾俞、支沟,用泻法、强刺激。脾胃虚弱者,加章门,用补法。

另外加灸脾俞、胃俞、下脘、气海、关元、天枢。胃阴不足者,加三阴交、太溪,用补法。胃热者,刺金津、玉液出血。胃寒者,主穴加灸。瘀血阻络者加肝俞、期门、三阴交。每天1次,10天为1个疗程。

2.穴位埋线

选穴:中脘、上脘、脾俞、胃俞。

操作:常规消毒局部皮肤,可用9号注射针针头作套管,28号6cm(2寸)长的毫针剪去针

尖作针芯,将 00 号羊肠线 1～1.5cm 放入针头内埋入穴位。埋线一次为一疗程,每疗程间隔
10 天。

3.推拿疗法

(1)按摩:患者取仰卧位,每日早、晚各一次,用手掌在胃脘部按顺时针方向按摩 200 次,以
胃脘部发热舒适为度。

(2)按压:先用指端按压合谷、内关、足三里等穴位各 100 次;再按压膻中、中脘、中级、天枢
等穴位各 100 次,每日 1 次。

(3)捶击:用健身捶捶击膈俞和至阳穴各 1～2 分钟,取双侧穴位;用拳背第五指掌关节捶
击足三里 1～2 分钟,力量由轻到重,取双下肢穴位。

六、预后

感染幽门螺杆菌后少有自发清除,因此慢性胃炎常长期持续存在,小部分慢性非萎缩性胃
炎可发展为慢性多灶萎缩性胃炎。极少数慢性多灶萎缩性胃炎经长期演变可发展为胃癌。流
行病学研究显示,慢性多灶萎缩性胃炎患者发生胃癌的危险明显高于普通人群。由幽门螺杆
菌感染引起的胃炎 15%～20%会发生消化性溃疡。幽门螺杆菌感染引起的慢性胃炎还偶见
发生胃黏膜相关淋巴组织淋巴瘤。在不同地区人群中的不同个体感染幽门螺杆菌的后果如此
不同,被认为是细菌、宿主和环境因素三者相互作用的结果,但对其具体机制至今尚未完全
明了。

第二节　功能性胃肠病

功能性胃肠病(FCIDs)指的是表现为慢性或反复发作的胃肠道症状,而无法用形态学或
生化异常解释的一组综合征,临床表现的主要是胃肠道(包括咽、食管、胃、胆道、小肠、大肠、肛
门)的相关症状,因症状特征而有不同命名。目前,我国采用罗马Ⅲ标准的功能性胃肠疾病的
命名分类。临床上,以功能性消化不良和肠易激综合征多见。

一、功能性消化不良

消化不良是指源于胃和十二指肠区域的一种症状或一组症状,其特异性的症状包括餐后
饱胀、早饱感、上腹痛或上腹烧灼感。经检查排除了可引起这些症状的器质性、全身性或代谢
性疾病时,这一临床症候群便称为功能性消化不良(FD)。FD 是临床上最常见的一种功能性
胃肠病,欧美国家人群患病率达 19%～41%,我国为 18%～45%,占消化专科门诊的 20%～
50%,已成为影响现代人生活质量的重要疾病之一。

功能性消化不良是西医学的概念,在中医学古代医籍中没有明确对应的病名,但根据其临床表现,属中医"痞满""胃脘痛""积滞"范畴。以餐后饱胀不适、早饱感为主症者,应属于中医"痞满""积滞";以上腹痛、上腹烧灼感为主症者,应属于中医"胃脘痛"。

(一)病因病机

1.中医

胃痞的病位主要在胃脘,但与肝脾关系密切。其主要是因脾胃功能失常,致中焦气机阻滞,升降失常所导致。常见因素有:

(1)饮食停滞:饮食不节,或暴饮暴食,水谷不化;或嗜食生冷,损伤中阳,影响脾胃受纳运化功能,食滞中脘,胃失和降,壅塞不通,故发为痞满。

(2)表邪入里:外邪袭表,施治不当,脾胃受损,外邪乘虚而入,内陷于里,阻塞中焦气机,故发为本病。

(3)情志失调:思虑过度则伤脾,过怒则伤肝,肝脾气机郁滞不畅,升降失常,故发为本病。

(4)痰湿壅塞:脾胃运化失常,水湿不化,久则聚湿生痰,痰湿阻滞气机,清阳不升,浊阴不降,故发为本病。

(5)脾胃虚弱:素体脾胃虚弱,中气不足;饮食不节,损伤脾胃;病后胃气未恢复等,均可导致脾失健运,气机不利,升降失常,故发为本病。

2.西医

FD 的发生原因及机制尚未完全清楚,可能与多种因素有关:

(1)动力障碍:包括胃排空延迟、胃十二指肠运动协调失常、消化间期Ⅲ相胃肠运动异常等。

(2)内脏感觉过敏:研究表明 FD 患者胃的感觉容量明显低于正常人。其有可能与外周感受器、传入神经、中枢整合等水平的异常有关。

(3)胃底对食物的容受性舒张功能下降:研究发现 FD 患者进食后胃底舒张容积明显低于正常人,这一改变最早见于有早饱症状者。

(4)精神社会因素:相关调查表明,FD 患者存在个性差异,其中焦虑、抑郁积分明显高于正常人及十二指肠溃疡患者。但目前其确切致病机制尚不清楚。

(5)幽门螺杆菌感染:最新研究表明,至今未发现幽门螺杆菌感染和慢性胃炎与 FD 症状有十分明确的相关性。且经规范抗幽门螺杆菌治疗后,大多数患者症状并未得到改善。因此,幽门螺杆菌感染引起 FD 仍存在较大争议。

(二)临床表现

本病起病多缓慢,呈持续性或反复发作,许多患者有饮食、精神等诱发因素。主要症状包括餐后饱胀、早饱感、上腹胀痛、上腹灼热感、嗳气、食欲缺乏、恶心等。常以某一个或某一组症状为主,在病程中症状也可发生变化。

1.症状

(1)餐后饱胀和早饱感:常与进食密切相关。餐后饱胀是指正常餐量即出现饱胀感;早饱感是指有饥饿感但进食不久即有饱感,食欲消失。

(2)上腹痛:为常见症状,常与进食有关,表现为餐后痛,亦可无规律性,部分患者伴上腹灼热感。

(3)精神症状:不少患者同时伴有失眠、焦虑、抑郁、头痛、注意力不集中等精神症状。

2.体征

一般无明显阳性体征,部分患者可有剑突下轻压痛或按压后不适感。

(三)实验室及其他检查

FD为一种排除性诊断,对初诊的消化不良患者应在详细采集病史和进行体格检查的基础上有针对性地选择辅助检查。胃镜检查可作为消化不良诊断的主要手段。其他辅助检查包括肝、肾功能以及血糖等生化检查、腹部超声检查和消化系统肿瘤标志物检测,必要时行腹部CT扫描。对经验性治疗或常规治疗无效的FD患者可行Hp检查。对怀疑胃肠外疾病引起的消化不良患者,应选择相应的检查以利病因诊断。对症状严重或对常规治疗效果不明显的FD患者,可行胃电图、胃排空、胃容纳功能和感知功能检查。

(四)诊断与鉴别诊断

1.诊断

(1)诊断标准

①有上腹痛、上腹灼热感、餐后饱胀和早饱感症状之一种或多种,呈持续或反复发作的慢性过程(罗马Ⅲ标准规定病程超过半年,近3个月来症状持续)。

②上述症状排便后不能缓解(排除症状由肠易激综合征所致)。

③排除可解释症状的器质性疾病。根据临床特点,罗马Ⅲ标准将本病分为两个临床亚型:a.上腹痛综合征:上腹痛和(或)上腹灼热感;b.餐后不适综合征:餐后饱胀和(或)早饱感。两型可以重叠。

(2)诊断程序:FD为一排除性诊断,在临床实际工作中,既要求不漏诊器质性疾病,又不应无选择性地对每例患者进行全面的实验室及特殊检查。为此,在全面病史采集和体格检查的基础上,应先判断患者有无下列提示器质性疾病的"报警症状和体征":45岁以上,近期出现消化不良症状;有消瘦、贫血、呕血、黑粪、吞咽困难、腹部肿块、黄疸等;消化不良症状进行性加重。对有"报警症状和体征"者,必须进行彻底检查直至找到病因。对年龄在45岁以下且无"报警症状和体征"者,可选择基本的实验室检查和胃镜检查。亦可先予经验性治疗2～4周观察疗效,对诊断可疑或治疗无效者有针对性地选择进一步检查。

2.鉴别诊断

(1)慢性胃炎:症状与体征均很难与FD鉴别。胃镜检查发现胃黏膜明显充血、糜烂或出血,甚至萎缩性改变,则常提示慢性胃炎。

（2）消化性溃疡:消化性溃疡的周期性和节律性疼痛也可见于 FD 患者,X 线钡餐发现龛影和胃镜检查观察到溃疡病灶,可明确消化性溃疡的诊断。

（3）胆道疾病:慢性胆囊炎多与胆结石并存,也可出现上腹饱胀、恶心、嗳气等消化不良症状,腹部 B 超、口服胆囊造影、CT 等影像学检查多能发现胆囊结石和胆囊炎征象,可与 FD 鉴别。

（4）胃食管反流病:胃食管反流病以上腹痛或胸骨后烧灼痛或不适为主要症状,向上放散至咽喉,可由抗酸剂（至少是暂时性）缓解。

（5）胃癌:胃癌的发病年龄多在 40 岁以上,同时伴有消瘦、乏力、贫血等,提示恶性肿瘤的所谓"报警"症状,通过胃镜检查及活组织病理检查不难确诊。

（6）胰腺疾病:慢性胰腺炎和胰腺癌引起的症状,有时亦可误作功能性消化不良。但这些患者常有持续性剧痛,向背部放射,并可有胰腺炎风险因素如大量饮酒等。

（7）药物性消化不良:可能引起上腹部症状的药物如补钾剂、洋地黄、茶碱、口服抗生素（特别是红霉素和氨苄西林）等。减量或停药后一般可以自行缓解。

（8）其他:FD 还需与其他一些继发胃运动障碍疾病如糖尿病胃轻瘫、胃肠神经肌肉病变相鉴别,通过这些疾病特征性的临床表现与体征一般可做出鉴别。

（五）治疗

1.治疗思路

FD 的治疗在于迅速缓解症状,提高患者的生活质量,去除诱因,恢复正常生理功能,预防复发。本病以脾虚气滞证最为多见,病位在胃,与肝脾有关,病机特点是本虚标实,本虚指脾胃虚弱,标实为气滞、血瘀、痰湿、食积等郁滞中焦,气机不通。中医治疗以健脾和胃、调理气机为主,要抓住健脾、理气、和胃三个环节。西医对 FD 的治疗策略是依据其可能存在的病理生理学异常进行整体调节,选择个体化的治疗方案,主要是对症治疗,遵循综合治疗和个体化治疗的原则。发挥中西医的各自优势,进行优势互补。

2.西医治疗

（1）一般治疗:帮助患者认识、理解病情,建立、改善生活习惯,避免烟、酒及服用非甾体类抗炎药。无特殊食谱,但应避免个人生活经历中可诱发症状的食物。注意根据患者不同特点进行心理治疗。失眠、焦虑者可适当予以镇静药。

（2）药物治疗:FD 症状多样,目前尚无特效药,主要是经验性治疗。

①抗酸药:抗酸剂如氢氧化铝、铝碳酸镁等可减轻症状,但疗效不如抑酸剂。铝碳酸镁除具有抗酸作用外,还具有吸附胆汁的功能,伴有胆汁反流者可选用。

②抑酸药适用于非进餐相关消化不良中以上腹痛、烧灼感为主要症状者。可选择 H_2 受体拮抗剂或质子泵抑制剂。

③促胃肠动力药:可改善与进餐相关的上腹部症状,如上腹饱胀、早饱感等。常用多潘立酮、莫沙必利或依托必利。

④助消化药:消化酶和微生态制剂可作为治疗消化不良的辅助用药。复方消化酶和益生菌制剂可改善与进餐相关的腹胀、食欲缺乏等症状。

⑤根除幽门螺旋杆菌治疗:对少部分有幽门螺旋杆菌感染的患者可能有效。

⑥精神心理治疗:上述治疗疗效欠佳而伴有精神症状明显者可试用,常用的有三环类抗抑郁药或 5-HT$_4$ 再摄取抑制剂(SSRI);除药物治疗外,行为治疗、认知治疗和心理干预等可能对这类患者有益。

3.中医治疗

(1)辨证论治

①脾虚气滞证

症状:胃脘痞闷或胀痛,食少纳呆,恶心,嗳气呃逆,疲乏无力,舌淡,苔薄白,脉细弦。

治法:健脾和胃,理气消胀。

方药:四君子汤合香砂枳术丸加减。

②肝胃不和证

症状:胃脘胀痛,两胁胀满,痞塞不适,每因情志不畅而发作或加重,心烦易怒,善太息,舌淡红,苔薄白,脉弦。

治法:理气解郁,和胃降逆。

方药:柴胡疏肝散加减。

③脾胃湿热证

症状:脘腹痞满或疼痛,口干口苦,身重困倦,恶心呕吐,食少纳呆,小便短黄,舌质红,苔黄厚腻,脉滑。

治法:清热化湿,理气和中。

方药:连朴饮加减。

④脾胃虚寒证

症状:胃寒隐痛或痞闷,喜温喜按,泛吐清水,食少纳呆,神疲倦怠,手足不温,大便溏薄,舌淡苔白,脉细弱。

治法:健脾和胃,温中散寒。

方药:理中丸加减。

⑤寒热错杂证

症状:胃脘痞满或疼痛,遇冷加重,嘈杂泛酸,嗳气纳呆,肢冷便溏,舌淡苔黄,脉细弦滑。

治法:辛开苦降,和胃开痞。

方药:半夏泻心汤加减。

(2)随症加减:胃胀明显者,可加枳壳、柴胡;纳食减少(早饱感)者,可加鸡内金,神曲加量;伤食积滞者,加炒莱菔子、焦山楂等;胃痛明显者,可加金铃子、延胡索;嘈杂明显者,可加吴茱萸、黄连。

（3）常用中药制剂

①保和丸

功效：消食，导滞，和胃。用于食积停滞，脘腹胀满，嗳腐吞酸，不欲饮食者。用法：口服，每次 8 丸，每日 3 次。

②三九胃泰颗粒

功效：清热燥湿，行气活血，柔肝止痛。用于湿热内蕴、气滞血瘀者。用法：口服，每次 1 袋，每日 2 次。

（六）预后

功能性消化不良无明显器质性病变，虽病程较长，难以治愈，但一般预后较好。本病常常合并心理精神障碍如焦虑、抑郁状态，部分患者可能因为严重抑郁症导致不良结局。

（七）预防与调护

保持积极良好的心态，健康的精神心理，培养良好的生活方式和饮食习惯，适当的运动锻炼，有利于预防本病的发生。注意饮食调理。进食营养丰富而又易消化的食物，避免进食过于肥甘厚味或生冷、煎炸食物。减少各种诱发因素，避免忧思郁怒等不良精神刺激。

二、肠易激综合征

肠易激综合征（IBS）是临床常见的胃肠功能性疾病，是一组包括腹痛、腹胀伴排便习惯改变（腹泻、便秘）、粪便性状异常（稀便、黏液便、便秘）等临床表现的症候群，持续存在或间歇发作，但无器质性疾病（形态学、细菌学及生化代谢指标等异常）的证据。西方国家统计，人群患病率为 15％～22％，每年新检出率为 0.2％。我国为 10％左右，男女比为 1:2，多见于 18～30 岁。临床上，根据排便特点和粪便的性状可分为腹泻型、便秘型和混合型。西方国家便秘型多见，我国则以腹泻型为主。

中医学没有肠易激综合征这一病名，根据临床表现可归属于泄泻、腹痛、便秘、滞下、郁证等病症范畴。以腹痛为主，临床以腹痛表现为主，可归属"腹痛"范畴；以腹泻为主，其痛泻相伴，痛即泻，泻后痛减的特点与中医古方"痛泻要方"治疗的主症相似，可归为"痛泻"或"泄泻"范畴；以便秘为主则可归于"便秘"范畴；大便不尽感较明显者，与"滞下"较为相近；腹泻、便秘交替，伴有抑郁、焦虑等较多情志症状者，则可归为"郁证"。

（一）病因病理

1.西医病因

本病病因及发病机制十分复杂，多认为 IBS 是一个多因性、多态性疾病。一般认为与精神心理因素、饮食、遗传、性别、感染、胃肠激素分泌失调、免疫功能紊乱、胃肠动力紊乱、内脏敏感性增高等多种因素有关。

（1）胃肠动力学异常：结肠电生理研究显示，IBS 以便秘为主者 3 次/分钟的慢波频率明显增加。腹泻型 IBS 高幅收缩波明显增加。对各种生理性和非生理性刺激（如进食、肠腔扩张、肠内容物以及某些胃肠激素)的动力学反应过强,并呈反复发作过程。

(2)内脏感觉异常:直肠气囊充气试验表明,IBS 患者充气疼痛阈值明显低于对照组。大量研究发现,IBS 患者对胃肠道充盈扩张、肠平滑肌收缩等生理现象敏感性增强,易产生腹胀腹痛。

(3)肠道感染治愈后:其发病与感染的严重性及应用抗生素时间均有一定相关性。

(4)胃肠道激素:研究还发现某些胃肠道肽类激素如缩胆囊素等可能与 IBS 症状有关。

(5)精神心理障碍:大量调查表明,IBS 患者焦虑、抑郁积分显著高于正常人,应激事件发生频率亦高于正常人,对应激反应更敏感和强烈。

2.中医病因病机

本病的主要发病因素有脾胃虚弱、情志失调、饮食不节等几个方面。

(1)脾胃虚弱:是本病的主要发病基础。若禀赋不足,或感受毒邪,或饮食失调,或忧思恼怒,或劳倦久病皆可损伤脾胃。脾虚失运,升降失司,水湿不化,清浊不分,夹杂而下则发为泄泻;脾虚运化失常,糟粕内停,亦可出现腹痛、便秘。

(2)情志失调:焦虑抑郁,精神紧张,以致肝气郁结,横逆乘脾,引起肠道气机不利,肠道传导失司而导致腹痛、腹泻、便秘诸症丛生。

本病其病在肝,其标在肠,其制在肝,肝郁脾虚是其主要的临床证型,病理性质为寒热错杂,正虚邪实。肝郁脾虚为 IBS 的主要病机,且有夹湿热、夹痰、夹瘀之分,以脾虚为主者,又可兼夹肾阳虚。

(二)临床表现

IBS 起病通常缓慢、隐匿,间歇性发作,有缓解期;病程可长达数年至数十年,但全身健康状况却不受影响。症状的出现或加重与精神因素或遭遇应激事件有关,部分患者尚有不同程度的心理精神异常表现,如抑郁、焦虑、紧张、多疑或敌意等,精神、饮食等因素常可诱使症状复发或加重。症状虽有个体差异,对于某一具体患者则多为固定不变的发病规律和形式。

1.症状

(1)腹痛或腹部不适:与排便有关,为一项主要症状,且为 IBS 必备症状,大多伴有排便异常并于排便后缓解或改善,部分患者易在进食后出现;可发生于任何部位,局限性或弥漫性,性质、程度各异,但不会进行性加重,极少有睡眠中痛醒者。不少患者有排便习惯的改变,如腹泻、便秘或两者交替。

(2)腹泻:一般每日 3~5 次,少数可达十数次。粪量正常,禁食 72 小时后应消失,夜间不出现。通常仅在晨起时发生,约 1/3 患者可因进食诱发。大便多呈稀糊状,也可为成形软便或稀水样。可带有黏液,但无脓血。排便不干扰睡眠。

(3)便秘:为排便困难,粪便干少,呈羊粪状或细杆状,表面可附黏液;亦可间或与短期腹泻交替,排便不尽感明显;粪便可带较多黏液;早期多为间断性,后期可为持续性,甚至长期依赖泻药。

(4)其他:腹胀在白天加重,夜间睡眠后减轻,腹围一般不增加。近半数患者有胃灼热、早饱、恶心、呕吐等上消化道症状。

2.体征

一般无明显阳性体征,可在相应部位有轻压痛,部分患者可触及腊肠样肠管,直肠指检可见肛门痉挛、张力较高,可有触痛。

(三)实验室及其他检查

对初诊的 IBS 患者应在详细采集病史和进行体格检查的基础上有针对性地选择辅助检查。一般情况良好、具有典型 IBS 症状者,粪便常规为必要的检查,可视情况选择相关检查,也可先予以治疗,视治疗反应,有必要时再选择进一步检查。建议将结肠镜检查作为除外器质性疾病的重要手段。其他辅助检查包括全血细胞计数、粪便潜血检查、粪便培养、肝肾功能、红细胞沉降率等检查、腹部超声检查和消化系统肿瘤标志物检测,必要时行腹部 CT 扫描,钡剂灌肠检查酌情使用。对诊断可疑和症状顽固、治疗无效者,应有选择地做进一步检查:血钙、甲状腺功能检查、乳糖氢呼气试验、72 小时粪便脂肪定量、胃肠通过时间测定、肛门直肠压力测定等对其动力和感知功能进行评估,指导调整治疗方案。

(四)诊断与鉴别诊断

1.诊断

(1)诊断要点:肠易激综合征是胃肠功能性疾病,诊断本病应首先排除胃肠器质性疾病,并符合下列罗马Ⅲ诊断标准:

①病程 6 个月以上且近 3 个月来持续存在腹部不适或腹痛,并伴有下列特点中至少 2 项:a.症状在排便后改善;b.症状发生伴随排便次数改变;c.症状发生伴随粪便性状改变。

②以下症状不是诊断所必备,但属常见症状,这些症状越多越支持 IBS 的诊断:a.排便频率异常(每天排便>3 次或每周<3 次);b.粪便性状异常(块状/硬便或稀水样便);c.粪便排出过程异常(费力、急迫感、排便不尽感);d.黏液便;e.胃肠胀气或腹部膨胀感。

③缺乏可解释症状的形态学改变和生化异常。

(2)分型:根据粪便的性状可分为腹泻型(IBS-D)、便秘型(IBS-C)、混合型(IBS-M)、不定型(IBS-U)。腹泻型指至少 25% 的排便为糊状粪或水样粪,且硬粪或干球粪<25% 的排便;便秘型指至少 25% 的排便为硬粪或干球粪,且糊状粪或水样粪<25% 的排便;混合型指至少 25% 的排便为硬粪或干球粪,且至少 25% 的排便为糊状粪或水样粪;不定型指粪便性状不符合以上各型标准。

2.鉴别诊断

主要与各种引起腹痛和排便异常的器质性疾病鉴别,因功能性消化不良、功能性便秘与 IBS 有部分症状重叠,也应互相鉴别。

(1)炎症性肠病:两者均具有反复发作的腹痛、腹泻、黏液便等症状,肠易激综合征虽反复发作,但一般不会影响全身情况;而炎症性肠病往往伴有不同程度的消瘦、贫血、发热、虚弱等全身症状。结肠镜检查可明确诊断。

(2)感染性腹泻:反复发作的感染性腹泻有时与腹泻型 IBS 难以鉴别,感染性腹泻一般有感染史,起病急,多伴有呕吐、发热等症状,大便病原体培养或检测一般可明确诊断。

(3)结直肠癌:腹痛或腹泻是结肠癌的主要症状,特别是直肠癌除腹痛腹泻外,常伴有里急后重或排便不畅等症,这些症状与肠易激综合征相似。结直肠癌常伴有便血,其恶性消耗症状明显,多见于中年以后,直肠指检常可触及肿块,结肠镜和 X 线钡剂灌肠检查对鉴别诊断有价值,活检可确诊。

(4)功能性消化不良:主要以上腹部不适为主,一般无大便性状改变,腹部不适与排便异常无直接关系。

(5)吸收不良综合征:系小肠疾病,常有腹泻,在大便中可见脂肪及未消化食物。

(6)功能性便秘:便秘型 IBS 与功能性便秘均以便秘为主要表现,主要鉴别点在于是否存在腹部不适或腹痛,且腹痛或腹部不适与排便是否直接相关。

(五)治疗

1.治疗思路

由于 IBS 的病因及发病机制尚未完全明了,因此对 IBS 的治疗以支持对症治疗为主;治疗目标是缓解症状,防止复发,提高生存质量。针对结肠动力紊乱及内脏敏感性增高,有双离子通道调节剂及内脏敏感性调节剂应用于临床。鉴于缺乏单一、完全有效的治疗方法,目前主张综合疗法,包括饮食、心理、药物等多种方法,强调治疗措施的个体化。本病的病位在肠道,与肝、脾、肾等脏腑功能失调密切相关,故治疗本病多从肝、脾、肾、肠道着手进行辨证论治。本病病机主要在于肝脾不调,运化失常,大肠传导失司,日久及肾,形成肝、脾、肾、肠胃诸脏腑功能失常。早期多属肝郁脾虚;若夹寒、夹热、夹痰可形成肝脾不调,寒热夹杂,后期累及肾脏,可表现为脾肾阳虚;波及血分则可致气滞血瘀等证候。故临床辨证需辨明虚实、寒热、气滞、兼夹的主次及相互关系,治疗以调理肝脾气机为主,兼以健脾温肾。

2.中医治疗

(1)辨证论治

①脾虚湿阻证

症状:大便时溏时泻,腹痛隐隐,劳累或受凉后发作或加重;神疲纳呆,四肢倦怠;舌淡,边有齿痕,苔白腻;脉虚弱。

治法:健脾益气,化湿消滞。

方药:参苓白术散加减。

②肝郁脾虚证

症状:腹痛即泻,泻后痛减,发作常和情绪有关;急躁易怒,善叹息;两胁胀满;纳少泛恶;脉弦细;舌淡胖,边有齿痕。

治法:抑肝扶脾。

方药:痛泻要方加味。

③脾肾阳虚证

症状:晨起腹痛即泻;腹部冷痛,得温痛减;形寒肢冷;腰膝酸软;不思饮食;舌淡胖,苔白滑;脉沉细。

治法:温补脾肾。

方药:附子理中丸合四神丸加减。

④脾胃湿热证

症状:腹痛泻泄;泄下急迫或不爽;肛门灼热;胸闷不舒,烦渴引饮;口干口苦;舌红,苔黄腻;脉滑数。

治法:清热利湿。

方药:葛根芩连汤加减。

⑤肝郁气滞证

症状:大便干结;腹痛腹胀;每于情志不畅时便秘加重;胸闷不舒,善太息;嗳气频作,心情不畅;脉弦。

治法:疏肝理气,行气导滞。

方药:六磨汤加减。

⑥肠道燥热证

症状:大便硬结难下;舌红,苔黄燥少津;少腹疼痛,按之胀痛;口干口臭;脉数。

治法:泄热行气,润肠通便。

方药:麻子仁丸加减。

(2)常用中药制剂

①补脾益肠丸

功效:补中益气,健脾和胃,涩肠止泻。用于脾肾两虚所致的慢性泄泻。用法:口服,每次6~9丸,每日3次。

②麻仁丸

功效:润肠通便。用于肠道燥热,脾约便秘之实证。用法:口服,每次6~9g,每日2次。

③四神丸

功效:温肾健脾,固肠止泻。用于脾肾虚寒之久泻、泄泻。用法:口服,每次9g,每日1~2次。

④便秘通

功效:健脾益气,润肠通便。用于虚人便秘。用法:口服,每次1支,每日2次。

⑤人参健脾丸

功效:健脾益气,消食和胃。用于脾虚湿阻泄泻。用法:口服,每次6g,每日2次。

⑥四磨汤

功效:顺气降逆,消积止痛。用于肝郁气滞之便秘。用法:口服,每次10mL,每日3次。

⑦木香顺气丸

功效:行气化湿,健脾和胃。用于气郁便秘。用法:口服,每次 6～9g,每日 2～3 次。

⑧参苓白术颗粒

功效:健脾渗湿。用于脾胃虚弱之泄泻。用法:口服,每次 6～9g,每日 2 次。

⑨乌梅丸

功效:平调寒热。用于寒热夹杂,腹泻便秘交替型。用法:口服,每次 2 丸,每日 2～3 次。

(六)预后

IBS 呈良性过程,症状可反复或间歇发作,影响生活质量,但一般不会严重影响全身情况。

(七)预防与调护

饮食、生活起居要有规律,避免精神刺激,解除紧张情绪,保持乐观态度,是预防本病的关键。培养良好的生活方式和饮食习惯,适当的运动锻炼,增强体质,有利于预防本病的发生。注意饮食调理,进食营养丰富而又易消化的食物,避免进食肥甘厚味或生冷、煎炸食物。本病精神护理很重要,医护人员须与患者及家属相互配合,解除患者的思想顾虑,详细告知其本病的起因、性质及预后,以解除其紧张的情绪,树立其对治疗的信心。

第三节　消化性溃疡

消化性溃疡是指有胃酸和胃蛋白酶的胃液解除的消化道组织黏膜被腐蚀形成的创面,就是慢性溃疡。由于溃疡最常见于胃及十二指肠,故又称为复合性溃疡。临床上以反复发作,节律性上腹部疼痛为临床特点,常伴有吞酸,嘈杂,甚至呕吐,便血等症。X 线钡餐检查发现龛影即可确诊。胃镜对诊断消化性溃疡,和鉴别良性溃疡及恶性溃疡很有价值。本病的并发症可以穿孔,出血,幽门梗阻,癌变,这都可以出现重急表现的腹部体征及全身症状。

胃和十二指肠溃疡是现代医学病名。从本病临床表现看,属中医的胃脘痛,肝胃气痛,心脾痛,心气痛食瘅,吞酸,嗳气,嘈杂等病症的范畴。由于疼痛与饮食消化有密切关系,故称消化性溃疡,应当作为脾胃的病症看待。脾胃是"仓廪之官""后天之本"根据内脏相关的理论。脾胃病变与其他脏腑的病变可互相影响。那么本病又应看作是全身性的病症,不能孤立地看成是胃或肠的局部病变,临床时首先应明确这一基本观点。

一、病因病理

(一)西医病因病理

1.病因与发病机制

消化性溃疡是多种病因所致疾病,尽管目前尚未完全明确,但总缘于胃、十二指肠黏膜损伤因子与其自身防御因素失去平衡。胃、十二指肠黏膜除经常接触高浓度胃酸、胃蛋白酶外,还常与酒精、药物、食物等接触,它们均有可能损伤黏膜;而正常情况下胃肠黏膜可通过表面的黏液/碳酸氢盐屏障、黏膜屏障、生长因子等防止这些因素损伤黏膜或促进黏膜修复。GU 和 DU 在发病机制上有不同之处,CU 以防御/修复因素减弱为主,DU 主要是侵袭因素增强。

(1)幽门螺杆菌:幽门螺杆菌(Hp)感染是消化性溃疡的主要原因。据报道,DU 患者 Hp 感染率为 95%~100%,GU 为 70%~85%;H.pylori 感染者中发生消化性溃疡的危险性显著增加。H.pylori 能定植在胃黏膜,一方面通过产生的尿素酶水解尿素成为氨和二氧化碳,另一方面能诱发局部炎症和直接损伤黏膜。

(2)药物:长期服用非甾体类抗炎药(NSAIDS),糖皮质激素,化疗药物等药物的患者可以发生溃疡。其中 NSAIDS 是导致消化性溃疡的第二主因,据西方资料表明,5% DU 和 25% GU 与长期服用非甾体类抗炎药有关。我国长期服用非甾体类抗炎药比例较低,其在消化性溃疡致病作用相对较小。非甾体类抗炎药的致病与药物种类、剂量和疗程有关。其作用机制除直接损伤黏膜外,还通过抑制环氧合酶,使胃肠黏膜中具有细胞保护作用的内源性前列腺素合成减少,从而削弱防御因素有关。

(3)胃酸与胃蛋白酶:消化性溃疡是胃酸/胃蛋白酶对黏膜消化和损伤的结果,因此胃酸/胃蛋白酶是溃疡形成的直接原因。胃蛋白酶是主细胞分泌的胃蛋白酶原经盐酸激活转化而来,能降解蛋白质分子,对黏膜有侵袭作用。其生物活性与 pH 有关,当胃内 pH>4 时,胃蛋白酶就失去活性。由于胃蛋白酶活性受胃酸制约,因此胃酸的高低是溃疡发生的决定因素。

(4)遗传因素:消化性溃疡存在家族聚集性现象,现已认为部分消化性溃疡患者具有该病的遗传易感性,十二指肠球部溃疡患者的壁细胞总数及盐酸分泌量比正常人高出一倍,但是,个体间壁细胞数量存在很大的差异。

(5)胃、十二指肠运动异常:不少研究表明,DU 患者胃排空加快,液体排空加快可导致十二指肠酸负荷增加,损伤黏膜;而且胃排空加快还可使胃窦张力增高,刺激 G 细胞分泌胃泌素而使胃酸分泌增加。而部分 GU 存在胃排空延缓和胆汁反流,主要由于胃窦-十二指肠运动协调和幽门括约肌功能障碍所致,反流液中的蛋白酶、胆汁等可损伤黏膜。

(6)精神因素:急性应激引起应激性溃疡已是不争的事实。慢性应激的致病作用尚存争议,但临床发现长期精神紧张者易患消化性溃疡,DU 愈合后在精神刺激下,溃疡易复发。

(7)其他因素:吸烟不仅可影响溃疡愈合,促进溃疡复发,还可能促进溃疡的发生,其可能机制与影响幽门括约肌运动、增加胃酸分泌、抑制前列腺素合成有关。此外长期饮用烈酒、浓茶、咖啡也可能促进溃疡发生。

2.病理

DU 多发生于十二指肠球部,前壁较常见,偶有发于球部以下者,称为球后溃疡;GU 可发生于胃的任何部位,以胃角和胃窦小弯常见。溃疡一般为单发,也可多发,在胃或十二指肠发生 2 个或 2 个以上溃疡称为多发性溃疡。溃疡直径一般小于 10mm,GU 稍大于 DU,偶可见到>20mm 的巨大溃疡。溃疡典型形状呈圆形或椭圆形,边缘光整,底部洁净,覆有灰白纤维渗出物。活动性溃疡周围黏膜常有水肿。溃疡损伤深浅不一,但均已累及黏膜肌层,深者甚至穿透浆膜层而引起穿孔,可见疤痕形成和疤痕收缩引起的局部畸形。显微镜下慢性溃疡基底部可分急性炎性渗出物、嗜酸性坏死层、肉芽组织和疤痕组织四层。

(二)中医病因病机

中医学认为本病常与脾胃虚弱、饮食不节、情志所伤等相关。

1.饮食所致

《素问·痹论》指出:"饮食自倍,肠胃乃伤。"饥饱失常,脾胃受损,气机不畅;或恣食辛辣肥甘之品,喜酒嗜烟,湿热内生,中焦气机受阻;或贪食生冷,损伤中阳,气血运行涩滞,不通则痛。

2.情志内伤

《沈氏尊生书·胃病》说:"胃痛,邪干胃脘病也……唯肝气相乘为尤甚,以木性暴,且正克也。"忧思恼怒,肝失疏泄,横逆犯胃,胃失和降,可致胃痛;气郁久而化热,肝胃郁热,热灼而痛;气滞则血行不畅,胃络不通,瘀血内停亦可为痛。

3.脾胃虚弱

素体脾胃虚弱,先天禀赋不足,或劳倦所伤,或久病累及,或失治误治,皆可损伤脾胃。中阳不足则虚寒内生,温养失职,胃阴不足则濡养不能,皆不荣而痛。

本病多因虚而致病,起病缓慢,反复发作。初起在气,久病入血。病变部位主要在胃,与肝脾关系密切,病性总属本虚标实,脾胃虚弱是其发病基础。郁热内蒸,迫血妄行,或中阳虚弱,气不摄血,血溢脉外,可变生呕血、便血;气滞血瘀,邪毒郁结于胃,可演变为胃癌。

二、临床表现

多数消化性溃疡以上腹疼痛为主要表现,有以下特点:慢性反复发作,发作呈周期性,与缓解期相互交替,发作有季节性,多在冬春和秋冬之交发病;病程长,几年到几十年不等;上腹疼痛有节律性,多与进食有关。

(一)症状

本病临床表现不一,少数患者无任何症状,部分以出血、穿孔等并发症为首发症状。上腹疼痛为主要症状,可表现为钝痛、灼痛、胀痛、饥饿痛,一般能忍受,部位多位于中上腹,也可出现在胸骨剑突后,甚或放射至背部,能被制酸药或进食所缓解。节律性疼痛是消化性溃疡的特征之一,大多数DU患者疼痛好发于两餐之间,持续不减,直至下次进食后缓解,有午夜痛;GU节律性不如DU有规律,常在餐后1小时内发生疼痛。疼痛常持续数天或数月后缓解,继而又复发。可伴有烧心、反胃、反酸、嗳气、恶心等非特异性症状。

(二)体征

缺乏特异性体征。在溃疡活动期,多数有上腹部局限性压痛。

(三)并发症

1.上消化道出血

是消化性溃疡最常见的并发症,10%～20%消化性溃疡以出血为首发症状。十二指肠溃疡出血多于胃溃疡,尤以十二指肠球部后壁溃疡更多见。出血量的多少取决于损伤血管的大小,侵蚀稍大动脉时,出血急而量多。临床表现取决于出血量的多少,轻者只表现为黑便,重者出现呕血和循环衰竭表现,甚至休克。出血前常有上腹疼痛加重现象,出血后疼痛反减轻。少数患者,尤其是老年患者,并发出血前可无症状。根据溃疡病史和出血临床诊断上消化道出血并不难,如有疑问,可行急诊胃镜检查。

2.穿孔

溃疡进一步发展穿透浆膜层即为穿孔,临床可分为急性、亚急性和慢性穿孔三类。穿孔方向不同可产生不同后果:急性穿孔的溃疡常位于十二指肠前壁或胃前壁,发生穿孔后由于胃肠内容物漏入腹腔,故主要表现为急性腹膜炎,即:持续性剧烈腹痛,腹肌强直,腹部压痛及反跳痛,肠鸣音减弱,肝浊音界缩小或消失;腹部 X 线检查可见膈下游离气体。溃疡溃破入腹腔可引起弥漫性腹膜炎,最为多见;穿孔入空腔脏器可形成瘘管,较少见;穿孔并受阻于实质性脏器,临床症状发生改变,表现为顽固而持续的腹痛。

3.幽门梗阻

主要为十二指肠溃疡引起,其次为球后溃疡,可分为功能性和器质性梗阻两类。前者见于溃疡活动期,由于溃疡周围组织充血、水肿或反射性痉挛所致,内科治疗有效,溃疡控制后可消失。后者由于溃疡反复发作,疤痕形成所致,需外科治疗。幽门梗阻引起胃内容物潴留,临床表现为上腹饱胀不适,餐后明显,呕吐胃内容物,量多,呕吐后反感舒服,可引起失水、低氯低钾性碱中毒、营养不良和体重下降。上腹部空腹振水音和胃蠕动波是幽门梗阻的典型体征。

4.癌变

少数 GU 发生癌变,DU 一般不发生。对长期慢性 GU 病史,年龄大于 45 岁,严格内科治疗效果不理想,大便隐血试验持续阳性者,要引起高度警惕。

三、实验室及其他检查

1.幽门螺杆菌检查

H.pylori 检查已成为消化性溃疡的常规项目,其方法可分为侵入性和非侵入性两类。常用的侵入性检测方法包括快速尿素酶试验、胃黏膜组织学检查等,其中快速尿素酶试验操作简单,费用低,为首选方法。非侵入性检测包括^{13}C 或^{14}C 尿素呼气试验,其敏感性和特异性高,无需胃镜检查,已普遍应用于临床。

2.X 线钡剂检查

气钡双重对比造影能很好显示胃、十二指肠黏膜情况。X 线发现龛影是消化性溃疡的直接征象,是诊断的可靠依据。切线位观察时龛影突出于胃或十二指肠轮廓之外,周围有透亮带,黏膜皱襞向溃疡集中。

3.内镜检查

是消化性溃疡最直接的诊断方法。不仅可观察溃疡部位、大小、数目与形态,还可取材做病理学和 Hp 检查，同时对良性与恶性溃疡的鉴别诊断有很高价值。溃疡镜下所见通常呈圆形或椭圆形，边缘锐利，基底光滑，覆盖有灰白色膜，周围黏膜充血、水肿。根据镜下所见分为活动期、愈合期和瘢痕期。

4.胃液分析

诊断价值不大，主要用于胃泌素瘤的辅助诊断。

5.血清胃泌素测定

有助于胃泌素瘤诊断，本病通常表现为胃泌素和胃酸水平升高。

四、诊断与鉴别诊断

（一）诊断

1.诊断要点

①长期反复发生的周期性、节律性慢性上腹部疼痛，应用制酸药物可缓解；②上腹部可有局限深压痛；③X 线钡剂造影见溃疡龛影；④内镜检查可见到活动期溃疡。具备上述条件即可确诊。

2.特殊类型的消化性溃疡

（1）无症状性溃疡：15%～30%消化性溃疡患者无任何症状，一般因其他疾病做胃镜或 X线钡剂造影或并发穿孔、出血时发现，多见于老年人。

（2）老年性消化溃疡：近年来发病率有上升趋势，多表现为无症状性溃疡，或症状不典型，如食欲缺乏，贫血、体重减轻较突出。GU 等于或多于 DU，溃疡多发生于胃体上部或小弯，以巨大溃疡多见，易并发大出血。

（3）复合性溃疡：指胃和十二指肠同时发生的溃疡，约占消化性溃疡的 5%，一般是 DU 先于 GU，易发生幽门梗阻。

（4）幽门管溃疡：较少见。常伴胃酸过多，缺乏典型溃疡的周期性和节律性疼痛，餐后即出现剧烈疼痛，制酸剂疗效差，易出现呕吐或幽门梗阻，易穿孔或出血。

（5）球后溃疡：球后溃疡多发于十二指肠乳头的近端。夜间疼痛和背部放射痛更为多见，内科治疗效果差，易并发出血。

（二）鉴别诊断

1.胃癌

临床表现十分相似。一般而言，胃癌多为持续疼痛，制酸药效果不佳，大便隐血试验持续阳性。X 线、内镜和病理组织学检查对鉴别两者意义大。X 线钡剂检查示胃癌龛影位于胃腔之内，边缘不整，龛影周围胃壁强直、呈结节状。胃镜下胃癌的溃疡通常形态不规则，基底凸凹不平，苔污秽，边缘呈结节状隆起，周围黏膜呈癌性浸润，皱襞中断。组织学检查可提供有力依据。一次活检阴性并不能排除胃癌的可能，应在不同部位、不同时间多次检查。

2.胃泌素瘤

亦称 Zollinger-Ellison 综合征，是胰岛非 β 细胞瘤大量分泌胃泌素所致。其特点为多发性溃疡,不典型部位溃疡,具有难治性特点,易穿孔、出血,血清胃泌素常＞500pg/mL,胃液分析、超声、CT等检查有助于病位诊断。

3.功能性消化不良

临床表现餐后上腹饱胀、嗳气、反酸和食欲减退等,症状与溃疡有时相似。但本病多发于年轻女性,X线和胃镜检查正常或只有轻度胃炎,胃排空试验可见胃蠕动下降。

4.慢性胆囊炎和胆石症

疼痛位于右上腹,多在进食油腻后加重,并放射至背部,可伴发热、黄疸,莫菲征阳性。胆囊B超和逆行胆道造影有助于鉴别。

五、治疗

(一)治疗思路

消化性溃疡治疗目的在于消除病因,缓解症状,愈合溃疡,防止复发和防治并发症。西医在清除Hp、快速缓解症状方面具有明显的优势,因此治疗上首先应明确有无Hp感染,有Hp感染则首先予根除Hp治疗,非Hp相关性溃疡则采用传统的抗酸治疗或胃黏膜保护治疗。一般而言,DU抗酸治疗疗程为4～6周,GU疗程为6～8周。中医认为本病活动期多以邪实为主,稳定期本虚兼有邪实,因此,治疗上活动期宜偏于祛邪,稳定期宜扶正兼以祛邪。近年研究表明,溃疡愈合质量的高低直接影响其复发,完全治愈的溃疡复发率很低。中医药除有一定的抗Hp作用外,更为重要的是能有效调节消化性溃疡的攻击因子与保护因子之间的失衡,还能对紊乱的消化功能进行调整,在预防溃疡复发、提高溃疡愈合质量等方面有较好的远期疗效,因此中西医结合治疗本病有协同作用。

(二)中医治疗

1.辨证论治

(1)寒邪客胃证

症状:胃痛暴作,拘急冷痛,恶寒喜暖,得温痛减,口不渴,喜热饮,舌苔薄白,脉弦紧。

治法:温胃散寒,理气止痛。

方药:良附丸加减。

(2)饮食伤胃证

症状:胃胀痛,嗳腐吞酸,或呕吐不消化食物,其味腐臭,吐后痛减,不思饮食,大便不爽,得矢气及便后稍舒,舌苔厚腻,脉滑。

治法:消食导滞,和胃止痛。

方药:保和丸加减。

(3)肝胃不和证

症状:胃胀痛,或攻撑窜动,牵引背胁,每因情志刺激发作或加重,嗳气、矢气则痛舒,善太息,大便不畅,舌苔薄白,脉弦。

治法：疏肝理气，和胃止痛。

方药：柴胡疏肝散加减。

（4）湿热中阻证

症状：胃脘灼痛，吐酸嘈杂，脘痞腹胀，纳呆恶心，口渴不欲饮水，小便黄，大便不畅，舌红，苔黄腻，脉滑数。

治法：清化湿热，理气和胃。

方药：清中汤加减。

（5）瘀血停胃证

症状：胃脘刺痛，痛有定处，按之痛甚，食后加重，入夜尤甚，甚至出现黑便或呕血，舌质紫暗或有瘀斑，脉涩。

治法：化瘀通络，理气和胃。

方药：失笑散合丹参饮加减。

（6）脾胃虚寒证

症状：胃脘隐痛，绵绵不休，空腹痛甚，得食则缓，喜温喜按，劳累后发作或加剧，泛吐清水，食少纳呆，大便溏薄，四肢不温，舌淡苔白，脉虚缓无力。

治法：温中健脾，和胃止痛。

方药：黄芪建中汤加减。

（7）胃阴不足

症状：胃脘隐痛，有时嘈杂似饥，或饥而不欲食，口干咽燥，大便干结，舌红少津，无苔，脉弦细无力。

治法：益阴养胃。

方药：益胃汤加减。

2.常用中药制剂

（1）胃可宁片功效：收敛，制酸，止痛。用于消化性溃疡。用法：饭前口服，每次 3～5 片，每日 3～4 次。

（2）健胃愈疡片功效：疏肝健脾，解痉止痛，止血生肌。用于肝郁脾虚，肝胃不和型消化性溃疡活动期。用法：口服，每次 4～6 片，每日 4 次。

（3）阴虚胃痛片功效：养阴益胃，缓中止痛。用于胃阴不足型消化性溃疡。用法：每次 6 片，每日 3 次。

（4）小建中合剂功效：温中补虚，缓急止痛。用于脾胃虚寒型消化性溃疡。用法：口服，每次 20mL，每日 3 次。

（5）元胡止痛片功效：理气，活血，止痛。用于气滞血瘀的胃痛。用法：口服，每次 1～1.5g，每日 3 次。

（6）三九胃泰功效：清热燥湿，行气活血，柔肝止痛。用于湿热内蕴、气滞血瘀证。用法：口服，每次 2.5g，每日 2 次。

（7）保和丸功效：消食，导滞，和胃。用于食积停滞，脘腹胀满，嗳腐吞酸，不欲饮食等症。用法：口服，每次 6～9g，每日 2 次。

六、预后

消化性溃疡是一种具有反复发作倾向的慢性病，病程长者可达 10～20 年，但随着内科有效治疗的发展，消化性溃疡的死亡率大大下降，30 岁以下患者的病死率几乎为零。老年患者死亡的主要原因是大出血和急性穿孔等并发症。部分患者可转化为胃癌。

七、预防与调护

注意精神与饮食调摄，避免情绪激动和过度劳累，保证足够的休息和睡眠，生活有规律，劳逸结合。少食烟熏、油炸、辛辣、酸甜、粗糙多渣食物。按时进餐，进食不可过急、过快，养成细嚼慢咽的良好习惯，以减少对胃黏膜的机械性刺激。不食过冷、过热、过咸的食物。坚持合理用药，巩固治疗。

第四节　胃癌

胃癌是人体最常见的恶性肿瘤之一，在消化道肿瘤发病率中占 1/2，居首位，居我国各类恶性肿瘤年死亡第一位。本病可发生在贲门区，幽门区及胃体部，以幽门区多见，其临床特点是前期呈慢性周期性或进行性上腹部疼痛，症状日渐加剧，或疼痛的规律性改变，当肿瘤发展到一定程度，则发现上腹部包块，并出现梗噎症状及盆血，消瘦等表现 40～60 岁的中老年人为高发年龄。男性多于女性，约 2.3∶1，胃癌的发病与环境地理因素及饮食习惯因素，亚硝胺类化学致癌因素及遗传因素有关。慢性胃炎，胃溃疡，特别是伴肠上皮化生的萎缩性胃炎，有癌变的可能性。

中医学认为，本病的形成乃是饮食失节，忧思过度，脾胃损伤，气结痰凝所致，胃癌类似于祖国医学的"反胃""胃反""胃脘痛""膈气"噎膈等范畴。《内经·邪气脏腑病形篇》有胃病者，腹胀，胃脘当心而痛……膈咽不通，饮食不下的记载《金匮要略》也有朝食暮吐，暮食朝吐，宿谷不化，名曰"胃反"的描述，这些描述即包括胃癌在内，唯此病早期诊断比较困难，多数患者在确诊时，已属晚期。晚期治疗效果多不理想。

一、病因病理

1.饮食不节

如烟酒过度，或恣食辛香燥热、熏制、腌制、油煎之品，或霉变、不洁的食物等，日久损伤脾胃，脾失健运，聚湿生痰，痰凝气阻血瘀，发为本病。

2.情志失调

如忧思伤脾,聚湿生痰,或郁怒伤肝,日久气机郁结,气滞血瘀,则痰瘀互结而致病。

3.素体亏虚

如患胃痛、胃痞等病证,日久未愈,正气亏虚,痰瘀互结而致本病。或因年老体虚及其他疾病久治不愈,正气不足,脾胃虚弱,复因饮食不节、情志失调等,使痰瘀互结,致成本病。

本病发病一般较缓,病位在胃,与肝、脾、肾等脏关系密切。初期为痰瘀互结,以标实为主,久则病邪伤正,出现本虚标实。本虚以胃阴亏虚、脾胃虚寒和脾肾阳虚为主,标实为痰瘀互结。

二、临床表现

(一)症状

早期胃癌70%以上可毫无症状。根据发生机理可将晚期胃癌症状分为四个方面。

(1)因癌肿增殖而发生的能量消耗与代谢障碍,导致抵抗力低下、营养不良、维生素缺乏等,表现为乏力、食欲缺乏、恶心、消瘦、贫血、水肿、发热、便秘、皮肤干燥和毛发脱落等。

(2)胃癌溃烂而引起上腹部疼痛、消化道出血、穿孔等。胃癌疼痛常为咬啮性,与进食无明确关系或进食后加重。癌肿出血时表现为粪便隐血试验阳性、黑粪或呕血,5%患者出现大出血,甚至有因出血或胃癌穿孔等急腹症而首次就医者。

(3)胃癌的机械性作用引起的症状,如由于胃充盈不良而引起的饱胀感、沉重感,以及乏味、厌食、疼痛、恶心、呕吐等。胃癌位于贲门附近可侵犯食管,引起打呃、咽下困难,位于幽门附近可引起幽门梗阻,或腹腔内转移引起肠梗阻。

(4)癌肿扩散转移引起的症状,如腹水、肝大、黄疸,及肺、脑、心、前列腺、卵巢、骨髓等处的转移而引起相应症状。

(二)体征

早期胃癌可无任何体征,中晚期癌的体征中以上腹压痛最为常见。1/3患者可扪及上腹部肿块,质坚而不规则,可有压痛。能否发现腹块,与癌肿的部位、大小及患者腹壁厚度有关。胃窦部癌可扪及腹块者较多。

其他体征多由胃癌晚期或转移而产生,如肿大、质坚、表面不规则的肝脏,黄疸,腹水,左锁骨上与左腋下淋巴结肿大;男性患者直肠指诊时于前列腺上部可扪及坚硬肿块;女性患者阴道检查时可扪及肿大的卵巢。其他少见的体征尚有皮肤、腹白线处结节,腹股沟淋巴结肿大。晚期可发热,多呈恶病质。此外,胃癌的伴癌综合征包括血栓性静脉炎、黑棘病和皮肌炎,可有相应的体征。

(三)并发症

1.出血

约5%患者可发生大出血,表现为呕血和(或)黑便,偶为首发症状。

2.梗阻

多见于起源于幽门和贲门的胃癌。

3.穿孔

比良性溃疡少见,多发生于幽门前区的溃疡型癌。

三、实验室及其他检查

1.胃肠 X 线检查

为胃癌的主要检查方法,包括不同充盈度的投照以显示黏膜纹,如加压投照和双重对比等方法,尤其是气钡双重对比法,对于检出胃壁微小病变很有价值。

(1)早期胃癌的 X 线表现:在适当加压或双重对比下,隆起型常显示小的充盈缺损,表面多不光整,基部稍宽,附近黏膜增粗、紊乱。

①浅表型:黏膜平坦,表面可见颗粒状增生或轻微盘状隆起。部分患者可见小片钡剂积聚,或于充盈相呈微小的突出,病变部位一般蠕动仍存在。

②凹陷型:可见浅龛影,底部大多毛糙不齐,胃壁可较正常略僵,但蠕动及收缩仍存在。加压或双重对比时,可见凹陷区有钡剂积聚,影较淡,形态不规则,邻近的黏膜纹常呈杵状中断。

(2)中晚期胃癌的 X 线表现

①蕈伞型:为突出于胃腔内的充盈缺损,一般较大,轮廓不规则或呈分叶状,基底广阔,表面常因溃疡而在充盈缺损中有不规则龛影,充盈缺损周围的胃黏膜纹中断或消失,胃壁稍僵硬。

②溃疡型:主要表现为龛影,溃疡口不规则,有指压迹征与环堤征,周围皱襞呈结节状增生,有时至环堤处突然中断。混合型者常见以溃疡为主,伴有增生、浸润性改变。

③浸润型:局限性者表现为黏膜纹异常增粗或消失,局限性胃壁僵硬,胃腔固定狭窄,在同一位置不同时期摄片,胃壁可出现双重阴影,说明正常蠕动的胃壁和僵硬胃壁轮廓相重。广泛浸润型的黏膜皱襞平坦或消失,胃腔明显缩小,整个胃壁僵硬,无蠕动波可见。

2.内镜检查

可直接观察胃内各部位,对胃癌尤其是早期胃癌的诊断价值很大。

(1)早期胃癌:隆起型主要表现为局部黏膜隆起,突向胃腔,有蒂或基宽,表面粗糙,有的呈乳头状或结节状,表面可有糜烂。表浅型表现为边界不整齐、界限不明显的局部黏膜粗糙,略为隆起或凹陷,表面颜色变淡或发红,可有糜烂。凹陷型有较为明显的溃疡,凹陷多超过黏膜层。上述各型可合并存在而形成混合型早期胃癌。

(2)中晚期胃癌:常具有胃癌典型表现,内镜诊断不难。隆起型的病变直径较大,形态不规则,呈菜花或菊花状;表面明显粗糙,凹凸不平,常有溃疡、出血。凹陷型病变常为肿块中的溃疡,形态多不规则,边缘模糊、陡直,基底粗糙,有异常小岛,有炎性渗出及坏死组织;病变边缘有不规则结节,有时四周黏膜发红、水肿、糜烂,皱襞中断或呈杵状,顶端可呈虫蚀状。

胃镜检查时须取病变部位组织及刷取细胞做病理检查,以明确诊断。

3.胃液检查

约半数胃癌患者胃酸缺乏,即在最大五肽胃泌素刺激后 pH 仍高于 0.5。但对胃癌的诊断意义不大,一般不列入常规检查。

4.血清学检查

血清 CEA、CA19-9、CA125 等癌胚抗原及单克隆抗体的检测等对本病的诊断与预后有一定价值。

四、诊断与鉴别诊断

(一)诊断

凡有下列情况者,应高度警惕,并及时进行胃肠钡剂 X 线检查、CT、胃镜和活组织病理检查,以明确诊断。①40 岁以后开始出现中上腹不适或疼痛,无明显节律性,并伴明显食欲不振和消瘦者;②胃溃疡患者,经严格内科治疗而症状仍无好转者;③慢性萎缩性胃炎伴有肠上皮化生及轻度不典型增生,经内科治疗无效者;④X 线检查显示胃息肉>2cm 者;⑤中年以上患者,出现不明原因贫血、消瘦和粪便隐血持续阳性者。

(二)鉴别诊断

1.胃腺瘤性息肉

腺瘤性息肉表面因糜烂、溃疡出血,可引起黑便,临床表现与胃癌相似,X 线钡餐检查显示为直径 1cm 左右的边界光滑的充盈缺损。当息肉基底宽度大于高度,且表面不光滑时,应进一步行胃镜活检。

2.胃平滑肌瘤

黏膜下型平滑肌瘤行 X 线钡餐检查可见圆形或椭圆形边界光滑的充盈缺损,其周围黏膜及胃蠕动正常,浆膜下型平滑肌瘤则仅见胃受压或推移现象。

3.胃平滑肌肉瘤

黏膜下型平滑肌肉瘤行 X 线钡餐检查可见胃腔内可见圆形边界光滑的充盈缺损,中央常有典型的脐样龛影,浆膜下型平滑肌肉瘤则仅见胃受压或推移现象。胃镜下平滑肌肉瘤表面黏膜呈半透明状,其周围黏膜可见桥形皱襞,肿瘤向胃壁浸润时,其边界不清,可见溃疡及粗大的黏膜皱襞,胃壁僵硬。

4.原发性恶性淋巴瘤

原发性胃淋巴瘤 X 线钡餐检查可见弥散性胃黏膜皱襞不规则增厚,有不规则地图形多发性溃疡,溃疡边缘黏膜隆起增厚形成大皱襞,单发或多发的圆形充盈缺损,呈鹅卵石样改变。

五、治疗

(一)治疗思路

胃癌的治疗以手术切除为主要措施,中医药治疗可贯穿整个治疗过程。早期可采取内镜下局部治疗或手术治疗,由于手术过程中耗伤气血,患者常表现为脾胃虚弱,部分体质较壮者可呈现肝胃不和的表现,配合健脾和胃、疏肝理气等治疗,可促进患者术后康复,降低复发转移率。进展期胃癌患者宜采用综合治疗，化疗、放疗、生物免疫治疗等方法容易耗气伤阴，导致脾胃气阴不足，或气虚湿停，聚而成痰，形成痰湿内阻或痰气交阻的表现，结合中医药治疗，可提高放、化疗的治疗效果，减轻放、化疗的毒副反应。晚期胃癌患者，除运用姑息性放化疗外，中医药治疗可提高生存质量，或延长生存期。

（二）中医治疗

1.辨证论治

（1）脾胃虚弱证

症状：胃脘隐痛，喜按喜暖，脘腹胀满不舒，面色少华，肢倦乏力，时呕清水，大便溏薄，舌质淡，有齿痕，苔薄白，脉细弱。

治法：健脾益气。

方药：参苓白术散加减。若腹中冷痛，手足不温，可用附子理中丸加减；若大便滑脱，少气懒言，可用补中益气汤加减。

（2）肝胃不和证

症状：胃脘痞满，时时作痛，窜及两肋，嗳气频繁，或进食发噎，舌质红，苔薄白或薄黄，脉弦。

治法：疏肝和胃，降逆止痛。

方药：柴胡疏肝散合旋覆代赭石汤加减。若便秘燥结，腑气不通者，酌加瓜蒌仁、郁李仁、火麻仁。

（3）胃热伤阴证

症状：胃脘嘈杂灼热，痞满吞酸，食后痛胀，口干喜冷饮，五心烦热，便结尿赤，舌质红绛，舌苔黄糙或剥苔、无苔，脉细数。

治法：清热和胃，养阴润燥。

方药：玉女煎加减。可加蒲公英、白花蛇舌草、金银花、重楼等清热解毒。若兼痰气上逆，见恶心呕吐，唾吐痰涎，去知母，加半夏、黄连；脘痛腹胀，气血不和者，加木香、大腹皮、延胡索。

（4）痰湿阻胃证

症状：脘膈痞闷，呕吐痰涎，进食发噎不利，口淡纳呆，大便时结时溏，舌体胖大有齿痕，苔白厚腻，脉滑。

治法：燥湿健脾，消痰和胃。

方药：开郁二陈汤加减。偏气虚见气短、乏力者，加黄芪、党参；若痰阻偏盛见呕恶频繁者，加生姜、藿香。

（5）痰气交阻证

症状：胸膈或胃脘满闷作胀或痛，胃纳减退，厌食肉食，或有吞咽梗噎不顺，呕吐痰涎，苔白腻，脉弦滑。

治法：理气化痰，消食散结。

方药：启膈散加减。若气滞偏盛，见胸膈或胃脘胀痛者，加柴胡、佛手、郁金；若痰阻偏盛，见吞咽梗噎不顺或呕吐痰涎、食物者,加旋覆花、代赭石等;气郁日久化热,见胸膈胃脘灼痛、口苦、口干等症者,加白花蛇舌草、蒲公英、半枝莲、龙葵等以清热解毒。

(6)瘀毒内阻证

症状:脘痛剧烈或向后背放射,痛处固定,拒按,上腹肿块,肌肤甲错,眼眶呈黯黑,舌苔黄,舌质紫暗或瘀斑,舌下脉络紫胀,脉弦涩。

治法:理气活血,软坚消积。

方药:膈下逐瘀汤加减。胃中灼热,加蒲公英、山栀子;伤及血分见呕血、黑便者,加白及、地榆。

(7)气血两虚证

症状:神疲乏力,面色无华,少气懒言,动则气促、自汗,消瘦,舌苔薄白,舌质淡白,舌边有齿痕,脉沉细无力或虚大无力。

治法:益气养血,健脾和营。

方药:八珍汤加减。兼阴虚见口干、五心烦热者,加沙参、麦冬;气虚盛见心悸少寐者,加珍珠母、炒枣仁。

2.常用中药制剂

(1)犀黄丸

功效:清热解毒,活血化瘀。适用于胃癌瘀毒痰阻型。用法:每次 3g,每日 3 次,温开水送服。

(2)六神丸

功效:清热、解毒、止痛。适用于胃癌瘀毒内结型。用法:每次 20 丸,每日 3 次。

(3)木香顺气丸

功效:理气止痛,健胃化滞。适用于胃癌反胃吐逆,大便秘结者。用法:每次 6g,每日 2 次。

(4)复方斑蝥胶囊

功效:以毒攻毒,散结抗瘤。适用于胃癌瘀毒内结型。用法:每次 3 粒,每日 2 次。

六、预后

胃癌的预后取决于癌肿的部位与范围、组织类型、浸润胃壁的深度、转移情况、宿主反应、手术方式等。进展期胃癌如任其发展,一般从症状出现到死亡,平均约 1 年。微小胃癌的术后五年存活率可达 100%,癌肿仅侵至黏膜层者术后五年存活率可达 95% 以上,而侵及固有肌层者手术后五年存活率仅 70% 左右。原位于黏膜者术后可完全治愈。癌肿在胃壁浸润越深,淋巴结的转移越多。存活五年以上的患者 80% 以上无淋巴转移,已有远处播散的病例,五年存活率为 0。

七、预防与调护

　　由于病因未明,故尚缺乏有效的一级预防措施。但据流行病学调查,多吃新鲜蔬菜、水果,少食咸菜和腌腊食品,减少食盐摄入,食物用冰箱贮藏,有一定预防作用。每日进服维生素 C,可减少胃内亚硝胺的形成。积极根除幽门螺杆菌也是重要的可能预防胃癌发生的手段之一。

　　对于慢性萎缩性胃炎的患者,尤其是有肠化生和不典型增生者除给予积极治疗外,还应定期进行内镜随访检查,对中度不典型增生者经治疗而长期未好转,以及重度不典型增生者宜予预防性手术治疗。

第五章 泌尿系统疾病的中医治疗

第一节 急性肾小球肾炎

急性肾小球肾炎（AGN）简称急性肾炎，以急性起病，不同程度的血尿、蛋白尿、水肿、高血压及一过性肾功能不全为常见的临床表现。其表现为一组临床综合征，又称为急性肾炎综合征。多见于链球菌感染后，称之为急性链球菌感染后肾炎，偶见于其他细菌或病原微生物感染之后。急性肾炎任何年龄均可发病，但以儿童多见，青年次之，中老年少见，一般男性发病率较高，男女之比为 2:1~3:1。本节主要讨论最常见的急性链球菌感染后肾炎。

本病与中医学中的"皮水"相似，可归属于"水肿""尿血"等病证范畴。

一、病因病机

本病的病因主要为风邪外袭、水湿浸渍、湿毒浸淫等。风为百病之长，常与寒热合邪为病。冒雨涉水，久居湿地，或肌肤疮疡湿毒未消而内侵，波及内脏而发病。脾肾气虚，卫气不固，腠理不密，风、寒、湿、热、疮疡毒邪内乘，内外互因，正邪交争，肺、脾、肾三脏功能失调而引发本病。

1. 风邪外袭，肺失通调

风邪外袭，内舍于肺，肺失宣降，通调失司，以致风遏水阻，风水相搏，流溢肌肤，发为水肿。

2. 疮毒内归，湿热蕴结

肺主皮毛，脾主肌肉，肌肤湿热疮毒不能及时清除，水液运行受阻，溢于肌肤而成水肿。或热毒内侵，下焦热盛，灼伤肾络而为尿血。

3. 脾气虚弱

素体脾虚，或久病耗气，脾气亏虚，健运失常，不能运化水湿，水液内停，聚成水肿。

4. 肺肾不足，气阴两虚

病久正气耗伤，肺肾气阴亏虚，气虚失摄则精微下泄，阴虚内热，则灼伤络脉而尿血。

本病急性期以标实邪盛为主，以水肿为突出表现，病变主要在肺脾两脏；恢复期则虚实夹杂，病变主要在脾肾两脏。病久则正虚邪变，水湿内聚，郁久化热，灼伤脉络，耗损肾阴。

二、辨病

(一)症状

前驱感染常为链球菌所致的急性化脓性扁桃体炎、咽炎、淋巴结炎、猩红热等,或是皮肤脓疱病、疖肿等。呼吸道感染引起者由前驱感染至发病无症状间歇期通常为 7~14 天,皮肤感染引起者为 14~28 天。

(二)体征

1.水肿

最常见,一般初起仅累及眼睑及颜面,晨起重;轻者仅体重增加,肢体有胀满感。重者波及全身,少数可伴胸腔积液、腹水。

2.血尿

半数有肉眼血尿,尿色可呈洗肉水样、棕红色甚至鲜红色等。严重时可伴排尿不适甚至排尿困难。通常肉眼血尿持续 1~2 周转为镜下血尿,也可因感染、劳累而暂时反复。镜下血尿几乎见于所有病例,一般持续 1~3 月,少数延续半年或更久,但绝大多数可恢复。

3.少尿

初期常有少尿,经两周后,随尿量增多肾功能可恢复,少数可出现无尿。

4.高血压

见于 30%~80% 的病例,可轻度至中度增高,常与水肿程度平行。少数患者可出现严重高血压甚至高血压脑病。

5.其他

患者常有乏力、恶心、呕吐、头晕、腰部钝痛或腹痛等。高血压脑病时可出现头痛、呕吐,视力障碍,嗜睡,惊厥,昏迷;心力衰竭时则可气急,胸闷,心率快,肝大。

(三)辅助检查

1.尿常规检查

以红细胞为主,尿蛋白一般为(+)~(++),也可见透明、颗粒管型。

2.血生化检查

常见一过性血尿素氮、肌酐增高;轻度稀释性低钠血症和高血钾及代谢性酸中毒;血浆蛋白轻度下降,在蛋白尿达肾病水平者,血白蛋白下降明显;轻度高脂血症。

3.血沉

在急性期增快,2~3 个月内恢复正常。

4.抗链球菌溶血素"O"(ASO)

抗体效价可增高,多数在 1:400 以上。

5.血清总补体 C_3

可一过性明显下降,6~8 周恢复正常。非链球菌感染后肾炎补体 C_3 不低。

6.肾活检

典型病例不需肾活检。肾活检指征为：①少尿1周以上或尿量急剧减少、肾小球滤过功能呈进行性损害者；②病程大于2个月而无好转趋势者；③急性肾炎综合征伴肾病综合征者。

三、类病辨别

（一）以急性肾炎综合征起病的肾小球疾病

1.系膜毛细血管增生性肾小球肾炎（膜增生性肾小球肾炎）

临床上除表现为急性肾炎综合征外，还常伴肾病综合征，病变持续无自愈倾向。50％以上患者有持续性低补体血症，8周内不恢复。

2.系膜增生性肾小球肾炎（主要与IgA肾病鉴别）

血尿反复发作，部分患者血清IgA升高，血清IgG正常，病变无自愈倾向。

3.急进性肾小球肾炎

除急性肾炎综合征的临床表现外，以早期出现少尿、无尿及肾功能急剧恶化为特征。

（二）继发性肾小球疾病

1.过敏性紫癜肾炎

临床表现可为镜下血尿甚至肉眼血尿，伴或不伴蛋白尿。但紫癜肾患者常有过敏源，有典型的皮肤紫癜、腹痛、关节痛等表现。

2.狼疮性肾炎

多发于青年女性，常伴多系统受累，抗核抗体谱、血补体C3、肾活检呈现满堂亮可鉴别。

四、中医论治

（一）论治原则

急性期以祛邪为主，恢复期以理脾益肾、清化余邪为主。

（二）分证论治

1.急性期

（1）风寒束肺，风水相搏证。

证候：起病急，眼睑先肿，继而四肢，甚则全身，但以面部肿势为重，皮色光泽，按之不凹陷，尿少便溏，可有洗肉水样血尿，恶寒发热且恶寒较重，咳嗽，骨节酸痛，喉痛，舌质淡苔薄白，脉浮紧或沉。

治法：疏风散寒，宣肺利水。

处方：麻黄汤合五皮饮加减（麻黄、桂枝、杏仁、甘草、生姜皮、大腹皮、茯苓皮、桑白皮、陈皮）。

加减：恶风、全身酸痛明显加防风、羌活；呕吐，纳呆加香薷、藿香、苏叶；烦躁口渴，有里热加石膏、黄芩;血尿明显加白茅根、大小蓟等。

(2)风热犯肺,水邪内停证。

证候:起病急,突发眼睑和面部浮肿,发热而不恶寒,恶风,咽喉疼痛,口干口渴,尿少赤涩,舌边尖红苔薄黄,脉象浮数或沉数。

治法:疏风清热,宣肺利水。

处方:越婢加术汤加减(麻黄、石膏、生姜、甘草、白术、大枣、茯苓、泽泻、桑白皮、黄芩)。

加减:咽喉疼痛明显加连翘、桔梗、鲜芦根;尿频、尿急、尿痛、血尿加竹叶、白茅根、大小蓟等。

(3)热毒内侵,湿热蕴结证。

证候:皮肤疮毒未愈,或已结痂,面部或全身水肿,口干口苦,小便短赤,多有血尿,舌红苔薄黄或黄腻,脉滑数或细数。

治法:清热解毒,利湿消肿。

处方:麻黄连翘赤小豆汤合五味消毒饮加减(麻黄、连翘、杏仁、赤小豆、大枣、桑白皮、生姜、甘草、金银花、野菊花、紫花地丁、天葵子、蒲公英)。

加减:湿盛皮肤糜烂加苦参、土茯苓;风盛皮肤瘙痒加白藓皮;大便不通加大黄;水肿甚加茯苓皮;尿血明显者加大蓟、小蓟、石韦、丹皮、生地、白茅根。

2.恢复期

(1)脾肾虚亏,水气泛溢证。

证候:下肢水肿,按之凹陷不起,身重,脘痞腹胀,胃纳欠佳,腰酸尿少,气短乏力,舌淡苔白腻,脉濡缓。

治法:健脾渗湿,通阳利水。

处方:五皮饮合五苓散加减(陈皮、茯苓皮、生姜皮、桑白皮、大腹皮、猪苓、泽泻、白术、桂枝)。

加减:咳嗽气急,心悸胸闷加葶苈子、杏仁、人参;畏寒肢冷加附子、桂枝;肢厥汗多加肉桂、龙骨、牡蛎;尿少加桂枝、泽泻。

(2)肺脾气虚证。

证候:恢复期或病程较长者。可表现浮肿不著或无浮肿,面色少华,倦怠乏力,易汗出,易感冒,纳呆食少,面色萎黄,舌淡苔白,脉细弱。

治法:健脾益肺。

处方:参苓白术散合玉屏风散(党参、茯苓、炒白术、黄芪、防风)。

加减:畏寒肢冷加肉桂;食欲缺乏加麦芽、谷芽。尿中蛋白不消加淮山药、蝉蜕。

(3)肝肾阴虚证。

证候:低热咽干,咳嗽痰少,神倦头晕,腰膝酸软,手足心热,舌尖红苔薄少,脉细或细数。

治法:滋阴益肾。

处方:六味地黄汤(生地、山药、山茱萸、茯苓、牡丹皮、泽泻)。

加减:湿热下注加知母、黄柏;血压高加生石决明、菊花、女贞子、旱莲草。尿中红细胞不消加白茅根、益母草。

3.重症水毒内闭证

证候:全身浮肿,尿少或尿闭,头晕,头痛,恶心,呕吐,甚或昏迷,舌苔腻,脉弦。

治法:辛开苦降,辟秽解毒。

处方:温胆汤合附子泻心汤(法夏、茯苓、陈皮、竹茹、枳实、大枣、大黄、黄连、黄芩、附子)。

加减:恶心呕吐明显加玉枢丹;抽搐加羚羊角粉、紫雪丹。

(三)特色治疗

1.专方专药

(1)清解散水汤:麻黄 6g,杏仁 10g,连翘、猪苓各 15g,茯苓、泽泻、石韦备 12g,赤小豆、生益母草、白茅根各 30g,炙甘草 3g。用于急性肾炎急性期。

(2)三豆一根汤:黑豆、绿豆、赤小豆各 15g,白茅根 50g。具有健脾补肾、清热养阴、利尿消肿之功。针对小儿急性肾炎证属外感风热,阴津受损者而设,全方配伍简单,却屡用屡效。

(3)疏风利水汤:紫浮萍、紫苏叶各 9g,桑白皮、车前子各 12g,益母草、白茅根各 30g,金银花、连翘各 18g,甘草 6g,可酌加蜂房、赤小豆、玉米须。具有疏风宣肺,清热解毒,利水消肿之功。若浮肿消退,正气未复,且尿蛋白仍多者,酌加黄芪、当归、石韦、蝉衣;上呼吸道感染、扁桃体炎、支气管炎等,酌加黄芩、桔梗、杏仁之类。

2.推拿疗法

急性期平肝经,清肺经、胃经、脾经、小肠经,退六腑。恢复期平肝经,清补肾经、脾经,揉二马,清小肠。每日 1 次,10 次为 1 个疗程。

3.针刺疗法

初起取肺俞、列缺、合谷、阴陵泉、水分、肾俞、三焦俞、气海、复溜穴。每次选 3～7 穴,针刺,均用泻法。咽痛配少商;面部肿甚配水沟;血压高配曲池、太冲;恢复期加用脾俞、足三里、阴陵泉穴。用补法,可酌情施灸,隔日 1 次,10 次为 1 个疗程,休息 7 天,再作第 2 个疗程。

4.耳针治疗

从肺、脾、肾、膀胱、交感、肾上腺、内分泌等耳穴中每次选 2～3 穴,轻刺激,刺后可埋针 24 小时,每日 1 个次隔日 1 次,两耳轮换使用。10 次为 1 个疗程。

5.水针

主穴有京门、膀胱俞。配穴有水道、足三里、复溜。每次选主穴、配穴各 1 个,每穴注入当归注射液 0.5mL,每日 1 次,7～10 次为 1 个疗程。

6.外敷

(1)二丑方:黑丑、白丑(煅)、牙皂(煅)各 75g,木香、沉香、乳香、没药各 9g,琥珀 3g。上药用砂糖研细末,调和,外贴气海穴,每 2 天换药 1 次。用于急性期水肿兼有腹部胀气者。

(2)麻蒜方:紫皮大蒜 1 枚,蓖麻子 60 粒。共捣糊状,分两等份,分别敷于双腰部及足心,外用纱布包扎固定,为避免蒸发减低效力,可用塑料膜外覆在药物上,敷 1 周为 1 个疗程,每周换 1 次。用于急性期各型水肿。

7.熏蒸法

羌活、麻黄、苍术、柴胡、紫苏梗、防风、荆芥、牛蒡子、柳枝、忍冬藤、葱白各适量。加水煮上药,熏蒸汗出,每日 1 次。

8.食疗

(1)冬虫夏草炖鸡:冬虫夏草 3g,山药 20g,枸杞子 10g,蜜枣 1 枚加水 200mL,先浸泡 1 小时,放入鸡肉 50g,炖至熟烂,少许油盐调味。适用于急性肾炎水肿消退后的调理。

(2)冬瓜皮薏仁赤小豆粥:冬瓜皮、薏苡仁各 50g,赤小豆 100g,玉米须(布包)25g,加水适量,同煮至赤小豆熟透,食豆饮汤。用于急性期水肿明显,或伴有高血压者。

五、预防与调护

1.预防

(1)本病的预防最根本的是预防链球菌感染,平日应加强锻炼,提高抗病能力。尽量避免呼吸道感染,注意保持皮肤及口腔清洁,预防疮毒及口腔疾患发生。一旦发生呼吸道或皮肤感染,应及早应用青霉素彻底治疗。感染后 2~3 周时应检尿常规以及时发现异常。

(2)避免居住在潮湿和空气污浊的环境,避免冷空气刺激。

2.调护

(1)休息:起病 2 周内常需卧床休息,尤其水肿、尿少、高血压明显者。待血压恢复,水肿消退,尿量正常,肉眼血尿消失后可下床轻微活动或户外散步。3 个月内应避免剧烈活动。

(2)饮食:急性期对有水肿、高血压者限盐、限制水入量;有氮质血症者应限蛋白,给优质动物蛋白(乳类、蛋类)0.5~1g/(kg·d),给高糖以满足热卡需要,待尿量增多,氮质血症消除即应恢复正常蛋白供应。尿少尿闭时,应限制高钾食物,如橘子等。饮食应清淡,忌辛辣香燥、肥甘厚味,戒烟戒酒。

(3)调情志。

(4)避免使用肾毒性药物。

第二节　慢性肾小球肾炎

慢性肾小球肾炎(CGN)简称慢性肾炎,是由多种原因引起的、不同病理类型组成的原发于肾小球的一组疾病。本组疾病起病方式各异,病情迁延,病变缓慢进展,病程绵长,并以蛋白尿、血尿、水肿及高血压为其基本临床表现,可伴有不同程度的肾功能损害。本病可发生于不同年龄、性别,但以青壮年男性居多。

本病与中医学的"石水"相似,可归属于"水肿""虚劳""腰痛""尿血"等范畴。

一、病因病机

慢性肾炎主要因先天禀赋不足或劳倦太甚、饮食不节、情志不遂等引起肺、脾、肾虚损,气血阴阳不足所致。常因外感风、寒、湿、热之邪而发病。

1.脾肾气虚

久居湿地,冒雨涉水,或水中劳作,或嗜食生冷,均可引起水湿内侵,脾气受困;先天禀赋不足,房劳过度,生育不节等,均可导致肾气亏虚,脾虚不能运化水湿,不能升清,肾虚则封藏失职,而致精微下泄;脾胃虚弱,气血化生不足,日久而成虚劳。

2.肺肾气虚

素体肺气亏虚,先天不足,或肺病日久及肾,肺肾俱亏,肺气虚不能通调水道,上源失调,肾气虚不能气化,下源失和,水液内聚为患。

3.脾肾阳虚

素体阳虚,或病久阴损及阳,脾肾阳亏,脾阳虚不能运化水湿,肾阳亏,命门不固,开阖失司,水液内停,泛溢肌肤。

4.肝肾阴虚

素体阴血亏虚,或房劳过度,或久虑多思,阴精暗耗,肝肾不足,肝肾阴亏则风阳上亢,阴虚内热则灼伤络脉。

5.气阴两虚

久病气阴两伤,气虚则津液不布,清气不升,气化失司,水液内停;阴亏则虚热内生,灼伤络脉。

6.湿邪内阻

久居湿地,或脾气素亏,不能运化水湿,湿浊内停,或泛于肌肤,或中阻肠胃,或化热内阻,变生多证。

7.瘀血内阻

情志不遂则肝失疏泄,气机失畅,日久引起血瘀水停。或久病入络,络脉瘀阻,脉络不通,则血不循常道而外溢。

综上所述,本病病位在肾,与肺、脾相关,其病理基础在于脏腑的虚损。本病为本虚标实之证,本虚常见肺肾气虚、脾肾气虚、脾肾阳虚、肝肾阴虚和气阴两虚;标实则以湿、瘀、浊为多。正气亏虚为内因,常因外感风、寒、湿、热之邪而发病。由此内外互因,以致气血运行失常,三焦水道受阻,继而形成瘀血、湿热、水湿、湿浊等内生之邪,此内生之邪(尤其是湿热和瘀血)又成为重要的致病因素,损及脏腑,如此虚虚实实形成恶性循环,使病情缠绵难愈。

二、辨病

(一)症状

1.隐匿起病

部分患者可无明显临床症状。偶有轻度浮肿,血压可正常或轻度升高。多通过体检发现。

2.慢性起病

可有乏力,疲倦,腰痛,纳差,眼睑和(或)下肢水肿,伴不同程度的血尿或蛋白尿。也有患者以高血压为突出表现,伴有肾功能正常或不同程度受损。

3.急性起病

部分患者因劳累、感染、血压增高、水与电解质紊乱使病情呈急性发作,或用肾毒性药物后病情急骤恶化。

(二)体征

1.水肿

大多有不同程度的水肿。轻者仅眼睑、面部或踝部出现水肿,重者可见全身水肿或伴有(胸)腹水。

2.高血压

大多数患者发生高血压,有些以高血压为首发症状。对预后影响甚大。

3.贫血

水肿明显时轻度贫血可能与血液稀释有关。中度以上贫血多数与肾内促红细胞生成素减少有关。后期则出现较严重的贫血。

4.尿异常改变

①尿量改变:尿量与水肿及肾功能情况有关,夜尿增多。②尿比重改变:大多超过 1.020,尿渗透浓度低于 $550mmosm/(kg \cdot H_2O)$。③尿蛋白含量每日在 $1\sim3g$,可呈现大量蛋白尿。④血尿:多为镜下血尿,偶可出现肉眼血尿。

(三)辅助检查

1.尿液检查

蛋白尿(通常大于 $2g/d$)。血尿一般较轻或完全没有,但在急性发作期可出现镜下血尿甚至肉眼血尿,以畸形红细胞为主。可见颗粒管型和透明管型。

2.血液检查

血红蛋白及红细胞减少。急性发作时可见白细胞升高。肾病型血浆白蛋白降低,球蛋白升高。血浆胆固醇、三酰甘油(甘油三酯)和低密度脂蛋白浓度增加,高密度脂蛋白正常或下降。

3.肾功能检查

早期没有肾功能的改变。肾功能不全时,主要表现为肾小球滤过率(GFR)下降,肌酐清除率(Ccr)降低。

4.肾脏 B 超、CT

用于了解肾脏的、大小、位置和厚薄。

5.肾脏 ECT

可了解肾脏的大小、血流量等。

6.放射性核素肾图

肾延迟显影可以大致观察肾脏大小,较静脉肾盂造影灵敏。

7.肾活体组织检查

是诊断弥漫性肾脏疾病的重要手段之一。

三、类病辨别

1.原发性高血压致肾损害

高血压致肾损害发病年龄大。肾小管功能减退早于肾小球滤过率。尿蛋白低于每日 1.5g。常有其他器官损害。

2.狼疮性肾炎

系统性红斑狼疮好发于育龄女性,有发热,皮疹,尤其面部蝶形红斑,有多关节炎,脱发,口皮溃疡和雷诺现象。除肾脏病变外,常多系统损害。血三系均可减少,活动期有溶血性贫血表现。血沉增快,免疫球蛋白增加,血清蛋白电泳 r-球蛋白升高,免疫球蛋白增多,抗核抗体阳性。

3.紫癜性肾炎

紫癜性肾炎多见于青少年,短时出现血尿、蛋白尿和管型尿。皮肤紫癜,黏膜出血史,是否有同时存在腹痛、便血和关节炎病史。

四、中医论治

(一)治疗原则

根据治病求本的原则,多用温补法。若水湿壅滞较重,急则治其标,以祛水湿为主或标本同治。运用逐水法应当慎重,一般水湿去其六七,即需应用温补脾肾之法兼以利水。又当兼补益阴精。治疗酌配行气化瘀之剂。

(二)分证论治

1.本证

(1)脾肾气虚证

证候:腰脊酸痛,神疲乏力,面色㿠白,头面或四肢浮肿,纳少便溏,尿频或夜尿多,舌边有齿痕,苔薄白,脉细。

治法:益气健脾,渗湿消肿。

处方:参苓白术散加减(黄芪、党参、白术、茯苓、莲子、薏苡仁、白扁豆、山药、砂仁、桔梗、甘草)。

加减:水肿甚加泽泻、冬瓜仁;纳少腹胀甚加陈皮、大腹皮。

(2)肺肾气虚证

证候:颜面浮肿或肢体肿胀,疲倦乏力,少言懒语,自汗出,易感冒,腰脊酸痛,面色萎黄,舌淡苔白润,脉细弱。

治法:补益肺肾。

处方:玉屏风散合金匮肾气丸加减(黄芪、熟地、防风、肉桂、白术、山茱萸、淮山药、丹皮、茯苓、泽泻)。

加减:血尿多加旱莲草、茜草、白茅根,蛋白尿多加芡实、金樱子等。

(3)脾肾阳虚证

证候:全身浮肿,面色苍白,畏寒肢冷,腰膝酸痛,神疲乏力,纳少便溏,舌嫩淡胖有齿痕,脉沉细或沉迟无力。

治法:温补脾肾。

处方:附子理中丸加减(附子、人参、白术、干姜、炙甘草)。

加减:肾阳虚甚、形寒肢冷、大便溏薄明显加补骨脂、肉桂;水肿明显用实脾饮合真武汤加减;伴有胸腔积液而咳逆上气不能平卧合用葶苈大枣泻肺汤;伴腹水合用五皮饮;脾虚甚加生黄芪。

(4)肝肾阴虚证

证候:目睛干涩或视物不清,头晕耳鸣,五心烦热或手足心热,口干咽燥,腰脊酸痛,遗精,或月经失调,舌红少苔,脉弦细或细数。

治法:滋养肝肾。

处方:杞菊地黄汤加减(熟地、山茱萸、山药、泽泻、牡丹皮、茯苓、枸杞、菊花)。

加减:肝阳上亢加天麻、钩藤、僵蚕;兼有下焦湿热加知母、黄柏、石韦;肝阴虚加当归、白芍;心阴虚加柏子仁、五味子、炒枣仁;肺阴虚加天门冬、麦门冬、五味子;伴血尿加大蓟、小蓟、白茅根;大便干结加生大黄。

(5)气阴两虚证

证候:面色无华,少气乏力或易患感冒,午后低热或手足心热,口干咽燥或长期咽痛、咽部暗红,舌质偏红,少苔,脉象细或弱。

治法:益气养阴。

处方:参芪地黄汤加减(人参、黄芪、生地、山药、山茱萸、丹皮、泽泻、茯苓)。

加减:大便干结加生大黄、玄参、柏子仁等;小便短赤、大便干结可改用人参固本丸加减;咽痛日久,咽喉暗红加沙参、麦冬、桃仁、赤芍;兼见纳呆腹胀加砂仁、木香;肾气虚甚加菟丝子、覆盆子。

2.标证

(1)水湿证

证候:颜面或肢体浮肿,舌苔白腻,脉沉缓。

治法:利水消肿。

处方:五皮饮加减(生姜皮、桑白皮、陈皮、大腹皮、茯苓皮)。

加减:腰以上肿甚兼风邪加防风、羌活,腰以下肿甚为水湿下注加防风、薏苡仁;兼寒加制附子、干姜;兼热加木通、滑石。

(2)湿热证

证候:面浮肢肿,身热汗出,口干不欲饮,胸脘痞闷,腹部胀满,纳食不香,小便短赤,便溏不爽,舌红苔黄腻,脉滑数。

治法:清热利湿。

处方:龙胆泻肝汤加减(龙胆草、柴胡、泽泻、车前草、通草、生地黄、当归尾、栀子、黄芩、甘草)。

加减:湿热蕴积上焦,咯吐黄痰甚可用杏仁滑石汤加减;湿热中阻、痞满腹胀为主可用黄连温胆汤加减;湿热蕴结下焦,尿频、尿急、尿痛、尿灼热为主可用八正散加减。热毒较甚、咽喉肿痛明显可用银蒲玄麦甘桔汤加减。

(3)湿浊证

证候:纳呆、恶心呕吐,口中黏腻,脘腹胀满,身重困倦,浮肿尿少,精神萎靡,舌苔腻,脉沉细或沉缓。

治法:健脾化湿。

处方:胃苓汤加减(猪苓、茯苓、苍术、陈皮、白术、泽泻、厚朴、甘草)。

加减:恶心呕吐较甚加竹茹、生姜;腹胀便秘加生大黄。

(4)瘀血证

证候:面色黧黑或晦暗,腰痛,肌肤甲错,肢体麻木,舌紫暗或有瘀斑,脉细涩。

治法:活血化瘀。

处方:血府逐瘀汤加减(柴胡、桃仁、红花、当归、生地、川芎、赤芍、牛膝、枳壳、桔梗、甘草)。

加减:患者虚实皆重,可按正虚辨证加丹参、赤芍、泽兰、红花;若气虚、阳虚可改用桂枝茯苓丸加味。

(三)特色治疗

1.专方专药

(1)黄葵胶囊:是一种纯中药制剂,清热利湿效果好。黄葵的主要化学成分为黄酮类,具有抗炎、利尿、消肿、抗血小板聚集的作用,通过对 T 细胞、B 细胞的抑制效应,控制过度炎症反应所致的疾病。

(2)金水宝胶囊:有补益肺肾,生精益气之功。与气阴两虚精气下泄产生蛋白尿相补充,实验结果表明,其对减少尿蛋白有明显效果,具有临床应用价值。

(3)海昆肾喜胶囊:能显著降低肾衰竭大鼠血清肌酐和尿素氮水平,有效提升肾衰竭大鼠血清白蛋白含量,改善肾衰竭大鼠肾组织病理形态学;对正常稻水负荷大鼠有利尿作用,能够增加麻醉犬肾血流量注量。具抗凝和调节免疫作用,能够显著降低血肌酐。

2.针刺疗法

选水分、气海、三阴交穴针刺,每 15 天 1 个疗程,有健脾温肾、利水消肿之功效。若伴有腹胀脘闷、恶心呕吐、乏力便溏者,可选阴陵泉、足三里、内关等穴位针刺。可取足三里、迎香、太阳、百会等穴,经常轻轻揉按。

3.艾灸

用艾条温和灸双侧足三里各 10 分钟,石门 5 分钟,以皮肤发红为度,起床与睡前各 1 次,10 天后改为每天 1 次,常年不断。

4.食疗

(1)复方黄芪粥:生黄芪、生薏苡仁各 30g,赤小豆 15g,鸡内金(研细末)9g,金橘饼 2 枚,糯米 30g。先以水 600mL 煮黄芪 20 分钟,次入薏苡仁、赤小豆煎 20 分钟,再加鸡内金与糯米煮熟成粥,作 1 日量,分 2 次服之。食后嚼金橘饼 1 枚,分两次服,每日 1 剂。

(2)消蛋白尿粥:芡实、糯米各 30g,白果 10 枚。煮粥,每日 1 次,10 日为 1 个疗程。间歇服 2～4 个疗程。适用于慢性肾炎中后期蛋白尿久不消者。

(3)莲子芡实瘦肉汤:莲子、芡实各 30g,瘦猪肉 100g。加水,用瓦煲煲汤,饮用时加少许盐调味,连渣服。可补肾固精、健脾补虚。颇适用于慢性肾炎之食补。本方三味药的药性均极平和,起着缓补的作用。

五、预防与调护

积极防治急性肾炎,避免不彻底治疗。彻底清除自身的各种慢性感染性疾病,如慢性咽喉炎、慢性牙周炎、慢性鼻炎、慢性中耳炎及皮肤感染等,这些疾病的存在往往是导致本病复发或迁延不愈的重要因素。对于已发生的各种感染,应予以高度重视,积极治疗。避免运用损伤正气和对肾脏有损害的中西药物。

劳逸适度,防寒保暖,保持室内空气流通及阳光照射,预防感冒。在疾病缓解阶段,可适当活动如散步、练气功、打太极拳等。饮食宜清淡,忌食辛辣及肥甘厚腻。肾功能正常的患者,饮食不必限制。轻度浮肿及高血压者应限制钠盐的摄入,每日钠盐食入量为 1～3g,高度浮肿者忌盐,多用西瓜汁、冬瓜、赤小豆等具有利尿作用的食品。蛋白质的摄入宜选择易吸收和利用

率高的蛋白质,如牛奶、鸡蛋、瘦肉等,对肾功能不全者应限制蛋白质的摄入。每日控制在
0.5～0.6g/kg,其中高生物效价的动物蛋白应占 1/3 或更多。如有贫血者,可选择含铁质较丰
富的食物,如猪肝、蛋黄、西红柿、红枣、柿子等。

第三节　急性间质性肾炎

一、概述

祖国医学无本病病名的记载,根据其症状及体征将其归属于"尿血""癃闭""腰痛"等范畴。

二、病因病机

本病多为感受湿热、疫毒之邪,或有毒之物侵犯人体,湿热、毒物之邪内陷,潜伏于肾,致肾
失开阖,气化失司,脾胃升降失调,出现癃闭、尿血而为病。本病临床发病较急,以实证、热证多
见。病变主要在肾、膀胱,涉及脾、肺及三焦。以湿、热、毒为病理因素,这些病因可单一发病,
亦可夹杂致病,致使病情复杂。

1.湿热蕴结

因饮食起居不调,湿热内生,或感受湿热之邪,湿热炽盛,弥漫三焦,阻遏气机,上焦失于宣
发,下焦不能转输而发病。

2.毒物伤肾

摄入对肾脏有损伤的药物或毒物,毒邪内侵,内伤血络则尿血,外达肌肤见斑疹,内伤于
肾,气化失司而致尿少、水肿。

3.肾络闭阻

病程日久或药毒伤肾,瘀毒阻塞肾络而发病。

三、辨病

(一)症状

轻者可无明显表现。血尿常是 AIN 的首发症状,其次是无菌性脓尿和白细胞管型。药物
所致的 AIN 可见少尿等急性肾功能衰退的肾脏表现以及发热过敏、关节疼痛、腰痛等肾外表
现。感染所致的 AIN 临床表现包括全身和肾脏表现两方面,病情轻重不一。轻者可仅在感染
的基础上出现轻微蛋白尿或(和)一过性肾功能减低,严重者出现少尿或无尿,表现为肾衰竭。
继发性 AIN 常继发于系统性红斑狼疮或干燥综合征,临床常表现为原发病的临床表现及肾间
质-小管病变。

（二）体征

（1）药物所致 AIN 可见急性热性病容，体温升高，皮肤斑疹隐隐，肾区叩痛；感染所致的 AIN 可见淋巴结肿大；继发性 AIN 可见原发病的体征；颜面及双下肢水肿。

（2）胸部皮肤可见斑疹；感染性 AIN 肺部听诊可闻及双肺呼吸音粗，可闻及湿啰音。当出现急性肾衰竭时，可出现腹水。四肢皮肤可见斑疹隐隐，大关节活动轻度受限。

（三）辅助检查

1.尿常规

血尿；轻度蛋白尿，以低分子蛋白多见，伴有管型；尿中嗜酸性细胞增多；尿比重下降。尿嗜酸细胞增多是诊断 AIN 的重要指标。

2.血常规

嗜酸性细胞增多，余无特殊。

3.血生化

血清肌酐、尿素氮升高；严重者可见高磷、高钾和低钙。

4.腹部 B 超

病情轻者可无明显异常；出现急性肾衰竭时可见双肾体积增大。

5.免疫学检查

有时可有血清 IgE 增高，主要见于药物过敏所致的 AIN 者。

6.肾活检

是诊断的重要指标。

四、类病辨别

（一）急进性肾小球肾炎

急性间质性肾炎出现的血尿、肾功能不全易与急进性肾小球肾炎混淆。白细胞尿，特别是尿沉渣见大量嗜酸性粒细胞的存在常支持急性间质性肾炎的诊断。鉴别诊断有困难时，可予肾活检明确诊断。肾活检显示 50％以上肾小球有新月体形成病理改变，一般支持急进性肾炎的诊断。

（二）急性肾小管坏死

出现急性肾衰竭、血尿和蛋白尿的急性间质性肾炎患者须与急性肾小管坏死疾病相鉴别。急性肾小管坏死一般常有肾缺血的病因，有少尿期、多尿期、恢复期的特征性病程经过，尿沉渣有肾小管上皮细胞、细胞碎片、肾小管细胞管型或颗粒管型，急性肾间质性肾炎无这些表现。

五、中医论治

（一）治疗原则

本病治疗以祛邪为主。治法包括清热、利湿、解毒、泄浊、和胃。

（二）分证论治

1.湿热蕴结证

证候：小便黄赤，尿频、尿急、尿痛，尿血，腰痛，或发热恶寒，或恶心呕吐，大便干，舌质红，苔黄腻，脉滑弦。

治法：清热利湿。

处方：八正散加减。

方药：萹蓄、瞿麦、车前草、白茅根、通草、黄柏、山栀子、滑石、甘草等。

加减：大便干结加大黄；恶心、头痛剧烈加黄芩；尿血加大蓟、小蓟。

2.热毒内陷证

证候：发热，微恶寒，头痛，斑疹隐隐，尿少，腰痛，心烦不寐，或时有谵语，或有恶心呕吐，或有尿血，舌红苔薄白或薄黄，脉浮数或细数。

治法：清热解毒，凉血化斑。

处方：清瘟败毒饮加减。

方药：水牛角、生地、石膏、知母、栀子、黄芩、黄连、赤芍、玄参、丹皮等。

加减：大便干结加大黄；皮肤斑疹加紫草、小蓟；谵语加石菖蒲等。

3.肾络痹阻证

证候：尿少，尿中夹杂小血块，恶心呕吐，腹胀胸闷，水肿，腰痛，痛处固定，甚或绞痛，舌紫黯，苔黄腻，脉滑。

治法：清热泄浊，和胃止呕。

处方：血府逐瘀汤加减。

方药：桃仁、红花、当归、赤芍、生地、川芎、枳壳、桔梗、柴胡、牛膝、甘草等。

加减：尿血加小蓟、白茅根；呕吐甚加竹茹。

（三）中医特色治疗

1.专方专药

（1）百令胶囊：主要成分为虫草菌丝体干粉。具有提高机体免疫，升高白细胞，降低血脂，消除疲劳，抗炎、抗肿瘤等作用。

（2）黄葵胶囊：主要成分为黄蜀葵花，具有清利湿热，解毒消肿的作用。

（3）三金片：有清热解毒，利湿通淋，活血化瘀，止血止痛，化石益肾之功。

2.点穴法

按压利尿穴（在脐下 2.5 寸处，脐与耻骨联合上缘连线中心处取穴），由浅至深，由轻至重点按 10 分钟，至局部有胀热感。再用点推法，由利尿穴向下反复点推至曲骨穴 5 分钟以增加疗效。

3.外敷

芒硝、葱白各 250g，炒烫后用毛巾包裹，敷于小腹部即可，以热而微烫为度。

4.食疗

（1）芍药甘草汤：芍药 30g，甘草 10g，冰糖 30g，代茶饮用。可缓急解痉，利尿止痛。适用于腰痛、尿少等症。

（2）覆盆白果汤：覆盆子 10g，白果 5 枚，猪小肚 100～150g，盐适量煮汤。饮汤，食肉，日服 2～3 次。可补肾缩尿。适用于间质性肾炎引起的腰痛、多尿等症。

六、预防与调护

（一）预防

积极发现过敏药物，避免接触或摄入过敏药物、有毒食物及药物；积极治疗原发病；早期发现，积极治疗，避免病情恶化。

（二）调护

急性发病期应注意休息，尽可能卧床休息避免劳累。根据病情调整水、钠盐的摄入；调整饮食中蛋白及脂肪的摄入。

第四节 IgA 肾病

IgA 肾病又称为 Berger 病，指肾小球系膜区以 IgA 或 IgA 沉积为主的原发性肾小球疾病。IgA 肾病以肾小球源性血尿为主要表现，是我国最常见的肾小球疾病，占我国原发性肾小球肾炎的 45％～50％，成为导致慢性肾衰竭重要的原因之一。IgA 肾病发病率有明显的区域特点，在原发性肾小球疾病中，北美洲及欧洲发病率分别为 8％～12％、20％，亚太地区发病率最高，为 40％～50％。男女比例为 2∶1～6∶1。

本病与中医学中的"肾风"相似，可归属于"尿血""水肿"等范畴。

一、病因病机

本病以尿血为特征，是由于感受外邪、饮食不节、劳倦过度等因素导致邪热入内、迫血妄行，阴虚火旺、灼伤络脉，脾失统摄、血溢脉外，肾失封藏、精微下泄而发病。

1.风热扰络

外感风热或感受风寒入里化热，或外感湿热等，由皮毛、口鼻而入，热郁于内，灼伤脉络，则见尿血等。

2.胃肠湿热

过食辛甘肥辣，酿生湿热，或外感湿热由口入内，导致中焦热盛，脉络受损。

3.下焦湿热

下阴不洁,湿热上扰;或嗜食肥甘,饮酒过度,湿热下注;或外感风热,热移小肠,损伤脉络而致尿血。

4.气不摄血

素体脾胃虚弱,或起居不当,劳作失调,或饮食失宜,或久病,导致脾气亏虚,失于统摄,血溢脉外。

5.阴虚火旺

素体阴虚.或热病或病久阴伤,阴虚火旺,灼伤脉络而尿血。

6.瘀血阻络

情志不畅,气郁血阻;或久病入络,导致脉络瘀阻,血不循常道而外溢。

本病病位在肾,与肺、脾关系密切。为本虚标实之证,肺脾肾亏虚为本,其中气虚最为关键;风、湿、热、瘀为标,其中湿热与瘀血是最重要的病理产物。急性发作期多为风热犯肺,或火热炽盛,或湿热瘀阻,导致络伤血溢,以邪实为主;慢性持续阶段多因脾肾亏虚,或阴虚火旺,失于统摄封藏,精微、血液外溢。本病持续不已,可进展为"癃闭"。

二、辨病

(一)症状

本病临床表现多样,部分患者临床发病处于隐匿状态,仅在体检时发现,大多数患者表现为血尿和(或)蛋白尿及高血压为主,少数呈肾病综合征、急性肾炎、急性肾衰竭的临床表现。主要如下:

1.发作性肉眼血尿

发作性肉眼血尿表现为一过性或反复发作性肉眼血尿,大多伴有上呼吸道感染,少数伴泌尿道或肠道感染;血尿多在感染 1～3 日内出现,个别发生在剧烈运动后,在儿童及青少年中多见。肉眼血尿持续数小时到数天,通常少于 3 天,有反复发作的特点。

2.镜下血尿伴,不伴无症状性蛋白尿

镜下血尿伴/不伴无症状性蛋白尿多半在体检时发现,作肾活检确诊。为儿童和青年人 IgA 肾病主要临床表现。

3.蛋白尿

单纯蛋白尿 IgA 肾病患者少见,多伴血尿。多数表现为轻度蛋白尿。

4.水肿

本病患者晨起眼睑及颜面水肿,下肢凹陷性水肿,重者可出现胸腔积液、腹水或合并小便量少。

5.高血压

IgA 肾病可发生恶性高血压,多见于壮年男性。

6.急性肾衰竭

急性肾衰竭表现为：①急进性肾炎综合征。②急性肾炎综合征。③大量肉眼血尿。

7.多尿和夜尿增多

当患者合并高血压或严重的小管间质损伤时出现。

8.慢性肾衰竭

确诊 10 年后 15%～20% 的患者进展至 ESRD。

（二）体征

慢性肾脏病患者会出现营养不良、颜面眼睑、双下肢水肿，甚至周身水肿；有尿素味提示肾衰竭，观察眼结膜、甲床、颜面苍白或萎黄提示贫血。可能有扁桃体肿大、化脓、咽红充血。

（三）辅助检查

1.尿常规检查

可发现镜下血尿和或蛋白尿，以畸形红细胞为主（>50%），部分患者表现为混合性血尿，有时有红细胞管型。多数患者为轻度蛋白尿，少数出现大量蛋白尿，甚至表现为肾病综合征。

2.血清 IgA 水平

血清 IgA、IgA 纤维连接蛋白持续增高，但不具有特异性。

3.肾功能

IgA 肾病患者可有不同程度的肾功能减退。

4.肾活检

是确诊 IgA 肾病的唯一方法。

三、类病辨别

（一）与原发性肾小球疾病鉴别

1.急性链球菌感染后肾小球肾炎

急性肾炎多在链球菌感染后 2 周左右出现急性肾炎综合征的临床症状，血清 C_3 下降、IgA 水平正常可助鉴别。

2.非 IgA 系膜增生性肾炎

两者一定靠肾活检免疫病理检查来鉴别。

3.薄基底膜肾病

尿 Pf4 水平可助与 IgA 肾病鉴别。但最终还须靠肾活检电镜检查与 IgA 肾病鉴别。

（二）与继发性肾小球疾病鉴别

1.过敏性紫癜性肾炎

临床表现为镜下血尿甚至肉眼血尿，伴或不伴蛋白尿。紫癜肾患者常有过敏源、典型的皮肤紫癜、腹痛、关节痛表现。

2.狼疮性肾炎

多发于青年女性,常伴多系统受累,抗核抗体谱、血补体 C_3、皮肤狼疮细胞及肾活检呈现满堂亮可鉴别。

3.乙肝相关性肾损害

有乙肝病史,肝脏肿大或肝功能异常,有乙肝病毒活动。肾活检有乙肝病毒沉积。

四、中医论治

(一)治疗原则

治疗应以"扶正祛邪、标本兼顾"为主。实证治宜清风热、利湿热、散瘀结,凉血止血;虚证治宜补脾肾,清虚热、固精止血。

(二)分证论治

1.风热扰络证

证候:发热、咽痛或咳嗽、咯黄痰,肉眼血尿或尿检镜下血尿、有或无蛋白尿,舌尖红,苔薄白或薄黄、脉浮数。

治法:疏风宣肺清热、凉血止血。

处方:银翘散加减(金银花、连翘、牛蒡子、荆芥、桔梗、竹叶、侧柏叶、仙鹤草等)。

加减:发热加生石膏、栀子、薄荷;尿血重加小蓟、白茅根、藕节、地榆;咳嗽加桑叶、浙贝母;大便干加杏仁、瓜蒌等。

2.下焦湿热证

证候:血尿急发、尿血鲜红或镜下大量红细胞为主,有或无蛋白尿,小便短赤频急不爽或尿道灼热疼痛,小腹疼痛,腰痛,伴咽痛口苦、口舌生疮,或伴眼睑双下肢浮肿,或伴发热,舌质红、苔白干、脉滑数。

治法:清热利湿、凉血止血。

处方:连翘八正散加减(连翘、扁蓄、瞿麦、车前子、小蓟、甘草梢、灯芯草、竹叶、通草、猪鬃草、白茅根、石韦、仙鹤草等)。

加减:咽痛加桔梗、板蓝根、牛蒡子;尿血重加侧柏叶、藕节、地榆;发热加生石膏、金银花;伤阴加生地、玄参、天花粉。

3.心火亢盛证

证候:小便短赤,甚则尿血鲜红,烦躁易怒,失眠多梦,口舌生疮,口干苦,咽痛,腰膝酸软,舌尖红,苔薄黄,脉细数。

治法:清心泻火、凉血止血。

处方:导赤散加味(生地、竹叶、通草、甘草梢、栀子、白茅根、小蓟、仙鹤草、茜草)。

加减:心烦失眠重加合欢皮、莲子心、黄连;口舌生疮加黄芩、黄连、石膏;腰膝酸软重用生地,加麦冬、石斛。

4.脾肾气虚证

证候:久病尿血或蛋白尿,腰膝酸软,体倦乏力,少气懒言,纳差腹胀,头晕耳鸣,面色少华,血尿颜色淡红,常以镜下血尿为主,或大量蛋白尿,舌淡有齿痕,苔白,脉沉缓。

治法:健脾益肾、涩精止血。

处方:黄芪六味地黄丸合六君子汤加减(黄芪、生地、山茱萸、山药、泽泻、丹皮、茯苓、党参、白术、甘草、陈皮、法半夏、黄精、白芍、牡蛎、海螵蛸、茜草、金樱子)。

加减:肾虚为主加莲子、芡实;脾虚为主重用黄芪、山药;兼瘀血加三七粉、丹参、蒲黄炭。

5.阴虚火旺证

证候:蛋白尿、血尿反复发作,尿血鲜红,或显著的镜下血尿,五心烦热,口干咽燥,腰酸膝软,头晕耳鸣,尿黄赤,舌红少苔,脉细数或沉数。

治法:滋阴补肾,降火凉血。

处方:知柏地黄汤合大补阴丸加减(知母、黄柏、生地、山茱萸、山药、泽泻、丹皮、茯苓、龟板、茜草)。

加减:五心烦热较重加地骨皮、鳖甲;腰膝酸软、头晕耳鸣重加石斛、牛膝、黄精、枸杞;尿血加女贞子、旱莲草、白茅根;瘀血加丹参、当归、蒲黄炭。

6.气阴两虚证

证候:血尿蛋白尿迁延不愈、时轻时重,稍有劳累即见肉眼血尿或蛋白尿加重,面色少华,气短乏力,腰膝酸软,手足心热,口干咽燥,纳差,舌质淡或偏红,苔薄白或少苔,脉细数或弱。

治法:益气养阴摄血。

处方:生脉饮合黄芪六味地黄丸(黄芪、党参、麦冬、五味子、山茱萸、山药、泽泻、丹皮、茯苓、生地)。

加减:气虚明显重用党参、黄芪;阴虚明显加用二至丸;腰膝酸软重加杜仲、川断;蛋白尿重加芡实、金樱子。

7.气滞血瘀证

证候:蛋白尿和(或)尿血日久,尿血色紫或尿如酱油色,或镜下血尿,腰部刺痛固定,面色黧黑晦暗,唇舌紫暗,舌质紫暗,有瘀斑瘀点,脉沉细涩。

治法:活血通络、化瘀止血。

处方:当归芍药散加减(当归、赤芍、泽泻、白术、茯苓、丹参、牛膝、蒲黄炭)。

加减:如血瘀化热排尿涩痛不畅,手足心热加小蓟、白茅根、生地;咽喉肿痛加玄参、僵蚕;肾虚明显合用六味地黄丸;若瘀重加三七粉、血余炭、花蕊石;兼气虚加黄芪、党参。

(三)中医特色治疗

1.专方专药

(1)益肾清胶囊:由知母、黄柏、生地、丹皮、茯苓、白花蛇舌草、桃仁、丹参、黄芪等组成,具有益肾清热活血之功,针对脾肾气虚兼有湿热瘀血而设。

(2)三炭益肾汤:地榆炭、杜仲炭、蒲黄炭、牛蒡子、小蓟、白茅根、三七(研末冲服)、女贞子、旱莲草、黄芩、蝉蜕,可疏风清热,凉血止血。治疗 IgA 肾病血尿。

(3)肾安方:黄芪、巴戟天、柴胡、黄芩、黄精、白术、芍药、丹参,功擅温肾健脾、益气活血。针对脾肾阳虚型 IgA 肾病而设。

2.针刺疗法

(1)针刺水分、足三里、三阴交、复溜、阴陵泉、肓门、志室。足三里、肓门、志室施以烧山火手法,三阴交、复溜施以徐疾提插补法,阴陵泉、水分施以平补平泻手法。诸穴留针 40 分钟,每日 1 次,12 次为 1 个疗程。

(2)针刺中脘、水分、关元、肾俞、膀胱俞、气海、足三里穴等,每日 1 次,15 天为 1 个疗程。

3.耳针治疗

取肾、脾、膀胱、三焦,用王不留行子贴压耳穴。隔日换 1 次,左右交替,每天用同侧手按捏十几次,每次 2～3 分钟。

4.外敷

(1)鲤鱼一条 200g 左右,黄泥 10g,尿血草 10g,生姜 20g 共研末均匀外敷于患者脐孔上和双侧肾俞穴,盖以纱布固定,每天 2 次,一次 120 分钟左右,30 天 1 个疗程。适用于 IgA 肾病血尿、蛋白尿、水肿患者。

(2)取车前子 10g 研为细末,与独头蒜 5 枚、田螺 4 个共捣成泥,敷神阙穴;或用蓖麻子 50 粒、薤白 3～5 个共捣烂敷涌泉。每日 1 次,连敷数次。适用于 IgA 肾病水肿患者。

5.中药浴足法

桂枝 25g,毛冬青 20g,川芎 20g,淮牛膝 20g。加水煎沸后,纳于泡脚盆中,至合适温度后泡双足。适用于 IgA 肾病反复下肢浮肿的患者。

6.食疗

(1)黑芝麻茯苓粥:用黑芝麻,茯苓,粳米。将茯苓切碎,放入锅内先煎汤,再放入黑芝麻、粳米煮粥即成。功效:健脾补肾、利水消肿。适用于 IgA 肾病气虚水肿的患者。

(2)糯米、芡实各 30g,山药 30g,白果 10 枚(去壳),煮粥。每日服 1 次,10 日为 1 个疗程。此粥具有健脾补肾、固涩敛精之效。适用于 IgA 肾病脾肾气虚血尿、蛋白尿腰痛的患者。

(3)葫芦皮、冬瓜皮、西瓜皮各 30g,生姜皮 10g,红枣 10g,同放锅内加水约 400mL,煎至约 150mL,去渣即成。饮汤,每日 1 剂,至浮肿消退为止。适用于 IgA 肾病水肿的患者。

五、预防与调护

(一)预防

(1)饮食应清淡,避免食用牛奶及含谷蛋白的食物。禁食辛辣、肥甘厚味、香燥、煎炸之品,不吸烟,不喝酒。

(2)注意休息、避免劳累,避风寒预防感冒,畅情志,防止郁闷、忧思过度气机郁滞,伤及肝脾。

（3）避免使用肾毒性药物。

（4）小儿患者停止预防接种，防止诱发或加重病情。

（5）及时有效地治疗口腔、鼻、咽喉、手足、皮肤的感染，反复发作扁桃体炎的患者，可考虑摘除扁桃体。需要根治疮疖和真菌感染。

（二）调护

（1）饮食清淡并富有营养，避免食用辛辣、海鲜、牛奶等。

（2）注意防寒保暖，随天气变化增减衣物，防止感冒。

（3）讲究个人卫生，勤刷牙、洗澡。

（4）适当锻炼，增强体质，预防感冒。

（5）避免劳累，儿童限制活动量，成人限制性生活次数，保证充分休息。

（6）定期检查，尽早发现病情变化。

第六章　儿科疾病的中医治疗

第一节　小儿哮喘

哮喘是一种发作性痰鸣气喘的常见肺系疾病。哮指声响言,喘指气息言,哮必兼喘,故通称哮喘。临床以呼吸困难,呼多吸少,不能平卧,喉间有水鸣声为特征。古代医籍对哮喘记载甚多。《丹溪心法·喘论》首先命名"哮喘",提出"哮喘专主于痰",并有哮证已发攻邪为主,未发则以扶正为要的论述。《幼科发挥·哮喘》指出:"小儿素有哮喘,遇天雨而发者……或有喘疾,遇寒冷而发,发则连绵不已,发过如常,有时复发,此为宿疾,不可除也",认识到本病反复发作,难以根治的临床特点。

本病发作有明显的季节性,冬春二季及气候骤变时易于发作。发病年龄以1～6岁为多见,大多在3岁以内初次发作。多数患儿可经治疗缓解或自行缓解,部分儿童哮喘在青春发育期可完全缓解。接受正确治疗和调护的患儿,随年龄的增长,大都可以终生控制而不发作。但如治疗不当,长时间反复发作,会影响肺的功能,易造成肺肾两虚,喘息持续,难以缓解,甚至终生不得控制或危及患儿生命。

西医学称哮喘为支气管哮喘,简称哮喘。

一、病因病机

(一)内因

小儿禀赋不足,脾虚湿盛,或因后天失养,或病后体弱,导致肺、脾、肾三脏不足。此类小儿,在乳儿期即多生奶癣、虚胖、多汗、痰多、面白、发稀,表现为先天不足,脾虚湿盛,痰饮留伏的体质特点,这是哮喘发病的内在因素。先天因素与家族遗传相关,如《普济本事方·卷一》所述的"母子相传"致病。由于先天不足,后天失调,而致肺、脾、肾三脏功能失调,痰饮内生,蕴伏于肺,成为哮喘反复发病的基础。

(二)外因

气候骤变,冷暖失调,感受外邪,是哮喘发病的主要外因,其他,如接触异物、饮食不慎、劳倦内伤、情志过极等也为哮喘发病之诱因。如《时方妙用·哮证》述哮喘之因:"一遇风寒暑湿燥火六气之伤即发,伤酒伤食亦发,动怒动气亦发,劳役……亦发。"感受外邪、接触异物、饮食所伤、劳倦过度、七情刺激等因素,均可引发触动伏痰,痰随气升,气因痰阻,痰气搏结,阻塞气道,搏击喉间,发为咳嗽喘促,喉间哮鸣。由于先天体质因素,痰饮留伏,每遇外邪或其他过敏因素相引,极易引而发病,故反复发作,缠绵难愈。

因体质及感邪不同,哮喘发病有寒热虚实之别,但病程中可相互转化。风寒入里,或寒痰内蕴,郁而化热而现热证;热证久延,或多用寒凉可使病从寒化,而现寒证;若痰热内蕴,风寒外袭则发为寒热夹杂证。若哮喘反复,病程迁延,寒痰久伏可耗气伤阳;痰热久蕴可灼液伤阴,病可从实转虚,而现正虚痰盛,虚实夹杂证。

缓解期,邪气已去,痰饮未动,以正虚为主。因肺、脾、肾三脏关系密切,久病迁延,常母子为病相互累及,先天后天相互影响,致肺虚及脾,久病及肾,脾肾不足又可导致肺虚痰阻,易反复外感,宿根难除。故缓解期常见肺脾气虚、脾肾阳虚、肺肾阴虚等两脏或三脏同病征象。因体虚常复感外邪或脾胃积滞、蕴热,亦可见虚实夹杂之证,更易使病情反复发作,迁延不愈。小儿哮喘以肺脾虚多见,青少年因哮喘日久不愈,可兼见肾虚。

二、诊断

(一)临床表现

发作期:多因气候骤变、感冒、剧烈运动等诱发,有鼻咽作痒、喷嚏、流涕、咳嗽、胸闷等先兆症状,亦可突发咳嗽气促,喉闻哮鸣,喘憋胸闷,呼吸困难,重张口抬肩,端坐难卧,面白烦躁,额出冷汗,唇甲发绀。发作常以夜间凌晨为重,如有严重呼吸困难,喘憋持续,经积极治疗仍不能缓解,则为哮喘持续状态。若出现极度呼吸困难,面色青灰,大汗淋漓,四肢厥冷,烦躁不安或神志模糊,语言断续,胸部反无哮鸣音,此属哮喘危证,可因肺气衰竭或气窒而致死亡。有的无明显喘息,常于夜间或凌晨干咳阵作,亦有运动诱发,咳嗽喉哽,喘憋胸闷,喉间哮鸣,运动停止后缓解。

缓解期:大部分患儿无明显症状,可见多汗易感冒,运动后咳嗽咳痰、胸闷气促,或伴纳少、面白发稀、肌肉松软、身倦语怯、腰软遗尿等肺脾肾虚证,抑或有外感、积滞内热等实证表现。

(二)诊断要点

(1)多有婴儿湿疹等过敏性疾病史或家族过敏史。常因气候转变,受凉或接触某些过敏物质等诱发。

(2)常有喷嚏、咳嗽等先兆症状,或突然发作喉间哮鸣,呼气延长,甚或呼吸困难,不能平卧,唇口发绀,烦躁不安等。

(3)发作时两肺闻及哮鸣音,呼气延长。

(4)外周血嗜酸性粒细胞可增高,可疑变应原皮肤试验阳性。大部分患儿特异性 IgE 明显升高。

(5)咳嗽变异性哮喘,咳嗽持续时间长,夜间或清晨为重,痰少;抗炎、止咳剂无效,平喘药可使症状明显缓解;有个人或家族过敏史;支气管激发试验提示气道高反应性,变应原检测有助诊断。

（三）鉴别诊断

凡出现喘息、呼吸困难症状，都应注意与支气管哮喘相鉴别。如婴儿先天性喉喘鸣、呼吸道畸形、肺炎、肺癌、肺栓塞、呼吸道异物、支气管淋巴结结核、百日咳、咽后壁脓肿、胃食道反流等。临床应根据年龄、病史、症状及相应的病原学、影像学检查加以鉴别。

三、证治条辨

（一）发作期

1.风邪犯肺

气候骤变，感触即发，症见喷嚏流涕，喘息哮鸣，咳嗽痰少，喉哽胸闷，或速发速止，舌淡苔白脉浮，指纹浮红。

治以疏风宣肺，化痰平喘。三拗汤（《太平惠民和剂局方》）加味：麻黄、杏仁、防风、蝉蜕、地龙、白芍、陈皮、甘草。

恶寒重，加桂枝、紫苏叶、荆芥；发热重，加石膏、黄芩；咳甚，加款冬花、百部、紫菀；鼻塞流涕，加辛夷、苍耳子；痉咳阵作，加钩藤、僵蚕；身痒风团，加白鲜皮、地肤子。

2.表寒内饮

症见咳喘气逆、呼吸急促、喉中哮鸣、痰白稀薄多泡沫、面色晦滞、口不渴或渴喜热饮、伴发热、恶寒无汗、鼻流清涕、舌苔白滑、脉弦紧或浮紧、指纹浮红。

治以解表散寒，温肺定喘。小青龙汤（《伤寒论》）加减，药用麻黄、杏仁、桂枝、细辛、干姜、五味子、半夏、白芍、甘草。

咳甚，加紫菀、款冬花、旋覆花；喘甚，加鹅管石、沉香；痰盛，加白芥子、苏子、莱菔子、葶苈子。

3.外寒内饮

咳喘为主，呼吸急促，喉中哮鸣，痰白稀薄多泡沫，咽痒胸闷，口不渴或渴喜热饮，鼻流清涕，舌苔白滑，脉弦紧或浮紧，指纹浮红。

治以温肺逐饮，化痰降逆。射干麻黄汤（《金匮要略》）加减，药用射干、麻黄、紫菀、款冬花、细辛、生姜、五味子、半夏、炒苏子、桔梗。

咽喉疼痛，加玄参、炒牛蒡子；大便干结，加瓜蒌仁、莱菔子；喉间喘鸣、憋闷较重，合用三子养亲汤。

4.伤寒表虚

症见发热恶风，汗出而冷，头痛项强，喷嚏流涕，咳嗽咳痰，胸腹满闷，气逆喘息，舌苔白，脉浮缓或浮弱。

治以解肌祛风，降气平喘。桂枝加厚朴杏子汤（《伤寒论》）加减，药用桂枝、白芍、生姜、大枣、炙甘草、厚朴、杏仁。

恶寒重,加炙麻黄;喘促重,加苏子、鹅管石;胸闷痰多,加半夏、茯苓;头痛,加白芷、川芎;咽痛喉鸣,加山豆根、射干;鼻塞,加苍耳子、辛夷;若咳痰色黄黏稠,气急喘憋,加桑白皮、石膏。

5.表寒兼阳虚

久病体弱儿,症见咳喘反复发作,喉中哮鸣,痰白稀薄多泡沫,恶寒无汗,鼻流清涕,面色晦暗,肢冷畏寒,额汗涔涔,神疲气短,动则喘促,舌质淡,苔薄白。

治以壮阳散寒,降逆定喘。小青龙汤加附子、肉桂、补骨脂、沉香,或黑锡丹(《太平惠民和剂局方》)加减,药用炙麻黄、炒杏仁、细辛、干姜、五味子、附子、肉桂、补骨脂、沉香、肉豆蔻、甘草。

喘息重,加钟乳石、紫石英、苏子;痰多,加陈皮、半夏、葶苈子;气短不续,加人参、蛤蚧;面青,加桂枝、侧柏叶、桃仁、红花;心阳虚,合参附龙牡救逆汤益气温阳,救逆固脱。

6.痰湿内盛,肺壅气逆

症见喘憋气逆,呼吸急促,喉中哮鸣,痰声辘辘,痰稀色白量多,胸膈满闷,纳呆便溏,倦怠乏力,舌苔白厚腻,脉濡滑。

治以燥湿祛痰,降逆定喘。二陈汤、三拗汤(《太平惠民和剂局方》)合三子养亲汤(《韩氏医通》):麻黄、杏仁、半夏、陈皮、茯苓、苏子、莱菔子、白芥子、甘草。

咳嗽重,加前胡、款冬花、紫菀;喘促,加代赭石、葶苈子;形寒痰多,加干姜、细辛;胸膈满闷,加枳实、厚朴、瓜蒌。

7.痰热壅肺

症见咳嗽喘息,声高息涌,喉间哮吼痰鸣,咳痰黄稠,胸膈满闷,身热面赤,口干咽红,尿赤便秘,舌质红,苔黄或黄腻,脉滑数。

治以清肺化痰,止咳平喘。定喘汤(《证治准绳》):麻黄、杏仁、苏子、黄芩、桑白皮、半夏、白果、款冬花、甘草。

发热口渴,加石膏、知母;喘甚,加地龙、葶苈子;咳重,加前胡、枇杷叶;痰多,加胆南星、竹沥;面赤烦躁里热重,加栀子、虎杖、金荞麦、鱼腥草;咽喉红肿,加重楼、射干、板蓝根;腹胀便秘,加大黄、枳实、瓜蒌。本方用于痰热内盛,喘息重表热不著,若表热甚咳重,用麻杏石甘汤(《伤寒论》)合苏葶丸(《医宗金鉴》)辛凉清热,泻肺定喘;若无表热,用桑白皮汤(《古今医统》)清肺降气,化痰止咳。

8.寒热夹杂

症见喘促气逆,咳嗽痰鸣,胸膈烦闷,咽红口渴,痰黏色黄或黄白相间,伴发热恶寒,鼻塞喷嚏,流清涕,头痛身楚,便结尿黄,舌红,苔白,脉滑数或浮紧。

治以解表清里,化痰定喘。大青龙汤(《伤寒论》)合苏葶丸(《医宗金鉴》)加减,药用麻黄、桂枝、杏仁、生石膏、苏子、葶苈子、白果、甘草。

热重,加栀子、黄芩;咳喘哮吼甚,加射干、桑白皮、地龙、代赭石;痰黄黏稠,合青黛、海蛤粉、竹沥、浙贝;咳重,加前胡、款冬花。大青龙汤用于外有风寒,痰热壅肺,热重喘轻,麻黄、石膏用量较大。热轻喘重,用小青龙加石膏汤,加苏子、地龙、白果。

9.肺实肾虚,上盛下虚

病程较长,症见哮喘持续不已,喘促胸满,动则喘甚,咳嗽痰多,喉中痰鸣,面色少华,纳呆便溏,舌淡苔薄腻,脉细弱。

治以扶正祛邪,攻补兼施。苏子降气汤(《太平惠民和剂局方》)加减,药用苏子、杏仁、前胡、半夏、厚朴、陈皮、肉桂、当归、炙甘草。

咳而无力,加人参、五味子;咳重,加紫菀、款冬花;畏寒肢冷,加补骨脂、巴戟天;喘促,加鹅管石、紫石英。

10.肺实肾虚,下虚为甚

症见哮喘反复持续,动则喘甚,咳嗽痰少,夜间痰鸣,畏寒肢冷,神疲纳呆,小便清长,舌淡苔薄腻,脉细弱。

治以温肾纳气,温肺平喘。都气丸(《医宗己任编》)合射干麻黄汤(《金匮要略》)加减,药用山茱萸、熟地、淮山药、茯苓、肉桂、款冬花、紫菀、半夏、细辛、五味子、麻黄、射干。

动则气短难续,加胡桃肉、紫石英、诃子;畏寒肢冷,加附片、淫羊藿;畏寒腹满,加川椒、厚朴;痰多色白,屡吐不绝,加银杏、芡实、橘红;发热咳痰黄稠,加黄芩、冬瓜子、金荞麦;肺肾阴虚,加沙参、麦冬、生地。

11.肝逆犯肺

于精神刺激后哮喘发作,无表证,症见咳逆气急,呛咳阵作,午后夜间或活动后为甚,干咳无痰,胸闷胁胀,喉痒声重,咽干口苦,舌红苔薄黄,脉弦细。

治以降逆平肝,肃肺止咳。三拗汤(《太平惠民和剂局方》)合镇肝息风汤(《医学衷中参西录》)加减,药用麻黄、杏仁、白芍、玄参、天冬、代赭石、川牛膝、川楝子、地龙。

阵咳剧烈,加蝉蜕、僵蚕;痉咳目赤,加牡丹皮、钩藤;舌红而瘦、苔少、颧红盗汗,加熟地、龟甲、知母、山茱肉;情志不舒、胸胁胀满,加柴胡、川楝子。

12.肝火犯肺,气逆作咳

症见咳喘气急,呛咳阵作,咳逆痰少,痰黄难咯,夜间为甚,胸闷胁胀,面红目赤,咽干口苦,尿赤便干,舌红苔黄,脉弦数。

治以清肝泻火,肃肺止咳。泻白散(《小儿药证直诀》)合黛蛤散(《医说》)加减,药用桑白皮、地骨皮、青黛、海蛤粉、杏仁、浙贝母、牡丹皮、钩藤、全蝎。

呛咳气急,加僵蚕、地龙;烦躁易怒,加栀子、黄芩;大便干结加大黄、瓜蒌、枳实;痰黄难咯,加川贝母、花粉、桔梗;舌红苔少、口咽干燥,加玄参、地黄、天冬、乌梅;颧红烦热,加龟甲、知母、百合。

13.痰瘀交阻,肺壅气逆

症见哮喘持续不解,痰鸣哮吼,声高息涌,胸闷如窒,张口抬肩,面色晦暗,口唇甲周发绀,汗出湿冷,指端不温,舌质紫暗有瘀点,苔白腻,脉沉涩。

治以活血化瘀,豁痰定喘。血府逐瘀汤(《医林改错》)合三子养亲汤(《韩氏医通》)加减,药用柴胡、枳壳、当归、生地黄、川芎、赤芍、桃仁、川牛膝、苏子、白芥子、代赭石。

痰涎壅盛,加葶苈子、猪牙皂;若持续不解,可用坠痰丸(大皂角、黑牵牛、白矾)吐下痰涎;气行则血行,活血化瘀必配合行气药,如枳实、陈皮、郁金等;久病正虚,加黄芪、人参;面白肢冷,加桂枝、艾叶、桃仁;喘重,加磁石、紫石英。

14.暴喘气逆,阳气暴脱

症见哮喘持续不解,喘息鼻煽,张口抬肩,气息短促,唇舌发绀,语言断续,面色青灰,四肢厥冷,大汗淋漓,烦躁不安或神志模糊,脉微欲绝。

治以温阳救逆,镇纳定喘。参附龙牡救逆汤(《中医儿科学》)加味:人参、附子、龙骨、牡蛎、白芍、炙甘草、磁石、椒目。

喘促气短,加冬虫夏草、蛤蚧;面㿠白、脉沉细,加干姜、肉桂;气促心烦、舌红苔少、脉细数,人参改西洋参,加生地、麦冬、玉竹;如喘急面青,烦躁不安,汗出肢冷,另服黑锡丹,每次2～3g,温水送服,以镇纳逆气,温肾固脱;气阴两竭,合生脉散;面色、唇舌发绀、右胁下痞块,加当归、红花、紫丹参等;若呼吸不整或叹气样呼吸,为肾失摄纳,肺气欲脱之肺肾两衰证,加山茱萸、熟地黄、紫石英补肾纳气,降逆固脱。此时为哮喘重症,喘脱危候,宜中西医结合,加强抢救措施。

15.燥痰结聚,痰阻气逆

症见咳嗽呛急,或咳逆喘促,痰少而黏,色黄成块,难以咯出,午后夜重,胸闷憋气,心烦,咽干口渴,饮而不解,鼻唇干燥,舌红,苔白而干或苔黄干燥。

治以润燥化痰,降逆定喘。贝母瓜蒌散(《医学心悟》)加减,药用贝母、瓜蒌、花粉、云苓、桔梗、橘红、白芍、钩藤。

呛咳气急,加僵蚕、地龙;喘逆甚,加代赭石、川牛膝;颧红盗汗、舌红苔少,加沙参、麦冬、百合、乌梅;面赤烦躁、便秘尿赤,加石膏、桑皮、栀子;痰黏难咯,加紫菀、冬花、芦根、海浮石。

16.肺肾阴虚,痰湿内蕴

症见哮喘发作已久、午后夜间咳喘甚、呕恶痰多、痰带咸味、口干咽燥或短气息促、动则为甚、舌红苔白少或苔白滑、脉沉细。

治以滋阴补肾,燥湿化痰。金水六君煎(《景岳全书》)加减,药用当归、熟地、陈皮、茯苓、半夏、甘草。

大便不实而黏腻,去当归,加山药;喘甚,加苏子、白果;咳重,加紫菀、款冬花、五味子;痰盛气滞,胸胁不快,加白芥子、葶苈子、枳壳;如阴寒盛而久嗽不愈,加细辛、肉桂;兼表证发热,加柴胡;消瘦盗汗,舌红苔少,加沙参、麦冬、山萸肉。

17.肺脾阳虚,寒饮停肺

症见咳嗽喘息,迁延不愈,气短语弱,痰多色白清稀,胸膈满闷,喉间痰鸣,面色苍白,手足欠温,舌淡,苔白滑,脉滑。

治以温肺化饮,降逆定喘。苓甘五味姜辛汤(《金匮要略》)加减,药用茯苓、干姜、细辛、五味子、半夏、苏子、葶苈子。

痰多呕恶,加陈皮、厚朴、生姜;咳重,加杏仁、白前;兼冲气上逆,加桂枝温中降逆;喘重,加沉香、鹅管石;畏寒、手足凉,加附子、肉桂。

18.脾虚停饮

症见咳嗽气促,夜间或运动后喘鸣,痰涎清稀量多,胸胁支满,目眩心悸,面色萎黄,手足不温,大便溏薄,舌淡,苔白滑,脉弦滑。

治以温阳化饮,健脾祛湿。苓桂术甘汤(《伤寒论》)加减,药用茯苓、桂枝、白术、半夏、陈皮、炙甘草。

畏寒肢冷,加附子、肉桂、仙灵脾;咳嗽痰多,加半夏、陈皮;痰壅气逆,加苏子、白芥子、莱菔子;便溏,加山药、扁豆、苍术;神疲乏力、便溏脾虚甚,加党参、黄芪;心下痞或腹中有水声,加枳实、生姜消痰散水。

19.脾虚不运,痰阻气逆

症见咳嗽气喘,胸膈满闷,时轻时重,面黄少华,倦怠乏力,痰多稀白,纳呆便溏,舌淡胖,苔白,脉缓无力。

治以健脾益气,燥湿化痰。星附六君子汤(《温热经纬》)加减,药用人参、白术、茯苓、陈皮、半夏、南星、白附子。

痰多,加葶苈子、白芥子;面黄乏力,加黄芪、黄精、肉蔻;喘促,加苏子、沉香;苔厚腻,加苍术、藿香、佩兰;大便稀溏,加炮姜、山药、扁豆;食欲缺乏,加神曲、麦芽、焦山楂。

20.肾阳虚寒,痰饮内停

症见咳喘迁延不愈、动则气短乏力、喉间哮鸣、胸满气促、咳痰稀白、面色㿠白、畏寒肢冷、腰膝酸软、夜间小便频数、舌淡胖、苔薄白、脉沉细。

治以温补脾肾,温阳化饮。桂附二陈汤(《验方》)加减,药用桂枝、附子、陈皮、半夏、茯苓、白术、干姜、甘草。

喘息重,加鹅管石、紫石英;纳呆神疲,加党参、山药、芡实;动则气短乏力,加蛤蚧、五味子;夜尿多,加益智仁、补骨脂。

21.肺肾不足,虚喘夹痰热

症见久咳气喘,痰稠色黄,胸中烦热,形体消瘦,身倦神疲,面白颧红,舌淡红,苔薄黄,脉浮虚。

治以补虚清热,化痰定喘。人参蛤蚧散(《卫生宝鉴》):人参、蛤蚧、炒杏仁、茯苓、贝母、桑白皮、知母、甘草。

喘甚,加胡桃肉、五味子;咳甚,加紫菀、款冬花;低热盗汗,加生地、丹皮、地骨皮、鳖甲;消瘦口干咽燥,加天麦冬、五味子、女贞子、枸杞;腰酸肢软,加杜仲、淮牛膝;痰中带血,加阿胶、白及养血止血,或仙鹤草、侧柏炭凉血止血;若无热,去桑白皮、知母。

22.肺肾气虚,痰饮阻肺

症见哮喘迁延日久、短气息促、动则为甚、咳嗽无力、痰白质稀、声低乏力、自汗、腰膝酸软、舌淡暗、脉沉弱。

治以补肺纳肾,化痰定喘。平喘固本汤:党参、五味子、冬虫夏草、胡桃肉、灵磁石、沉香、坎脐(脐带)、苏子、款冬花、法半夏、橘红。

畏寒肢冷,加补骨脂、仙灵脾、鹿角片;潮热咽燥苔少,加熟地、山萸肉;痰盛,加白芥子、白前;动则气促,加蛤蚧、冬虫夏草;汗出过多,加煅牡蛎、浮小麦。

23.阴阳两虚,肾虚失纳

症见哮喘发作,喘逆气冲,息促气短,不能平卧,胸脘满闷,形瘦体弱,面白多汗,声低乏力,痰白质稀,腰膝酸软,舌质淡,脉沉细。

治以补益肺肾,镇潜降逆。参赭镇气汤加减(《医学衷中参西录》):野台参、生赭石、生芡实、生山药、山萸肉、生龙骨、生牡蛎、生杭芍、苏子。

痰多加半夏、茯苓、橘红;气逆喘重加鹅管石、紫石英、蛤蚧;舌红苔少,加天麦冬、熟地;手足不温,多汗湿冷,加附子、肉桂、补骨脂。

(二)缓解期

1.素体虚弱,肺脾气虚

症见面白少华,气短懒言,自汗乏力,反复感冒,纳差便溏,或有咳嗽,痰稀色白,舌质淡,苔薄白,脉细弱。

治以健脾益气,补肺固表。玉屏风散(《世医得效方》)合人参五味子汤(《幼幼集成》)加减,药用人参、五味子、茯苓、白术、黄芪、防风、百部、橘红。

汗出甚,加煅龙骨、煅牡蛎;痰多,加半夏、紫菀;纳谷不香,加焦神曲、谷芽、焦山楂;腹胀,加木香、枳壳;便溏,加淮山药、炒扁豆。

2.肺脾不足,气阴两虚

症见哮喘已平,或偶有咳喘,神疲气弱,面白颧红,虚烦纳少,口干唇燥,自汗或盗汗,舌淡少津或舌红苔花剥,脉细数。

治以益气养阴,清肺化痰。人参五味子汤(《幼幼集成》)加减,药用人参、白术、茯苓、五味子、麦冬、沙参、炙甘草、生姜、大枣、桑白皮。

身倦乏力重,加黄芪、黄精;口干唇燥、舌红苔少,加天冬、百合;低热颧红,加地骨皮、知母;动则喘息,加蛤蚧、磁石;咳嗽,加炙百部、款冬花;痰多,加川贝母、紫菀、枇杷叶;多汗,加浮小麦、煅牡蛎。

3.脾肾阳虚

症见面白少华,形寒怯冷,四肢不温,腰酸膝软,动则心悸气促,腹胀纳差,夜尿多或遗尿,小便澄清,大便偏溏,舌质淡或淡胖有齿痕,苔薄白,脉沉细。

治以健脾温肾,固摄纳气。金匮肾气丸(《金匮要略》)加减,药用附子、肉桂、山茱萸、熟地黄、淮山药、茯苓、丹皮、鹿角片、胡桃肉、五味子。

动则心悸气促,加蛤蚧、冬虫夏草;咳嗽,加款冬花、紫菀;夜尿多,加益智仁、菟丝子、补骨脂;痰多,舌苔白厚,加党参、陈皮、半夏、茯苓;畏寒肢冷,加仙灵脾、鹿角片;消瘦盗汗,舌苔少,减桂附,加龟甲、天冬;痰多色白,屡吐不绝,加白果、芡实。

4.肺阴亏虚

症见面白颧红,咽喉干燥,胸闷气促,咳嗽痰少,手足心热,舌红少苔,脉细数。

治以养阴清热,润肺化痰。百合固金汤(《医方集解》)加减,药用生地黄、熟地黄、麦冬、百合、芍药、当归、贝母、玄参、生甘草。

咳嗽有痰,加蜜紫菀、款冬花;胸闷气促,加白果、蛤蚧;潮热盗汗,加地骨皮、知母、五味子;咽喉干燥,加青果、桔梗。

5.肺肾阴虚,气失摄纳

症见形体消瘦,颧红盗汗,时有咳嗽,咽干痰少,动则气短,气促胸闷,腰膝酸软,手足心热,舌红而瘦,苔花剥,脉细数。

治以滋阴敛肺,补肾纳气。麦味地黄丸(《寿世保元》)加减,药用麦冬、五味子、熟地黄、山茱萸、淮山药、丹皮、茯苓、泽泻。

动则气短,加胡桃肉、紫石英、诃子;夜尿多,加益智仁、菟丝子、补骨脂;盗汗,加知母、黄柏、煅牡蛎;咳甚,加款冬花、紫菀;口干、痰黏难咳,加北沙参、花粉、川贝母;潮热,加鳖甲、青蒿;时有虚喘,加蛤蚧、冬虫夏草;畏寒肢冷,加附片、仙灵脾;发热,咳痰色黄黏稠,加黄芩、冬瓜子、金荞麦。

6.脾虚蕴热

症见面色微黄或面白,肌肤松软,自汗盗汗,以头部或四肢为多,汗出肤热,口臭唇红,口渴不欲饮,易生口疮,手足心热,睡卧不宁或磨牙,大便干或黏腻,小便黄,舌偏红苔黄腻,脉滑数。

治以泄热补脾,清补兼施。泻黄散(《小儿药证直诀》)加减,药用石膏、栀子、藿香、防风、黄芪、白术、枳实、麻黄根、糯稻根。

面黄少华、神倦乏力,偏于脾虚,重用芪、术,加党参、茯苓、山药;大便黏腻,加扁豆、佩兰、薏米仁;便干、口疮,偏于内热,重用石膏、栀子;口臭口渴,加胡黄连、丹皮;尿少色黄,加滑石、车前草;纳呆腹胀,加焦山楂、焦神曲、槟榔;大便干结,加大黄、莱菔子;夜卧不安,加莲子心、钩藤、蝉衣。

四、其他疗法

(一)中成药

(1)小青龙口服液,功能解表化饮,止咳平喘。用于外寒内饮。每次6～10mL,每日3次。

(2)清咳平喘颗粒,功能清热宣肺,止咳平喘。用于痰热郁肺。每次6～10g,每日3次。

(3)桂龙咳喘宁颗粒,功能止咳化痰,降气平喘。用于外感风寒、痰湿阻肺。每次6g,每日3次。

(4)固本咳喘片,功能益气固表,健脾补肾。用于脾虚痰盛,肾气不固。每次2～3片,每日3次。

(5)小儿肺咳颗粒,功能健脾益肺,止咳平喘。用于肺脾不足,痰湿内蕴。每次3～6g,每日

3 次。

（二）单方验方

（1）皂荚 15g，白芥子 20g。白芥子水浸 12 小时后焙干，与皂荚一起研末，每次 0.5～1g，每日 3 次。用于肺寒痰壅。

（2）地龙 10g，杏仁 3g，桃仁 3g。水煎服。每日 1 剂，分 2 次服。用于热性哮喘。

（3）沉香 1.5g，侧柏叶 3g，研细末，睡前顿服。用于哮喘夜间发作。

（4）核桃仁 10g，五味子 4.5g，党参 10g。水煎服，每日分 2 次服。用于缓解期肾虚咳喘。

（三）外治疗法

（1）天花粉、乳香、没药、黄柏、樟脑、生大黄、生天南星、白芷等量。将以上药物研成细末，加醋适量，文火煎熬，调成膏状。取药膏自胸骨上窝，下至剑突，左右以锁骨中线为界，背部上至第一胸椎，下至第八胸椎，左右以腋后线为界进行敷贴，盖以油纸，覆盖纱布，胶布或绷带固定。每隔 12～24 小时换药一次。3～5 天为一疗程。敷贴药膏后，保持药物一定的湿度（亦可结合局部热敷）以助药物的吸收。敷药膏一般为 0.5cm 厚度即可。临床对 3 岁以下患支气管炎，且肺部啰音密集，病变较局限者，早期应用治疗效果显著。

（2）炙白芥子、元胡、细辛、甘遂、东莨菪碱注射液。将前 4 味中药按 2:2:2:1 的比例，碾成碎末，混合均匀，密封保存。每次取药粉 5g，以东莨菪碱注射液 0.6mg，混合成膏状，以成形略湿为宜，分成 2 等份，每份压成 2cm 直径的药饼备用。将以上药饼置于 3.5cm×3.5cm 的胶布上，贴敷于穴位上，一般 2～8 小时局部有痒、烧灼、痛感即可取下药饼，个别患者如果反应轻可适当延长贴敷时间。选肺俞、膈俞、百劳、膏肓及阿是穴（肺部啰音显著处），每次 2 个穴，2 日 1 次，4 次为 1 疗程。贴敷后反应较剧，起水疱时应立即取下，以防造成皮肤损伤。治疗期间停用其他药物。如在贴敷穴位的局部出现红、肿、痒、痛或米粒样水疱样反应，用消毒针头刺破后涂以龙胆紫溶液即可。适用于小儿肺炎啰音消失迟缓。

（3）大黄、赤芍、川芎、葶苈子各 2 份，丁香 1 份。上药研细末备用。在其他常规治疗的基础上，将上述药末适量，用开水调成膏糊状，涂于纱布上，敷于背部啰音显著处，外用胶布固定，每日 1 次，每次 2 小时，直至肺部啰音消失。

（四）针灸疗法

1.皮肤针

取两侧胸锁乳突肌、第 7 颈椎至第 2 腰椎旁开 1.5 寸处足太阳膀胱经、鱼际至尺泽穴之手太阴肺经。每个部位循序叩刺，以皮肤潮红或微渗血为度。用于发作期。

2.体针

（1）发作期：取定喘、天突、内关。咳嗽痰多，加膻中、丰隆；热哮加大椎、合谷、涌泉；寒哮加肺俞、风门、列缺；虚哮加膏肓、足三里、肾俞；发热加曲池；胸闷加中府。

（2）缓解期：取大椎、肺俞、足三里、肾俞、关元、脾俞。每次取 3～4 穴，轻刺加灸，隔日 1 次。在好发季节前进行预防性治疗。

3.耳针

取平喘、对屏尖、肾上腺、气管、肺、皮质下、交感。每次选 3 穴,毫针刺,用中强刺激,留针 30 分钟。每日 1 次,用于发作期。

取肾上腺、皮质下、肺、脾、肾、内分泌。每次选 3～4 穴,用弱刺激,每周 2 次,用于缓解期。

4.耳穴压豆

取穴:肺、脾、肾、内分泌、皮质下,取单侧,隔日 1 次,两耳交替,每日自行按压 3～4 次,每次 1～2 分钟,10 次为 1 疗程。用于缓解期。

5.穴位注射

发作期选天突、定喘,每穴注入 0.1％肾上腺素 0.2mL,每日 1 次。缓解期选胸 1～7 夹脊、肺俞、膏肓、脾俞、肾俞,每次选 2～3 穴,用胎盘组织液、黄芪注射液按 1:2 比例混合,每穴注入 0.5～1mL,每周 2～3 次。

6.艾灸

在缓解期,可用艾条灸风门、肺俞、膏肓、脾俞、肾俞、关元、气海、足三里等穴。每次选用 3～5 穴,灸至皮肤潮红为度。每日 1 次,连续灸治 3～6 个月,有较好的防治作用。

7.拔罐

发作期:取肺俞、风门、膻中、中府、天突等穴。缓解期:取肺俞、脾俞、肾俞、风门、膏肓等穴。留罐 10～15 分钟。

8.埋线

取定喘、肺俞、脾俞、肾俞、膏肓、膻中、足三里、丰隆等穴,每月 1 次,连续 3 个月为 1 个疗程。用于缓解期。

9.取穴

四缝。重者 1 日 1 次,轻者间日 1 次,针至症状消失。一般 3～5 次即愈。

治疗时应注意:①点刺前须进行详细检查,排除心脏性哮喘或肺内炎症等其他病证引起的呼吸困难,以免延误病机。②点刺部位务必严密消毒,以防感染。③治疗期间忌食咸味。

(五)雾化疗法

1.喘可治注射液

7 岁以下,每次 1mL,7 岁以上,每次 2mL,加生理盐水 5～10mL 雾化吸入。每日 2 次。功能:温阳补肾,平喘止咳。用于哮喘脾肾虚夹痰。

2.痰热清注射液

6 岁以内每次 5～10mL,6 岁以上每次 15～20mL,加生理盐水 5～10mL 雾化吸入,每日 1 次。功能:清热、解毒、化痰。用于痰热阻肺。

3.川芎嗪注射液

药液 10mL 加生理盐水 10～20mL,雾化吸入,每日 1 次。功能:活血行气祛风。用于哮喘发作期。

(六)推拿疗法

1.一般推拿

补肺经、揉外劳宫、分推膻中、退下膻中、推小横纹各100～300次,灸定喘穴10分钟。用于寒性哮喘。

清肺经、清胃经、揉掌小横纹、揉定喘、退下膻中、退下七节骨各100～300次,掐天突50～100次。用于热性哮喘。

清肺经300次,运太阳30次,揉天突20次,按定喘穴30次,按揉肺俞20次,分推肩胛骨100次。用于哮喘反复发作或日久不愈。

补肺经、补脾经、补肾经、推三关各100～300次,按揉脾俞、肾俞、命门各100～200次,艾灸定喘穴10分钟。每日1次,10次为1个疗程。用于哮喘缓解期。

先用推法,依次横推胸腹部(以华盖、膻中为重点)、腰背部(自上而下以肺俞、脾俞、命门为重点)、脊柱及两侧,接着按肺俞、脾俞、肾俞。用于哮喘缓解期。每1～2日1次,每次20分钟,10次为1疗程。用于哮喘缓解期。

2.三字经推拿

(1)发作期:逆运八卦,揉外劳,清肺,平肝,推四横纹。热哮:逆运八卦,退六腑,清肺,平肝,揉二马。寒哮、热哮推完主穴,均须加揉天突,揉膻中,揉肺腧,按弦走搓摩(医生用两手掌从患儿两腋下沿两胁部,搓摩至肚角处)。

逆运八卦宽胸豁痰,降气平喘;清肺,平肝清肺化痰止咳;揉外劳宫温肺化寒痰;推四横纹理气平喘;退六腑清热除热痰;揉二马纳气平喘,助六腑退热;天突、膻中、肺俞、按弦走搓摩可加强宽胸理气、止咳化痰平喘的作用。

(2)缓解期:清补脾,揉二马,补肺。偏于肺脾气虚,取独穴清补脾40分钟。偏于肾不纳气,取独穴揉二马40分钟。

清补脾健脾益气,培土生金;揉二马补肾纳气固本;补肺补益肺气,强表固卫。

第二节 小儿肺炎

肺炎是小儿常见的肺系疾病,临床以发热、咳嗽、痰壅、气喘、甚或气急鼻煽为特征。本病多见于婴幼儿,而且年龄越小,发病率越高,症状越重,是引起婴儿死亡的主要原因,占5岁以下儿童死亡总数的1/4～1/3,为世界卫生组织所列全球3种重要儿科疾病之首。本病一年四季均见,北方多见于冬春季节,南方多见于夏季。

一、病因病机

（一）外邪侵袭

风、寒、暑、湿、燥、火六淫之邪乘小儿身体虚弱、卫外功能不固之机，或从口鼻而入，或从皮毛而侵，内犯于肺，闭阻肺气，肺失宣肃而引发本病。

（二）天行疫疠

气候不正，寒温反常，致使天行疫疠，瘟疫横行，侵入犯肺，而发于本病。

（三）胎禀不足

父母身体虚弱，精血亏虚而致胎元不足；或胎孕之时，母体虚弱，营养不良，或罹患慢性疾病；或因早产，导致小儿胎禀不足，体质虚弱，卫外不固，遇天气变化或调护不当则感受外邪，引发本病。

（四）后天失养

饮食不当，饥饱不调，损伤了小儿脾胃，后天失养，化源不足，致体质下降，御病能力下降而易发本病。而且因于脾胃虚弱，运化失职，可致痰浊内生，上贮于肺而引发本病。

（五）久病失养

小儿病久失养，损伤正气，卫外能力更显不足，易于外感而发病。

因此，引发肺炎的病因主要有内因和外因两大类。一般认为，本病的发生主要源于外邪侵袭。外感之邪主要包括六淫之邪与疫疠之邪。内因主要责之于先天不足或后天失养。先天禀赋不足，小儿体质虚弱，卫外功能较弱，遇有天气骤变或调护不当，易感受外邪而发病。如早产儿、先天性心脏病、先天愚型等患儿较之正常儿童更易罹患本病。小儿养育失宜，饮食不节不当，易损伤小儿稚嫩的脾胃功能，导致后天化源不足，无力供养脏腑百骸，正气乏源而虚弱，也是易发本病的内因之一。比如佝偻病、贫血等患儿易患本病。由于长期罹患其他慢性疾病，久病失养，至其卫外功能低弱，稍有不慎，便易感外邪，迅速传变，发为本病。由于基础病的存在，一旦合并肺炎，很容易转重转危，甚至引起死亡。

疾病初起，外邪由口鼻、皮毛而入，首先侵犯肺卫，致肺气失于宣发，清肃之令失行，出现发热、咳嗽、鼻塞、气促等症。此时，若小儿正气充实，病邪轻浅，调治得当，则正胜邪退，是谓初期或轻症。

邪毒化热化火，痰热互结，闭阻肺络，壅盛于肺，出现高热持续，咳喘加重，甚至张口抬肩、摇身撷肚、喉间痰鸣、声如拽锯、舌质红绛或紫暗的症状，是肺炎的极期或重症。

肺炎恢复期，痰热渐退，肺络得通，肺的宣发肃降功能逐步恢复正常，表现为正虚邪恋的阴虚肺热证或肺脾气虚之证。

叶天士云："小儿体禀纯阳，六气着人，皆从火化。"又云："温邪上受，首先犯肺，逆传心包。"本病的发生发展存在着正邪交争进退的演变。在疾病早期或极期，如若热毒炽盛，化火动风，内陷厥阴，则会出现惊风、抽搐、昏迷等邪陷心肝之变证。另一方面，由于痰热胶结，闭阻肺络，致气血瘀阻,心失所养,导致心阳虚衰,出现面色苍白、呼吸浅促、口唇发绀、右胁下痞块迅速增大、四肢厥冷等症状,甚至出现心阳暴脱的危候。

此外,由于肺脾为母子之脏,在疾病过程中,肺病及脾,胃失和降,可出现呕吐、腹泻、腹胀等症;而脾湿生痰,痰阻肺络,又加重咳喘、痰多的症状。

二、临证思路

(一)病机辨识

肺炎临床症状虽然轻重不同,但病位在肺,热、咳、痰、喘是常见表现。一般而言,早期有类感冒,恶寒或有或无,发热或高或低,咳嗽或见于发热之前或与发热并现,有逐渐加重的趋势,2~5天后会出现典型的肺炎症状,如发热持续、气促咳嗽、喉中痰鸣或痰声辘辘、憋喘甚至鼻翼翕动、口唇发绀等。如高热持续,喘憋气急不解,则可能会出现变证,如面色苍白、额汗肢凉、脉微气弱的心阳虚脱,或高热、神昏、抽搐、昏迷的邪陷心肝。

1.表邪郁肺

肺炎的早期或轻症,外邪犯肺渐致闭郁肺气,常有风寒、风热或湿热。风寒外束,表现为恶寒、发热、无汗、咳声不扬、咳痰清稀或有鼻塞流涕、舌不红、苔薄白、脉浮紧。表证不解,里热渐盛,则见恶寒或寒战、发热、面色晦滞、咳嗽频频、咳痰黄稠、浊涕、口渴、咽痛、便秘等寒包火证候。风热外袭,见发热、不恶寒或恶风、有汗但汗出不畅、咳嗽频繁、咳声响亮、痰黏稠或色黄、伴轻度憋喘、舌质红、苔薄白或薄黄、脉浮数。卫表之热不解,与入里之热相合,甚则出现毒热闭肺,热毒内陷心肝等重症。若为暑湿或湿热之邪所犯,表现为身热不扬、热势缠绵、咳嗽不爽、痰声较重、伴面色苍黄、精神倦怠、纳呆胸痞、舌质淡或红、苔滑腻、脉浮。

此期虽有表证,但与感冒不同,其邪气是趋里的,或外邪直犯肺腑,致郁闭肺气,表现为咳嗽日重,渐现痰喘,甚则出现烦躁、口渴等里热证。

2.痰热闭肺

肺炎极期或重,主要是痰、热互结,闭郁肺气的演变。

热毒炽盛,则高热持续、面赤唇红、烦躁不安、干咳少痰、喘憋较甚、便秘溲赤、舌红绛甚则起刺、苔黄燥、脉洪大,多见于腺病毒、呼吸道合胞病毒、支原体感染、禽流感等肺炎。平素痰湿体质或嗜食炙煿厚味,多见咳嗽较为剧烈、喉中痰鸣、甚则痰声辘辘、胸高气急、气促鼻煽、舌质红、苔黄厚,为痰邪闭肺。痰、热互结,交织为患时,表现为发热持续、咳嗽痰鸣、有痰难咯、胸闷气急、甚则张口抬肩、摇身撷肚。正如《诸病源候论·痰饮病诸候》所述,热痰乃"谓饮水浆结积所生也……热气与痰水相搏,则结聚成块"。热痰闭阻肺络,气机阻滞则致血脉瘀阻,而见口唇发绀、胁下癥块,甚则心失所养,心阳虚陷,而见面色苍白、嗜睡或烦躁、呼吸浅促。

上述痰浊内生,非外感湿热之邪,故除痰热闭肺外,湿热郁滞亦须注意。如叶天士《临证指南医案·卷五》说:"湿为重浊有质之邪,若从外而受,皆由地中之气升腾,皆由脾阳之不运。虽云雾露雨湿上先受之,地中潮湿,下先受之,然雾露雨湿,亦必由地气上升而致……

其伤人也,或从上,或从下,或遍体皆受,此论外感之湿邪,著于机躯也。"薛生白《湿热病篇》亦指出:"湿热证,始恶寒,后但热不寒,汗出,胸痞,舌白,口渴不引饮。自注:此条乃湿热证之提纲也。湿热证属阳明经居多,中气实则病在阳明,中气虚则病在太阴。"

湿热郁滞的辨证要点为:发热持续,可超过3天,甚至长达半月,热势或高或低,午后潮热明显,缠绵难退;咳声不爽,伴胸闷喘憋,痰多难咯,胸脘痞闷,舌质红,苔白腻或苔黄厚腻,脉濡数。

3.正虚邪恋

见于恢复期或迁延性肺炎,正虚多为气虚、阴虚,邪恋则是余热伏痰。

气虚邪恋,表现为低热起伏不定、晨起或活动后发热、咳声乏力、神疲语低、面色少华、易自汗出、纳呆食少、排便无力、舌淡红、苔薄白。此证多见于肥胖、平素体虚或营养不良患儿,咳声乏力、易自汗出是辨证要点。阴虚邪恋,表现为午后低热、干咳少痰咽干、虚烦口干不欲多饮、手足心热、舌红少苔、脉细数。其中,干咳少痰、咽干烦热、舌脉为辨证要点。气阴两虚则二症状兼见。

(二)症状识辨

1.发热

大多肺炎患儿均有程度不同的发热。初起,发热不甚,伴有或不伴有咳嗽,多有表证。发热、恶寒或面色晦滞、无汗、不渴、舌质淡苔薄白,为风寒犯表;发热、不恶寒或恶风、有汗、面红唇赤、咽喉肿痛、便干溲赤、舌质红苔薄黄,为风热犯表;身热不扬、汗出不畅、头晕恶心或腹泻、舌质红苔黄腻,为湿热困表。

表证未解,经2~3日热势渐高,或高热持续不退,说明里热已炽。高热口渴、伴咳嗽声重、喉中痰鸣、大便秘结、舌红苔黄厚,为痰热闭阻、肺胃热盛;高热、烦躁、咳声频频、鼻如烟煤、舌质红、苔黄,为毒热炽盛;神昏谵语,甚至抽搐,为热陷心肝;高热不退、入夜尤甚、夜卧不安、咳嗽夜甚、口渴而不欲饮水、舌质红绛、甚或起刺、脉细数涩,为热入营血。

发热反复、呈弛张热或稽留热、午后热甚、汗出热不解、伴咳嗽重浊、有痰难咯、面色晦滞、胸闷呕恶、纳呆便溏、舌质红、苔黄厚腻,为湿热郁滞、闭阻三焦,此证发热时间长,多中等程度以上的发热,或高热持续,或发热反复。偏于上焦,表现高热、烦躁、咳嗽频繁、胸闷、头痛、头重如裹、面色垢腻、眼眵黄多、舌尖红赤;偏于中焦,表现轻至中等度发热、咳嗽痰多、咳痰不爽、胸闷纳呆、呕恶便溏、舌质红、苔黄厚腻。

高热头痛、伴胸闷胸痛、腹痛、口渴、口臭、咳吐黄绿色腥臭脓痰、甚或呼吸浅促、呼吸困难、舌质红绛、苔黄腻或黄燥,为肺痈已成。

肺炎后期,发热渐解,或不发热,或间断发热。若低热、夜热早凉、伴口渴、心烦、睡卧不安、手足心热、舌质红、苔少,为阴虚发热;若低热起伏、晨起发热、伴动则汗出、乏力、食欲缺乏、舌质淡、苔薄白,为气虚发热。

2.咳喘

咳喘是肺炎的主要症状,与发热类似,肺炎早期,咳嗽也有一个渐重的过程。与支气管炎的咳嗽相比,肺炎咳嗽较频繁而均匀,而支气管炎之咳有卧起时或活动后加重的特点,与哮喘咳喘的咳有定时区别在于,肺炎之咳往往比较均匀地分布于全天。

呛咳为主、咳声不扬、声嘶哑、咳痰清稀、喘憋不甚、伴鼻塞流清涕、咽痒、恶寒发热,属风寒郁肺;咳声响亮、咳次频繁、有痰难咯、咳位较深、伴鼻塞流浊涕、咽喉肿痛、口渴、便干溲赤,为风热犯肺;咳嗽不甚、声闷、喉中有痰、午后或傍晚咳嗽较频、咳痰不爽、伴身热不扬、汗出不解、胸闷纳差,属湿热犯肺;秋燥以干咳少痰为主,或表现为夜咳偏重。

肺炎极期,咳喘渐重,成为临床主症之一。咳声高亢、气促气粗、干咳少痰或有痰难咯、咳甚呕吐,甚至胸痛、边咳边哭、伴高热,为肺热炽盛;咳喘、咳声重浊、喉间痰鸣甚至痰声辘辘、声如拽锯、痰稠色黄、气促喘憋、伴发热,为痰热闭肺;咳声重浊、咳嗽喘憋、痰声辘辘、胸闷纳呆、发热不甚,为痰湿闭肺;少数患儿病情凶险,在咳喘同时迅速出现胸高气粗、张口抬肩、摇身撷肚、痰壅如潮、伴面唇发绀、烦躁闷乱,甚至神昏抽搐惊厥等,此为重危之马脾风证;咳喘胸闷、咳引胸痛、咳痰腥臭甚见脓血,为肺痈;咳喘突然加重、胸闷烦躁,甚至口唇发绀、双肺听诊一侧或局部呼吸音突然消失,为肺不张或胸腔积液。

肺炎恢复期,咳喘渐轻,气息渐平,喘憋一般不甚或渐无,表现为咳嗽。干咳为主、无痰或少痰难咯、伴有口渴咽干、口唇干红,属阴虚肺热;咳嗽无力、喉中辘辘有痰、伴纳呆、便不实、神疲气短、多汗恶风,属肺脾气虚。

3.痰鸣

初起,往往痰鸣不甚或以干咳为主。咳痰清稀或咳吐白色泡沫状痰,属风寒痰湿犯肺;干咳少痰或有痰难咯或咳吐白痰或黄白相兼痰,属风热犯肺;咳嗽声闷、喉中痰鸣、有痰难咯、咳痰黏腻、伴胸闷,属湿热犯肺。

肺炎极期,往往咳嗽、喘憋、痰鸣交织,若干咳、胸痛、咳久方能咳出些许痰涎、伴高热、气促喘憋、神烦,属热毒闭肺;喉中痰鸣、声如拽锯或拉丝、有痰难咯,为痰热闭肺;喉中痰鸣、较易咳动但咳声重浊、伴胸闷纳呆,属痰湿闭肺;咳声重浊黏腻、咳吐白浊痰或黄黏痰、有痰难咯、伴发热、胸闷胸痛、舌质红、苔黄腻,属湿热闭肺。

后期,往往咳嗽、痰鸣都较缓和。干咳为主、喉中痰少、有痰难咯、有时伴喑哑,为肺胃阴伤;咳嗽不甚但喉中痰鸣、痰不甚黏稠、痰色不黄,为肺脾气虚;干咳少痰、夜咳较甚,为肺热伤津。

4.大便

肺与大肠相表里,肺气郁闭,则大肠失于畅达,排便异常。大便稀溏,为湿热或痰热移热大肠;大便干结则表明腑气不通,热结肠实。

(三)治法与处方原则

治疗总原则为宣肺解郁,化痰清热。初期宜宣肺解表,常用辛温解表、辛凉解表、祛湿解表,同时宣肺化痰。极期以痰热闭肺为主,宜宣肺化痰、清热解毒、通腑降逆,酌加活血化瘀。恢复期或迁延不愈,以补虚祛邪为主,或养阴清肺,或益气肃肺,或益气养阴,各随其宜。若生变证,当急则治标,先救其危变,待变证得平再徐图本疾。

三、证治条辨

1.风寒郁表,肺气始郁

肺炎初起,症见恶寒发热,无汗口不渴,咳嗽气略急,痰稀色白,舌质淡红,苔薄白,脉浮紧,指纹紫滞。

治宜宣肺解表,散寒止咳。三拗汤(《太平惠民和剂局方》)加味:麻黄、杏仁、甘草、苏叶、陈皮、前胡、桔梗。

面色晦滞、恶寒肢冷,加荆芥、防风;咳清稀泡沫痰,加白芥子、陈皮、半夏、茯苓;恶寒寒战,重用麻黄、苏叶,加荆芥、羌活、葛根;气促伴喘,加细辛、桂枝、苏子。

2.表寒不解,郁而化饮

病初1~2日,肺炎初期,症见恶寒发热,无汗,鼻塞流清涕,咳嗽气促渐重,咳吐清稀泡沫样痰,舌质淡红,苔薄白,脉浮紧。

治宜温散表邪,温化寒饮。华盖散(《太平惠民和剂局方》):麻黄、杏仁、桑白皮、苏子、赤茯苓、陈皮、甘草。

咳嗽较重,甚至伴有呕吐,加枇杷叶、半夏、前胡、生姜;痰涎壅盛,加浙贝母、紫菀、款冬花;胸闷腹胀,加枳壳、厚朴、白蔻仁;头痛,加白芷、羌活、川芎、葛根。

3.表寒未解,郁而化热

肺炎初期,症见恶寒肢冷,发热无汗,烦躁口渴,咳吐白痰,伴见便秘,脉浮数而紧。

治宜解表清里,宣肺化痰。大青龙汤(《伤寒论》)加减,药用麻黄、桂枝、杏仁、生石膏、甘草、生姜、大枣。

咳重伴喘,肺部啰音较重,加炒苏子、炒葶苈子、桑白皮、赤茯苓;大便干结,加厚朴、枳实、生大黄;咽喉肿痛,加桔梗、射干、玄参。

4.风热闭肺,痰热渐起

肺炎初期,症见发热恶风,微汗口渴,面色红赤,咳嗽气略急,痰稠色黄,烦躁不安,咽红肿痛,舌质红,苔薄黄,脉浮数,指纹浮紫。

治宜疏风清热,宣肺化痰。麻杏石甘汤(《伤寒论》)加味:麻黄、杏仁、生石膏、甘草、金银花、连翘、桔梗、芦根、荆芥。

鼻塞、流涕等表证重,加薄荷、防风、蝉衣;痰黄难咯,加枇杷叶、瓜蒌皮、前胡、黄芩;大便干结、口渴,加瓜蒌仁、玄参、生地、葛根。

5.内外合热,痰热壅肺

病起2~3日,症见发热渐重,咳嗽气急,痰稠色黄,烦躁不安,咽红肿痛,口渴便秘,舌质红,苔白厚或黄厚。

治宜清气泄热,清化热痰。麻杏石甘汤合白虎汤(《伤寒论》)加味:炙麻黄、炒杏仁、生石膏、黄芩、栀子、瓜蒌、甘草。

痰多,加浙贝母、桑白皮、竹茹、枇杷叶;口渴,加芦根、天花粉、葛根、玉竹;咽红肿痛重,加射干、牛蒡子、桔梗、玄参;便秘,加莱菔子、玄参、生地、炙紫菀,或加生大黄、玄明粉;喘息痰鸣,加苏子、葶苈子、浙贝母。

6.湿热犯肺,肺失宣肃

夏暑季节,肺炎初期,症见发热,身热不扬,头困重,鼻塞胸闷,咳嗽,咳声不扬,咳痰不爽,舌质红,苔厚腻。

治宜化湿清热,宣肺止咳。新加香薷饮(《温病条辨》)加味:香薷、双花、连翘、白扁豆(花)、厚朴、藿香、佩兰、炒杏仁、前胡、甘草。

咳嗽痰多,胸闷较重,合用白豆蔻、炒杏仁、薏苡仁、半夏、陈皮;发热缠绵,可加茵陈、秦艽、青蒿;大便黏腻不爽,加重厚朴用量,合用陈皮、茯苓、薏苡仁。

7.湿邪疫毒,闭阻上焦

肺炎初期,症见发热,头痛,乏力,咳嗽频频,有痰难咯,面色垢腻,眼眵黄多,纳呆胸闷,大便不爽,舌质红,苔黄腻,脉滑数,指纹紫。

治宜化湿清热,止咳化痰。藿朴夏苓汤(《医原》)加味:藿香、厚朴、半夏、赤茯苓、薏仁、白蔻仁、淡豆豉、菊花、炒杏仁、陈皮、甘草。

发热、鼻塞较重,可加白芷、苏叶;咳喘较重,可加炒苏子、枇杷叶、百部;恶心纳呆,可加佩兰、竹茹、生姜。

8.热郁痰盛,肺热炎炎

肺炎极期,症见壮热烦躁,面赤口渴,咳嗽痰鸣,咳痰黄稠,气急喘促,鼻翼翕动,声高息涌,张口抬肩,口唇发绀,便秘溲赤,舌质红,苔黄厚,脉滑数,指纹紫滞。

治宜清热开肺,豁痰平喘。五虎汤(《医宗金鉴》)合葶苈大枣泻肺汤(《伤寒论》)加味:麻黄、杏仁、生石膏、细茶、葶苈子、鱼腥草、瓜蒌、桑白皮、前胡、甘草。

由于热郁痰盛是本证的辨证要点及病机所在,开肺泄热、豁痰是治疗的关键,故宜重用甘寒清热的生石膏,特别是学龄儿童,体格壮实、大便秘结,生石膏可用至60～120g;咳嗽气喘痰多、喉间痰鸣,加射干、瓜蒌、桑白皮、浙贝母、鲜竹沥;发热甚,加黄芩、栀子、虎杖、大青叶;口唇发绀、肺部啰音明显,加丹参、桃仁、川芎等活血化瘀,促进炎症吸收,并可有效减少心阳虚陷之变证的发生。

9.肺肠热结,腑气不通

肺炎极期,症见壮热不退,烦躁口渴,汗出热不解,咳嗽喘憋,气急鼻煽,腹胀便秘,大便不下,坚如羊矢,舌质红,苔黄燥。

急当通腑泄热,泄下存阴,兼清气分之热。麻杏石甘汤合白虎汤合大承气汤加减,药用炙麻黄、炒杏仁、生石膏、知母、生大黄、枳实、厚朴、玄明粉、甘草。

咳喘较重,加瓜蒌、桑白皮、浙贝、黄芩、栀子,并可合用射干麻黄汤;壮热不退,口渴心烦,可加寒水石、滑石、黄连、黄芩、栀子。

10.湿热疫毒,闭阻肺络

肺炎极期,症见热势或高或低,发热持续,数日至十数日,身热不扬,头身困重,咳嗽咳痰,多呈痉挛样哮咳,或胸闷痰咳,纳呆口腻,或伴腹痛,舌质红,苔黄厚腻。

治疗宜辛苦通降,利窍泄热。甘露消毒丹加味(《温热经纬》):滑石、茵陈、石菖蒲、黄芩、川贝母、通草、连翘、藿香、射干、白蔻仁、薄荷、金荞麦、甘草;或千金苇茎汤加滑石杏仁汤加减(《温病条辨》):炒杏仁、滑石、黄芩、橘红、黄连、郁金、通草、厚朴、半夏、虎杖。

哮咳频频,可加钩藤、僵蚕、炒地龙;痰涎壅盛、大便干结,可加瓜蒌、枳实、厚朴、天竺黄、石菖蒲;高热持续,伴头痛身痛,可加羌活、独活、秦艽、龙胆草。

11.湿热疫毒,阻遏中焦

肺炎极期,症见发热缠绵,持续5～7日,头重如裹,身热不扬,咳嗽声闷,咳痰不爽,胸闷喘憋,纳呆腹胀,大便黏腻,口渴不欲饮水,小便混浊,舌质红,苔白腻,脉濡数。

治宜燥湿化浊,豁痰平喘。雷氏芳香化浊法(《时病论》)加味:藿香、佩兰、陈皮、半夏、大腹皮、厚朴、苏叶、鱼腥草、石菖蒲。

发热不退,加秦艽、丹皮、白芷、滑石、虎杖、甘草;心烦懊恼,加栀子、黄芩、竹叶、淡豆豉;咳嗽咳痰,加浙贝、瓜蒌皮、桔梗;夜咳频繁,加炙百部、炒苏子、炒地龙。

12.痰湿互结,闭郁肺气

肺炎极期,症见发热不甚,咳声重浊,喉中痰声辘辘,胸闷纳呆,呕恶便溏,舌质淡,苔白滑,脉濡。

治当利湿清热,燥湿化痰。三仁汤(《温病条辨》)加减,药用杏仁、薏苡仁、白蔻仁、厚朴、通草、滑石、陈皮、半夏、茯苓、竹叶、甘草。

湿郁不解、化热,痰热互结,症见发热不退,大便秘结,去滑石,加虎杖、生石膏、寒水石、丹皮;胸闷纳呆,加陈皮、半夏、厚朴、苏梗;热势较高、咳痰胶黏难咯,去川贝母,加黄芩、鱼腥草、金荞麦、浙贝母等;咳喘气急,加苏子、葶苈子、钩藤、地龙。

13.痰热互结,热极动风

痰热闭肺极期,高热不解,出现肺炎重症之"马脾风"症,症见严重憋喘,剧烈咳嗽,胸高气粗,张口抬肩,摇身撷肚,神志闷乱等危重症候,舌质红绛,苔黄燥,脉滑数。

急当通腑泄热,平肝息风。牛黄夺命散(《保婴集》)或礞石滚痰丸(《养生主论》)加味:大黄、槟榔、黑白丑、牵牛子、沉香、大黄、芒硝、黄芩、钩藤、羚羊角、桑叶、炒杏仁、川贝。

频繁抽搐,神志昏蒙,加僵蚕、天麻、菊花;胸闷呕恶、神志不清,可加石菖蒲、天竺黄、半夏、冰片、麝香;此外,可以安宫牛黄丸清热豁痰、启闭开窍。

14.痰热肺实,肺痈渐生

痰热闭肺之证,X片显示大叶性肺炎,症见壮热不退,咳嗽胸痛,头痛,或伴腹痛,痰黄而腥臭,呼吸浅促甚则呼吸困难,便秘溲黄,舌质红绛,苔黄燥,脉滑数。

治宜清热解毒,开肺消痈。五虎汤合千金苇茎汤(《金匮要略》)加味:炙麻黄、炒杏仁、生石膏、芦根、薏苡仁、桃仁、冬瓜仁、鱼腥草、金荞麦、甘草。

15.热毒炽盛,毒热闭肺之重症

肺炎极期,症见壮热不退,咳嗽剧烈,咳痰黄稠,甚则痰中带血,白睛红赤,涕泪俱无,气急喘憋,张口抬肩,摇身撷肚,鼻如烟煤,烦躁不宁,口渴引饮,便秘溲赤,舌质红绛甚至起刺,苔黄燥,脉洪数,指纹紫滞甚至透关射甲。

治疗应清热解毒,泻肺开闭。黄连解毒汤(《肘后方》)合麻杏石甘汤加减,药用黄连、黄芩、黄柏、栀子、炙麻黄、炒杏仁、生石膏、桑白皮、炒苏子、葶苈子、枇杷叶、败酱草、甘草。

高热、咳剧,甚则咳嗽时哭闹,加寒水石、蒲公英、金荞麦、钩藤;口干鼻燥、涕泪皆无时,加桑叶、天花粉、玄参、生地、生石斛、麦冬;咳重、有痰难咳,加前胡、款冬花、浙贝母、川贝;便秘,加生大黄、玄明粉、枳实、莱菔子;烦躁不宁,加钩藤、白芍、焦栀子、竹叶。

此证极其危笃,极易发生邪陷心肝或心阳虚陷之变证,为王冰注《素问·五常政大论》所云:"夫毒,皆五行标盛暴烈之气所为也。"清代医家何秀山亦认为"火盛必有毒"。故治疗时宜注意患儿一般情况,特别是呼吸、脉搏,为判断病儿病情进退的重点。

16.热毒炽盛,极而动风

肺炎极期,症见壮热不退,若小儿年幼或有家族惊厥史,除咳嗽、喘憋、气促之外,在高热时突然出现两目上视,颈项强直,四肢抽搐等症状,持续数十秒至数分钟,舌质红,苔白厚或黄厚,脉弦数,指纹紫滞,在气关之上。

治宜清肺泄热,平肝息风。清瘟败毒饮(《疫疹一得》)合羚角钩藤汤(《通俗伤寒论》)加减,药用石膏、知母、黄连、栀子、黄芩、桔梗、赤芍、玄参、丹皮、连翘、羚羊角、钩藤、川贝、生地、菊花、白芍、甘草。

抽搐不止,加天竺黄、石菖蒲、全蝎;便秘,加生大黄、厚朴、枳实;咳嗽剧烈,加枇杷叶、僵蚕、炒苏子、炒地龙。

此时宜配合针刺十宣、涌泉等穴位,辅以掐按人中、草鞋带穴等方法,并配合西医镇静、吸氧、解热等疗法,中西医结合抢救患儿,以防出现肺炎脑病。

17.痰热互结,壅塞清窍

肺炎极期,在痰热闭肺的基础上,症见壮热不退,咳嗽剧烈,喉中痰声辘辘,神昏谵语,烦躁气急,颈项强直,角弓反张,大便干结,腹胀,舌质红,苔黄厚,脉弦滑。

治宜清热解毒,豁痰开窍息风。礞石滚痰丸(《养生主论》)合羚角钩藤汤(《重订通俗伤寒论》)加减,药用牵牛子、羚羊角、沉香、生大黄、黄芩、桑叶、川贝、生地、钩藤、菊花、白芍、生地、甘草。

神昏不醒,加石菖蒲、郁金,或合用玉枢丹;壮热不退,可合用白虎汤、三黄石膏汤、三石汤。

18.邪毒炽盛,伤阴扰心

肺炎极期,在热、咳、痰、喘的同时,症见面色苍白,胸闷心悸,烦躁不宁,夜卧不安,舌质红,脉促,心肌酶谱增高,心电图显示心肌劳累或心律失常。

治疗应在泻肺平喘治疗肺炎的基础上,解毒泻心安神。五虎汤合泻心汤(《明医指掌》)加减,药用炙麻黄、炒杏仁、生石膏、黄连、厚朴、人参(太子参)、白芍、石菖蒲、瓜蒌、甘草。

咽干口燥、有痰难咯、盗汗,属气阴两伤,去干姜、厚朴,太子参易党参,加麦冬、生地、生石斛;心烦难眠、易激惹,加竹叶、炒栀子、淡豆豉、合欢皮、远志。

19.正虚邪盛,心阳虚衰

肺炎极期,体弱儿或婴幼儿或兼有贫血、佝偻病、营养不良等慢性疾病的患儿,突然出现面色苍白,烦躁不安,呼吸困难加重,四肢发花厥冷,口唇发绀,肝脏在短时间内迅速增大,舌质暗,苔白,脉促等症状。

治疗急当回阳救逆,益气固脱。独参汤或参附龙牡救逆汤(验方)加减。无法口服药物,宜静脉滴注参附注射液、参麦注射液等。

此证为肺炎之极危重症候,救治不及患儿会在短时期内死亡,故宜中西医结合,配合镇静、吸氧、强心、利尿等方法,全力抢救。

20.肺热渐清,热痰留恋

肺炎后期,热退后,仍咳嗽痰多,咳吐黄痰,大便偏干,舌质红,苔黄腻,脉滑数。

治宜燥湿化痰,佐以清热。黄连温胆汤(《六因条辨》)加味:黄连、竹茹、枳实、半夏、橘红、茯苓、生姜、甘草、白前、紫菀、款冬花、石菖蒲。

痰涎壅盛,胸闷,可加胆南星、天竺黄、厚朴;纳呆乏力,可加焦三仙、莱菔子、苍术;口干渴、便干结,可加瓜蒌仁、生石斛、玄参、麦冬。

21.肺热津伤,燥痰恋肺

肺炎中后期,热退,仍咳嗽频繁,多阵发性咳嗽,有痰难咯,口渴,便干,舌红少津,苔白,脉细。

治宜清肺化痰,佐以生津止渴。贝母瓜蒌散(《医学心悟》)加减,药用贝母、瓜蒌、天花粉、茯苓、橘红、桔梗、枇杷叶、百合、炙甘草。

干咳少痰、咳痰带血,则去橘红,加沙参、麦冬;咳嗽较重,加桑白皮、炙冬花、炒杏仁;大便干结,加玄参、生地、麦冬。

22.肺气受伤,肺脾气虚

肺炎后期,热势渐退,咳嗽减轻,无热或低热起伏,久咳无力,气短,喉中痰鸣,咳痰,面白,动则汗出,大便无力或稀溏,纳食不香,舌质淡苔白,脉细无力,指纹淡。

治疗宜益气健脾,补肺固金。人参五味子汤(《幼幼集成》)加减,药用党参、白术、茯苓、五味子、麦冬、炙甘草、桑叶。

喉中痰鸣较重,可加陈皮、半夏、苍术、石菖蒲、白前、紫菀;咳嗽明显,加炙枇杷叶、炙百部、半夏、紫菀、炙冬花;食欲较差,可加砂仁、焦三仙、鸡内金、荷叶;低热起伏,可加葛根、升麻、银柴胡、白薇;汗出明显,加煅龙骨、煅牡蛎、浮小麦。

23.气阴不足,邪气留恋

肺炎后期,咳嗽轻浅,痰少难咯,低热起伏,口渴咽干,舌质嫩红,苔薄白。

治宜益气养阴清热。竹叶石膏汤(《伤寒论》)加味:竹叶、生石膏、麦冬、半夏、党参、炙枇杷叶、白前、川贝、炙甘草。

咳嗽频繁,可加炙冬花、桑白皮、栀子;干咳、咳痰带血丝、大便干结,可加阿胶(烊)、胡麻仁、炙百部、炙百合;食欲缺乏,可加鸡内金、莱菔子、焦楂、苍术、白术。

24.肺脾气虚,痰邪留恋

肺炎后期,咳声低微,喉中痰鸣,纳呆胸闷,舌质淡,苔白略厚。

治宜健脾益气,佐以燥湿化痰。五味异功散(《小儿药证直诀》)或六君子汤(《世医得效方》)加味:人参、白术、茯苓、陈皮、半夏、炙百部、石菖蒲、天竺黄、炙甘草。

痰多咳重,可加浙贝、枳壳、紫菀、白前;胸闷纳呆较重,加焦三仙、白术、苍术、荷叶、白蔻;咳嗽日久不愈,伴见大便不实,可加诃子、黄芪、防风。

25.肺热伤津,肺失宣降

肺炎后期,热退,咳嗽,少痰,有痰难咯,口渴,舌嫩红,苔薄少,脉细数。

治宜轻宣润燥,凉润止咳。桑杏汤(《温病条辨》)加减,药用桑叶、浙贝母、杏仁、淡豆豉、沙参、栀子、枇杷叶、炙百合、甘草。

干咳少痰,咳痰带血,可加桑白皮、地骨皮、白茅根;口渴咽干,则加生石斛、玉竹、芦根、葛根;大便干结,甚则坚如羊矢,则可加玄参、麦冬、生地、火麻仁、莱菔子。

26.余邪未尽,阴虚肺热

肺炎后期,多继发于痰热或毒热闭肺证之后,病程较长,症见干咳无痰,咳声不著,或伴低热盗汗,面色潮红,手足心热,口渴,盗汗,舌红苔少或花剥苔,脉细数。

治疗宜养阴清肺,润肺止咳。沙参麦冬汤(《温病条辨》)加减,药用沙参、麦冬、玉竹、天花粉、桑叶、枇杷叶、扁豆、炙甘草。

低热起伏,加知母、黄芩、青蒿、银柴胡;肺热明显,呛咳较频,加桑白皮、浙贝母、黄芩;口渴明显,加服五汁饮(《温病条辨》),药用梨汁、鲜藕汁、鲜芦根、鲜麦冬、鲜荸荠;咳嗽明显,加炙百部、炙百合、川贝母;纳食不香,加生山楂、生谷麦芽;盗汗,加煅龙骨、煅牡蛎、浮小麦。

27.痰阻肺络,肺叶萎伤

多见于痰热闭肺,年幼儿居多,以肺不张为主要病理改变。临床症见咳嗽,咳痰黏稠不爽,气短胸闷,呼气气弱,舌质红,边有齿痕或瘀点,脉虚数。

治宜清热豁痰,益气通络。桑白皮汤(《古今医统》)加减,药用桑白皮、半夏、苏子、杏仁、贝母、山栀、黄芩、黄连、瓜蒌、天竺黄、甘草。

高热、痰盛,合用麻杏石甘汤;痰黄质稠难咯,加瓜蒌、浙贝、桃仁、橘络、冬瓜仁、芦根;口渴咽干,咳痰带血,加天冬、麦冬、沙参、白茅根、侧柏叶、茜草。

28.阴虚肺燥,肺叶萎伤

多见于肺炎后期,症见面色无华,咳嗽,咳吐涎沫,咽干咽痒,口渴欲饮,胸闷气短,呼吸乏力,舌红少津,脉虚数。

治宜清肺润燥,止咳通络。清燥救肺汤(《医门法律》)加减,药用桑叶、石膏、党参、胡麻仁、阿胶、麦冬、杏仁、枇杷叶、炙百部、枳壳、炙甘草。

便秘,加玄参、生地;乏力气短,加黄芪、白术、当归、黄精;病久缠绵难愈,加丝瓜络、桃仁、红花、丹参。

29.邪毒恋心,气阴不足

肺炎后期,发热已退,但咳嗽时轻时重,喉中痰鸣,胸闷不舒,太息连连,疲乏少力,懒动,动则心悸,舌体胖质淡,脉结或代。

治宜益气养心复脉。炙甘草汤(《伤寒论》)加减,药用炙甘草、桂枝、人参、生地、阿胶、麦冬、火麻仁、生姜、大枣、枳壳、丹参。

夜卧不安,加酸枣仁、远志、生龙牡;盗汗加炙百合、地骨皮、防风、黄芪;大便干结,可加玄参、火麻仁、郁李仁。

四、其他疗法

(一)中成药

(1)通宣理肺口服液,功能解表散寒,宣肺止嗽。用于风寒郁肺。成人每服20mL,每日2~3次。7岁以上儿童减半;3~7岁每服5~7mL。

(2)小儿麻甘颗粒,功能平喘止咳,利咽祛痰。用于风热闭肺。口服,小儿1岁以下,每次0.8g;1~3岁,每次1.6g;4岁以上,每次2.5g。每日4次。

(3)羚羊清肺散,功能清热泻火、凉血解毒、化痰息风。适宜于肺炎痰热闭肺、毒热闭肺及热动肝风证。用量用法:口服,每次1g,每日2次,周岁以下儿童酌减。

(4)养阴清肺口服液,功能养阴润肺,清肺利咽。用于阴虚肺热证。口服,1岁以内2.5mL,1~6岁5~10mL,6岁以上10mL,每日2~3次。

(5)紫雪散,功能清热解毒、镇痉开窍。用于肺炎高热不退,或合并神昏抽搐。周岁小儿每次0.3g,5岁以内小儿每增一岁递增0.3g,每日1次;5岁以上小儿酌情服用。

(二)外治疗法

1.白芥子敷胸

白芥子、面粉各30g,加水调和至糊状,敷贴于背部肩胛内带,每日1次,每次约15分钟,出现皮肤发红为度,连敷3天。用于肺部啰音难以消散。

2.大黄芒硝膏

大黄、芒硝、大蒜各 15～30g,调成膏状,纱布包,敷贴背部,如皮肤未出现刺激反应,可连用 3～5 天。用于肺部啰音难以消散。

3.吴茱萸散

吴茱萸适量,为细粉,醋调为糊状,每晚休息时敷贴于涌泉穴,次日晨取下,连用 3 天。用于肺部啰音难消。

（三）针灸疗法

(1)隔姜灸百会、神阙、气海,有回阳固脱作用。用于肺炎心阳虚陷。

(2)取大椎、陶道、肺俞、合谷、曲池、少商。胸闷气促配内关、太溪;呕吐配中脘;腹泻配天枢、足三里;惊厥、昏迷配人中、涌泉。大椎、陶道直刺 0.3～1 寸,徐徐提插 3～5 下后出针,少商点刺出血,肺俞向下斜刺 0.3～0.5 寸,人中向上斜刺 0.3 寸,均提插捻转手法,惊厥昏迷患儿持续行针至苏醒后出针。余穴均直刺 0.3～0.5 寸,捻转手法,不留针,日针 2～3 次。

（四）推拿疗法（三字经推拿）

1.早期（外寒里热）

顺运八卦,清肺,平肝,清天河水,清胃。

顺运八卦宽胸降气,止咳平喘;清肺、平肝、清天河水解表散寒,清热化痰;清胃消食积、除内热。

2.中期（痰热闭肺）

逆运八卦,清肺,平肝,退六腑,揉小横纹。

逆运八卦宽胸豁痰,降气平喘;退六腑清热解毒,退高热,除热痰;清肺、平肝清肺化痰止咳;揉小横纹清郁热,化痰涎。

惊厥加捣小天心,以通窍散郁,安神镇惊;呕吐加清胃以和胃降逆;正虚体弱加揉二马,以扶正气,助六腑退高热。

治疗后体温下降,咳喘减轻。改用:顺运八卦,清肺,平肝,推四横纹,清天河水。

3.恢复期（正虚邪恋）

补脾,揉二马,清肺,清天河水。

补脾健脾益气,培土生金;揉二马大补元气,滋养肺肾;清肺、清天河水清余热、化痰涎。

（五）食疗

1.葱姜粥

葱白 3 根,生姜 3 片,粳米 50g。以上共煮粥热服。功效:祛寒宣肺。适用于风寒闭肺证。

2.杏仁粥

杏仁 10g,粳米 50g。杏仁加水煮 15 分钟,去渣留汁加粳米煮粥食用,宣肺化痰。

3.菊杏茶

菊花 9g,杏仁泥 6g,金银花 9g,蜂蜜 15g。将菊花、杏仁泥、金银花共煎煮取汁,调入蜂蜜即成。每日1剂,代水饮用。功效:辛凉清热,宣肺降逆。适用于发热、咳喘。

4.参枣山药粥

党参12g,红枣15g,山药15g,粳米50g。以上加水煮粥食用。功效:益气健脾。适用于肺脾气虚证。

第三节　小儿厌食症

厌食症是指小儿较长时期见食不贪,食欲缺乏。现代研究表明,小儿厌食多与微量元素缺乏有关,尤其是锌元素缺乏有密切关系。本病城市发病率高于农村。因多食零食所致。而农村多因断奶晚而引起。本病症长期不愈,可使患儿体重减轻,精神疲惫,抗病力弱,为其他疾病的发生和发展提供了有利条件,影响正常的生长发育,可转为"疳症"。

一、病因病机

主要是由先天禀赋不足、后天喂养不当、饮食不节、他病伤脾、感染诸虫、感受外邪、情志失调等病因引起,导致脾胃受运功能失调。小儿脏腑娇嫩,形气未充,脾常不足,若胎禀不足,运化无力,因而不欲吮乳;若后天调养失衡,则脾胃怯弱,乳食难进。小儿"寒暖不能自调,乳食不知自节",家长喂养失当,过食肥甘厚味,乱用滋补之品,超越小儿脾胃正常的纳运功能,导致脾胃受损,产生食欲缺乏,厌恶乳食。正如《素问·痹论》所谓"饮食自倍,肠胃乃伤"。脾为太阴,喜燥恶湿,得阳则运,胃为阳明,得阴则和。如《杂病广药》云:"脾不和则食不化,胃不和则不思食,脾胃不和则不思不化。"若苦寒伤脾,或温燥伤胃,或为暑湿熏蒸,脾阳失展,脾为湿困,导致受运失常,进而引起厌食、呕吐、腹胀等症。小儿肺脾之气常虚,肺卫不能固守于外,容易导致外邪入里传脾,脾失健运,或饮食脏腐之物,感染虫体,虫体寄生于内,损害脾胃,皆可影响受纳运化机能,因而生产厌食、不喜食,甚或进食异物。小儿乃纯阳之体,神气怯弱,心肝之气有余,若暴受惊恐,或所求不予,或环境改变,均可导致肝失疏泄、条达,肝木乘脾土,胃失肃降,饮食不能下达于肠,进而影响小儿进食,久之产生厌食、不思食,或腹胀、腹痛。

小儿厌食的病位主要在脾胃,也涉及心、肝、胆、肠等脏腑,病机主要是脾胃纳运功能失常。基于小儿病因、病程、体质的差异,因而临床证候上亦有偏重。以脾胃运化功能失调,多由家长喂养失当,或长期感受湿浊之邪,湿困脾阳,患儿往往恶食肥厚之品,呕吐,腹胀,病程缠绵,脾运若不复,则长期厌食。以脾胃虚弱证候为特征的患儿,往往病程较长,素体不足或先天禀赋欠佳,脾气运化乏力,或久食煎炸炙烤之物,胃阴亏损,津液不足,以致不思乳食。脾胃运化功能失调与脾胃气虚、胃阴不足之间,既可相互兼杂,又可相互转化。如脾气虚间或多食,多食后加重运化负担,进而易形成积滞,病性上则虚中夹实。脾胃失健,若拖延不治,或调治不当,病程延长,久病体弱,严重者往往容易转变为疳证。

二、临证思路

厌食患儿，其主症是饮食减少，或不思饮食。应分辨虚实，审证求因，按因论治。《幼幼集成》云：“但热、暂、实，人皆易知；久、虚、人多不识。”《张氏医通·恶食》曰：“恶食有虚实之分，实则心下闷痛，恶心口苦，二陈加黄连、枳实；虚倦怠，色萎黄，心下软，异功散加砂仁、木香。”《证治准绳·幼科·不乳食》曰：“在小儿虽得乳食，水谷之气未全，尤仗胃气，胃气一虚，则四脏俱失所养矣，故丹溪谓小儿多肝脾之疾也。若面色㿠白，目无睛光，口中气冷，不食吐水，肌瘦腹痛，此胃气虚寒之证，用五味异功散或六君子汤主之。若大便不实，兼脾虚也，加干姜温之。中满不利，脾不运也，加木香开之。”综观历代医家对本病的认识，大多认为厌食应以脏腑辨证为纲，以脾胃辨证为基础，再究其是以脾胃运化功能失健为主，还是脾胃气阴亏虚为主。

（一）病机辨识

1.脾失健运

脾主运化，胃主受纳，脾胃和，则知五谷之味，食则能化。脾胃不和，健运失常，则患儿食少纳呆，饮食乏味，嗳气泛酸，稍多食即感腹脘胀满。脾胃正常肃降功能失达，则呕吐、腹痛。如《幼幼集成》云：“盖脾胃原有运化之功用，今既不能化食，则运用之职，已失其权。”

2.脾胃气虚

脾胃气虚，则推动无力，饮食不化，不思进食，脾主四肢肌肉，脾虚故形瘦乏力，面色不华。生化乏源，卫阳不固，故常可见自汗，舌质淡，苔白，脉弱。

3.脾虚湿困

脾喜燥恶湿，湿邪困脾，阻滞中焦，受纳运化失达，气血生化不足，故不思食，形体虚胖或瘦弱。湿困则痰生，胃气上逆，则呕吐痰涎。如钱乙所云：“脾主困，实则困睡，身热饮水，虚则吐泻生风，脾病困睡泄泻，不思饮食。”

4.胃阴不足

过食肥甘、煎炸辛燥伤阴，或热病之后，甚或平素阴虚体弱，阴津亏虚，受纳失职，故不思饮食，食少饮多。阴津亏乏，不能濡养滋润肌肤，故皮肤干裂，大便干结，小便短黄，更有甚烦躁失寐，五心烦热。

5.乳食不节

小儿脾常不足，家长喂养过度，脾胃受损，则纳运失职，故患儿常不欲饮食，呕吐乳食，或腹胀不舒，或呕吐酸腐，大便酸臭，久之可导致积滞。故《幼幼集成·伤食证治》云：“小儿之病，伤食最多，故乳食停滞，中焦不化而成病，必发热恶食，或噫气作酸，或恶闻食气，或欲吐不吐，或吐出酸水，或气短痞闷，或腹痛啼叫，此皆伤食之候也。”

（二）症状识辨

1.厌食

厌恶进食，食欲缺乏或食而乏味，因脾胃失于健运。不思饮食，食而不化，食少便多或大便夹杂未消化物,为脾气亏虚,运化无力。纳食呆木,食少饮多,伴大便干结,肌肤干燥,为津液亏耗,胃阴不足。久不思食,或食欲减退,食则吐涎,伴体形虚胖,面色㿠白,系痰湿困脾,脾阳不舒,气机不畅,运纳失职。不喜饮食,甚或嗜食异物,伴精神不安,睡时磨牙,唇起白点,乃虫体扰伤脾胃,纳运功能失常。长期的不思食,进食减少,容易转变成疳证。

2.呕吐

脾胃受纳失职,胃气上逆,常见乳食不节,乳食积滞中焦,损伤脾胃,胃肃降失常,呕吐物酸臭,或夹杂未消化的残渣。呕吐清稀痰涎,为痰湿困于脾阳,脾阳运化无力。厌食兼干呕无物,呃逆嗳气,或胸闷不舒,乃肝郁乘脾。

3.腹胀、腹泻

脾胃运化失健,气机不调,或腐熟功能失职,中焦不能正常纳运腐熟,腐食积滞于胃脘肠道则腹胀,食渣不化则腹泻,大便溏稀。

4.烦躁或自汗

脾胃运化无力,气血生化乏源,卫阳失于营阴滋养,毛华不充,阳气不固,则见自汗多;津液失于续充,久病阴津消耗亏乏,故见烦躁易哭,甚或五心烦热,夜寐不安。

(三)治法与处方原则

治疗以运脾开胃为基本原则,常与消食导滞、健脾益气、益胃养阴、燥湿健脾等法配合应用。脾胃以和为贵、以运为健。如《类证治裁·卷之三·饮食症论治》云:"然胃气以下行为顺,脾气以健运为能。"用轻清之剂解脾气之困,拨清灵脏气以恢复中焦转运之机,使脾胃调和,脾胃受纳恢复。脾失健运,宜运脾开胃为主;脾胃气虚,以健脾益气为主;胃阴不足,当益胃养阴为法;乳食积滞,则施之消食导滞。此外,要注意脾胃乃表里之脏腑,相辅相成,脾升胃降,消导时不可峻猛,化湿时不可辛燥,行气不可窜烈,健脾不可壅补,养阴不可滋腻,以防脾胃受损。治疗厌食重在调和,用药宜中和。药物治疗只是治疗的一部分,还应加强调整饮食结构,纠正不良饮食习惯,调畅情志等方法。

(四)用药式

1.脾失健运

为厌食初期,饮食不节,或疾病伤脾等病因导致脾气不舒,运化功能失健,出现厌恶进食,食欲缺乏,或兼嗳气痞满,脘腹胀满,苔薄白或薄腻,脉尚有力。用苍术、藿香、佩兰等芳香之品醒脾助运,辅以厚朴、槟榔、枳实、陈皮、莱菔子等行气和中,佐以神曲、麦芽、鸡内金、谷芽等消食开胃。运脾之法因有燥湿开运、理气助运、消食助运等,用于湿困脾阳、气机壅滞、积食不化,常数法兼施。胃脘胀满,加木香、枳壳、莱菔子、厚朴等理气宽中,消食和中。

兼湿浊困脾,日久化热,则见厌食、便溏、形体虚胖、呕吐痰涎、舌苔白腻,加法夏、佩兰、黄芩、薏苡仁等燥湿行气。痰湿蕴积,虚烦不寐,加竹茹、枳实等健脾除湿之品。

2.脾胃气虚

脾胃气虚,运化乏力,患儿形体偏瘦,不思进食,面色少化,体倦肢乏,精神不振,自汗,体虚易感,舌苔薄白,脉缓无力。用党参、太子参、白术、黄芪等补益脾气,补脾不可壅滞,故辅以陈皮、木香、莱菔子等醒脾转运,佐以荷叶、藿香、佩兰、砂仁芳香之品开悦脾胃,麦芽、山楂等健脾消食。若自汗多、既往体虚,加牡蛎、防风、浮小麦、黄芪等益气固表。情志不畅,加郁金、柴胡、佛手等疏肝解郁。

3.胃阴不足

胃阴亏虚,饮多食少,口燥咽干,甚或五心烦热,大便干结。用沙参、麦冬、玉竹、石斛、生地黄等益胃养阴,辅以白芍、甘草、乌药等酸甘化阴,使补阴不壅滞,佐以山楂、谷麦芽、鸡内金开胃消食。阴虚较重,心烦躁动,加芦根、酸枣仁、川楝子、天花粉、莲子心、胡黄连、灯芯草等清热生津除烦。兼脾气虚,加茯苓、山药、党参健脾益气。

4.乳食不节

饮食停滞中焦,出现厌食,嗳气泛酸,腹胀满痛。常用山楂、神曲、谷芽、麦芽、鸡内金消食导滞,辅以陈皮、木香、莱菔子、厚朴、大腹皮行气宽中。腹胀腹满较甚,加枳实、香附、槟榔、乌药等舒畅气机、酸甘止痛;胃气上逆,呕吐泛酸,加砂仁、法夏、竹茹、生姜和中止呕。

三、证治条辨

1.乳食壅滞,脾胃失调

症见不欲吸吮乳汁,或不思饮食,呕吐乳片,口中有乳酸味,腹胀或腹泻,恶心,呕吐酸腐食物残渣,大便臭秽,舌苔厚腻,脉象弦滑,指纹多紫滞。

治以消食化滞,健运脾胃。保和丸加味:山楂、神曲、法夏、茯苓、陈皮、连翘、莱菔子。

若腹胀痛,加木香、厚朴、枳实;呕吐,加竹茹、生姜汁;发热,加连翘、薄荷等。

2.痰湿困脾,脾阳失舒

症见形体虚胖或瘦弱,面色㿠白,经常呕吐痰涎,厌食,便溏,舌苔白腻,脉濡滑,指纹常见淡红。

治以健脾燥湿化痰。二陈汤加味:法夏、陈皮、茯苓、甘草。

乏力、自汗出,加党参、白术、砂仁或六君子汤加减;虚烦不寐,加竹茹、枳实。

3.虫体内扰,积伤脾胃

症见面色苍黄,肌肉消瘦,精神不安,不思饮食,或嗜食异物,睡时磨牙,肚腹胀大,时时腹痛,大便不调,常有蛔虫,巩膜蓝斑,面有白斑,唇口起白点,脉多弦细。

治以驱虫消积,兼健运脾胃。使君子散加减,药用使君子、苦楝子、芜荑、槟榔、甘草。待虫积消退后,可用异功散加麦芽、山楂。

若体质过虚,一时不能功遂的,可用《医宗金鉴》肥儿丸为主,以功补兼施。

4.脾胃虚弱,气虚为主

症见面色苍白,形体瘦弱,神倦乏力,不思乳食,大便稀溏,舌淡苔白,脉象细弱,指纹淡红。

治以补脾益气和中。异功散加减,药用党参、茯苓、白术、甘草、白扁豆、陈皮、砂仁、山楂、神曲。

苔腻,大便稀,白术改为苍术;汗多易感,加牡蛎、黄芪、防风、浮小麦;情志不畅,加柴胡、郁金、川芎。

5.脾胃阴虚,胃阴不足

症见纳运呆钝,食少饮多,面色萎黄,皮肤失润,大便偏干,小便黄短,舌偏红少津,苔少或花剥。部分患儿烦闹少寐,手足心热。

治以养阴益胃。养胃增液汤加减,药用沙参、山药、玉竹、麦冬、石斛、乌梅、白芍、谷芽、甘草。

乏力声低,加太子参、茯苓、扁豆;大便干结加火麻仁、郁李仁;口渴烦躁加天花粉、胡黄连、芦根;手足心热,夜寐不宁,加丹皮、酸枣仁、地骨皮。

6.脾失健运,受纳失调

症见厌恶进食,食不知味,常伴嗳气泛恶,胸闷脘痞,大便不畅,偶尔多食后胃脘饱胀,形体尚可,精神正常,舌淡红,苔薄白或薄腻,脉尚有力。

治以调和脾胃,运脾开胃。不换金正气散加减,药用苍术、陈皮、枳壳、藿香、神曲、麦芽、山楂。

胃脘胀满加木香、厚朴、莱菔子;舌苔白腻加法夏、佩兰;暑湿困阻加荷叶、扁豆;嗳气泛恶加法夏、竹茹;大便偏干加枳实、莱菔子;大便偏稀加山药、薏苡仁。

7.肝木郁结,乘犯脾土

症见患儿纳差或不思饮食,精神不快,情绪易变,烦躁易哭,多见暴受惊恐,或亲人离去,或所喜未得,甚或平素生活不规律,苔花剥,脉弦缓。

治以疏肝解郁,健脾和胃。益脾镇惊散加减,药用人参、白术、茯苓、砂仁、钩藤、甘草、朱砂、灯芯草。

烦躁易哭,去人参、朱砂,加郁金、莲子心等;大便夹杂不消化食物,加神曲、麦芽、山楂、鸡内金等;腹胀、腹泻,加苍术、木香、葛根、石榴皮等。

四、其他疗法

(一)中成药

(1)启脾丸,每次 1 丸,每日 2~3 次。用于脾失健运。

(2)醒脾养儿颗粒,每次 2~3 包,每日 3 次。用于脾胃气虚。

(3)磨积散,每次 2~3g,每日 2~3 次。用于乳食积滞,消化不良。

(二)外治疗法

白蔻、莱菔子,打细粉填贴神阙,每日 1 次。

(三)针灸疗法

(1)刺四缝,常规消毒后刺出血,3 日后重复 1 次。用于脾失健运证。

（2）艾灸足三里每日 1 次。用于脾胃气虚证。

（3）耳穴法,取王不留行子,用胶布黏贴于一侧的脾、肾、神门、皮质下等穴位,4 日后换另一侧。

（四）推拿疗法

1.一般推拿

（1）补脾土,运内八卦,清胃经,掐揉掌横纹,摩腹,揉足三里。用于脾失健运。

（2）补脾土,运内八卦,揉足三里,摩腹,捏脊。用于脾胃气虚。

（3）揉板门,补胃经,运八卦,分手阴阳,揉二马,揉中脘。用于脾胃阴虚。

2.三字经推拿

清补脾,清胃,顺运八卦,推四横纹,捏脊。

清补脾以健脾助运;清胃以开胃纳,消食积;顺运八卦、推四横纹调和气血,消宿食,开饱胀;捏脊调和气血,加强脏腑功能活动。

恶心呕吐加清板门,腹痛加揉外劳宫。若病后伤阴或胃阴不足,出现口干多饮,不思进食,大便干结,五心烦热,舌红,苔少或花剥,脉细数。顺运八卦,清胃,清天河水,运水入土。

第四节　小儿泄泻

泄泻是以大便次数增多,大便性状改变(稀薄如水样,或夹不消化食物残渣,或夹黏液便)为特征的一种小儿常见病。本病一年四季均可发生,以夏秋季节发病率为高,不同季节发生的泄泻,证候表现有所不同。2 岁以下小儿发病率高。轻者治疗得当,预后良好;重者下泄过度,易见气阴两伤,甚至阴竭阳脱;久泻迁延不愈者,则易转为疳证。

西医学称本病为小儿腹泻,分为感染性腹泻和非感染性腹泻两类。病程中易并发脱水、电解质紊乱、酸碱失衡,以及烦躁、精神萎靡、嗜睡、高热或体温不升等中毒症状。病毒感染(如轮状病毒、柯萨奇病毒等)引起的肠炎,还可并发心肌损害。长期慢性、迁延性腹泻可导致营养吸收障碍,并发营养不良、贫血,甚至影响患儿生长发育。

一、病因病机

小儿泄泻的病因主要有感受外邪、伤于饮食、脾胃虚弱与脾肾阳虚,病位主要在脾胃,病机关键在于脾虚湿盛。盖胃主受纳腐熟水谷,脾主运化水湿和水谷精微。小儿脾胃薄弱,易于受损,若脾胃受伤,则水谷不化,精微不布,清浊不分,合污而下,而成泄泻。正如《幼幼集成·泄泻证治》所说:"泄泻之本,无不由于脾胃。盖胃为水谷之海,而脾主运化,使脾健胃和,则水谷腐化而为气血,以行荣卫。若饮食失节,寒温不调,以致脾胃受伤,则水反为湿,谷反为滞,精华之气不能输化,乃致合污下降,而泄泻作矣。"

(一)感受外邪

小儿脏腑薄弱,藩篱不密,卫外不固,极易为外邪所袭,外感风、热、寒、暑诸邪常与湿邪相合而致泻,尤以夏秋之季的暑湿之邪多见,故有"无湿不成泻""湿胜则濡泄"之论。脾喜燥而恶湿,湿热之邪,蕴结脾胃,困阻中焦,下注大肠,传化失职,泄泻作也。暑热之邪,伤人最速,易耗气伤津,热迫大肠,骤成暴泻。调护失宜,腹受风寒,寒邪客于脾胃肠道,寒凝气滞,中阳被困,运化失职,泄泻清稀,粪多泡沫。风寒郁阻,气机不得宣通,肠鸣腹痛。外感风寒,邪在卫表,可见发热恶寒等风寒表证。

(二)肠胃脾虚

或禀赋不足,或调护失宜,或治疗不当,致肠胃脾虚,泌别、传导、腐熟、运化功能失司,水谷不分,精微不布,合污而下,而成泄泻。又脾以阳为运,得肾阳以为暖,脾阳不足,无以运化,水湿内聚肠道,或阳虚气不化水,水湿留聚于胃肠,发为阳虚泻;肾为胃关、司二便,日久肾虚则关门失守。

由于小儿五脏强弱不均,肝常有余,心常有余,脾常不足,因而肝心之偏强,每致不足之脾病而发泄泻。

(三)耗伤气液,变证丛生

无论暴泻与久泻,无论伤损与祛邪,伤及气液,从而变证丛生。素体阴虚,或病热(邪)所伤,或泻下无度及水谷少入,耗伤津液,而成阴津不足、阴虚火旺、阴虚风动。

素体阳虚,寒邪所伤,暴泻不止,祛邪耗损,或阴伤阳无以生,伤损气阳,以致阳(气)虚欲脱、脾阳衰败、阳虚风动,抑或阴阳两伤,甚或阴竭阳脱。

缓病损伤脾胃,水谷精微不足,而成疳证、血虚、鹅口疮,且易新感。

二、临证思路

小儿泄泻的发生与湿密切相关,正如《临证指南医案·泄泻》指出:"泄泻,注下症也。经云:湿多成五泄……飧泄之完谷不化,湿兼风也;溏泄之肠垢污积,湿兼热也;鹜溏之澄清溺白,湿兼寒也;濡泄之身重软弱,湿自胜也;滑泄之久下不能禁锢,湿胜气脱也。"大便的次数、数量、性状、颜色及夹滞物,为辨证的重要依据。应根据病史、病程、大便性状的改变以及全身表现,辨明病因及寒热虚实。更要重视证候相兼、夹杂时的辨证。

(一)病机辨识

1.外感泄泻

解衣乘凉,夜卧当风,风寒之邪,客于脾胃肠道,寒凝气滞,中阳被困,运化失职,泄泻清稀,粪多泡沫。风寒郁阻,气机不得宣通,肠鸣腹痛。风寒袭表,鼻塞流涕,发热,恶风,咳嗽。

饮食不节,嗜食生冷,或淋雨涉水,居处潮湿,寒湿内盛,困阻脾胃,运化失司,大便稀溏,纳呆。胃失和降,则泛恶欲吐。湿性重着,寒湿阻遏阳气,故头身困重,面色不荣。寒湿内盛,则舌淡胖,苔白腻或白滑,脉濡缓。

　　湿热蕴结,湿热之邪从表伤者,十之一二,由口鼻入者,十之八九。湿热内郁阳明太阴,郁甚则少火皆成壮火,但热不寒,反恶热;湿热之邪,蕴结脾胃,困阻中焦,下注大肠,泻下急迫如水样,量多次频,气味秽臭。湿热交蒸,壅遏气机,则腹痛腹胀,阵发哭闹。热盛阳明则汗出,湿蔽清阳则胸痞,湿邪内盛则苔白,湿热交蒸则苔黄。

　　夏令气候炎热,暑多兼湿。暑湿之邪,下迫大肠,骤成暴泻;郁遏卫分肌表,见发热较高,头痛,身重体倦,肢体酸痛,脘痞胸闷,呕吐。

　　2.伤食泻

　　《素问·痹论》曰:"饮食自倍,肠胃乃伤。"小儿乳食不节,次数无度,或过食生冷瓜果、肥甘厚腻等不化食物,或饮食不洁等,损伤脾胃,脾胃健运失常,食积中焦,大便夹杂乳块或食物残渣。乳食壅滞脾胃,气机不利,腹胀腹痛。胃失和降,浊气上逆,则嗳气呕吐,气味酸臭。乳积化热,上扰心神,则烦躁,夜寐不安。

　　3.久泻

　　《素问·藏气法时论》曰:"脾病,虚则腹满肠鸣,飧泄,食不化。"小儿脾胃虚弱,运化失职,不能分清别浊,水反为湿,谷反为滞,合污而下,而致泄泻,大便稀溏,色淡不臭,食后作泻,常有食欲缺乏,面色萎黄,神疲倦怠。

　　情志不舒,所欲不遂,情志失调,则肝气郁结,横逆犯脾;或猝受惊恐,惹动肝风,木乘土位,均可致肝脾不和,气机被遏,脾运失度,清浊混杂,腹痛腹泻。泄泻每于情绪紧张或抑郁恼怒时加重,泻后痛减,伴胸胁胀闷,纳呆,嗳气,呕恶。如《景岳全书·泄泻》云:"凡遇怒气便作泄泻,必先以怒时夹食,致伤脾胃……故但有所犯即随触而发,此肝脾二脏之病也。盖以肝木克土,脾气受伤而然。"

　　久病久泻,脾肾阳虚,水谷不化,并走肠间,以大便澄澈清冷、完谷不化、形寒肢冷为特征。偏脾阳虚,大便清稀,或见脱肛,面色㿠白;偏肾阳虚,大便清冷,滑脱不禁,腹凉肢冷,精神萎靡。若继续发展,则成重症疳泻,终则阳脱而亡。

　　泄泻日久,或寒湿凝滞,或肝郁气滞,致血行不畅,肠络瘀阻,见大便溏薄,腹痛腹胀,或腹中扪及痞块。

　　4.泄泻变证

　　暴泻或泻下日久,耗伤气阴,肌肤失养,故神萎不振,四肢乏力,皮肤干燥,眼眶、囟门凹陷,尿少;无津上承,故口渴引饮,啼哭无泪;气阴不足,心失所养,故心烦不安;舌红少津,苔少或无苔,为气阴两伤之征。若不能及时救治,则可迅速发展为阴竭阳脱。

　　暴泻或久泻不止,耗伤津液,阴损及阳,阴伤于内,阳脱于外,气随津脱,见精神萎靡,表情淡漠,面色青灰或苍白,气息低微,四肢厥冷,脉细微欲绝。

　　(二)症状识辨

　　1.大便稀薄

　　风寒泻,大便清稀,多泡沫,臭气轻,腹痛重,伴外感风寒症状。伤食泻,有伤食史,纳呆腹胀,大便稀溏,夹白色乳凝块或未消化食物残渣,气味酸臭,或如败卵,腹痛则泻,泻后痛减;湿热泻,便次多,便下急迫,色黄褐,气秽臭,或见少许黏液,舌苔黄腻;大便稀溏或烂糊,色淡不臭,多于食后作泻,时轻时重,进难消化食物泄泻加重,为脾虚所致;脾肾阳虚泻,病程长,大便澄澈清冷,完谷不化,阳虚内寒证象显著;大便溏薄,腹痛腹胀,腹中扪及痞块,注意瘀阻肠络。

2.腹胀腹痛

《古今医统·腹痛》云:"小儿腹痛之病,诚为急切。凡初生二三个月及一周之内,多有腹痛之患。无故啼哭不已,或夜间啼哭之甚,多是腹痛之故。大都不外寒热二因。"小儿泄泻时,腹痛阵发,得温则减,面色青白多属寒;遇热痛甚,多属热;胀满疼痛,按之痛甚,泻下酸臭,为乳食积滞;久痛喜按,得食稍减,为虚;暴痛拒按,食后痛剧,为实;痛如针刺,固定不移,为血瘀;痛时走窜,为气滞;肝木乘脾,面多青,腹胀痛牵连两胁,重按腹痛稍能减。

3.呕吐

胃气以降为顺,胃气上逆则为呕吐,所谓"胃不伤不吐",如《幼幼集成·呕吐证治》所言:"盖小儿呕吐,有寒有热有伤食,然寒吐热吐,未有不因于伤食,其病总属于胃。"寒吐多朝食暮吐,暮食朝吐,吐物清冷淡白,夹不消化食物残渣;热吐则食入即吐,吐物酸馊腐败。实证呕吐,多因外邪、饮食、情志因素所致,起病急,病程较短,呕吐量较多,脉实有力;虚证呕吐,常为体质虚弱、脾胃虚寒所致,起病缓慢,病程较长,呕而无力,时作时止,伴精神不振,脉弱无力。

4.口渴

气阴耗伤,无津上承,则口渴引饮;口渴,舌上白苔,口中发黏,乃津少液结;肾阳虚,不能蒸腾津液,自利而渴,必舌淡,脉微,喜热饮,且饮亦不多。口渴,苔润或厚腻,为湿浊中阻,津不能至;口渴,倦怠乏力,短气懒言,为脾气虚而运化无力,津液下陷,难以上升。

5.精神状态

神产生于先天之精,而又必须依赖后天水谷精微的滋养。《素问·移精变气论》曰:"得神昌,失神亡。"泄泻患儿精神不振,乃是气阴耗损,失于濡养;若精神萎靡,甚至表情淡漠,气息低微,则是阴竭阳脱、元气衰败之危候。

6.小便短少

《素问·经脉别论》曰:"饮入于胃,游溢精气,上输于脾,脾气散精,上归于肺,通调水道,下输膀胱,水精四布,五经并行。"尿液的生成即来源于水谷精微和水液,泄泻水谷混杂而下,津液丢失,小便则减少;若津液严重亏损,甚则无尿。故小儿泄泻必须询问小便的量、次,最后一次排尿的时间,判断津液存亡。

7.皮肤干燥

津布散于体表能滋润皮毛肌肉,输注于孔窍能滋润鼻、目、口、耳等官窍;液可渗入体内濡养脏腑、脑髓、骨节等。泄泻皮肤干燥,眼眶凹陷,哭时无泪,乃津液亏虚。

8.四肢不温

四肢欠温,鼻塞恶寒,为风寒束表;四肢发凉,头身困重,面色不荣,乃寒湿阻遏阳气;肢冷腹凉,大便澄澈清冷,完谷不化,为脾肾阳虚;四肢厥冷,脉细微欲绝,为阴竭阳脱。

(三)治法与处方原则

以运脾化湿、恢复脾胃功能为主,如《幼幼集成·泄泻证治》所言:"凡泄泻肠鸣腹不痛,是湿,宜燥渗之;饮食入胃不住,或完谷不化,是气虚,宜温补之;腹痛肠鸣泻水,痛一阵,泻一阵,是火,宜清利之;时泻时止,或多或少,是痰积,宜豁之;腹痛甚而泻,泻后痛减,为食积,宜消之,体实下之;如脾泄已久,大肠不禁,宜涩之;元气下陷,升提之。"《医宗必读·泄泻》总结出九种治疗泄泻的方法,即淡渗、升提、清凉、疏利、甘缓、酸收、燥脾、温肾、固涩,具有较高的临床应用价值。

《景岳全书·泄泻》指出:"凡泄泻之病,多由水谷不分,故以利水为上策。""水谷分则泻自止。"但利水之法有不同,如湿胜无寒而泻,分其清浊即可;湿夹微寒而泻,微温而利之;湿热在脾,热渴喜冷而泻,去其湿热而利之。其亦云:"治泻不利小水,非其治也。然小水不利,其因非一,而有可利者,有不可利者,宜详辨之。"若泄泻病久、阴不足、形虚气弱等均不可利,否则会亡阴、伤气,愈利愈虚而速其危矣。

治疗泄泻,必须随时注意顾护津液。气阴两伤,治以益气养阴,酸甘敛阴;阴竭阳脱,当立即挽阴回阳,救逆固脱。同时配合小儿推拿、针灸、敷贴等外治疗法,并注意合理饮食,预防及纠正脱水。

三、证治条辨

1.风寒泻

症见大便清稀,色淡夹泡沫,臭味不甚,便前腹痛肠鸣,常伴恶寒发热,鼻塞流涕,舌淡红,苔白,脉浮,指纹淡红。

治宜疏风散寒,运脾化湿。藿香正气散加减,药用藿香、紫苏叶、白芷、半夏、陈皮、茯苓、苍术、厚朴、大腹皮、桔梗、甘草。

2.寒湿泻

症见大便稀溏,纳呆,泛恶欲吐,头身困重,面色不荣,舌淡胖,苔白腻或白滑,脉濡缓。

治宜温中散寒,运脾化湿。平胃散加味减,药用苍术、厚朴、陈皮、茯苓、泽泻、甘草。

腹痛,加木香、大腹皮、蚕沙;恶心呕吐,加法夏、干姜、紫苏梗;苔腻,加白豆蔻、藿香、佩兰。

3.风湿作泻

症见腹内肠鸣,肚不痛,身体重而泻水,水谷混杂。

治宜升阳除湿。升阳除湿汤加减,药用升麻、柴胡、神曲、防风、泽泻、猪苓、苍术、陈皮、炙甘草。

4.湿热泻

症见大便水样,泻势急迫,量多次频,气味秽臭,腹痛阵作,或大便夹有黏液,肛门红赤、发热,烦躁口渴,恶心呕吐,小便短黄,舌质红,苔黄腻,脉滑数,指纹紫。

治宜清热利湿。葛根黄芩黄连汤加减,药用葛根、黄芩、黄连、甘草。

热重泻频,加火炭母、马齿苋、地锦草、车前草;高热烦渴引饮,加石膏、寒水石;湿邪偏重,舌苔厚腻,口不甚渴,加苍术、厚朴;呕吐频繁,加生姜汁、半夏;腹痛甚,加白芍、木香;纳差,加焦山楂、焦神曲。

5.暑湿作泻

症见泻下急迫,发热,头痛,身重体倦,肢体酸痛,脘痞胸闷,呕吐。

治宜解暑化湿。香薷饮合胃苓汤加减,药用香薷、厚朴、白扁豆、苍术、陈皮、甘草、泽泻、猪苓、赤茯苓、白术、肉桂。

口渴,去肉桂;发热,加金银花、连翘、滑石。

6.饮食不节,停滞不化

症见大便次数增多,夹有乳块或不消化的食物残渣,腹痛欲泻,泻后痛减,大便酸臭或如败卵,嗳气酸馊,食少或拒食,矢气频频臭秽,夜寐欠安,舌苔厚腻或黄垢,脉滑数,指纹紫滞。

治宜消食化滞,运脾止泻。保和丸加减,药用山楂、六神曲、莱菔子、半夏、茯苓、陈皮、连翘、苍术。

呕吐,加竹茹、砂仁;大便稀水样,加苍术、车前子;大便不爽,加厚朴、枳壳;腹痛较重,加白芍、木香。

7.恣食肥甘,湿热内蕴

症见大便酸臭或如败卵,腹痛腹胀,排便不爽,发热,不思饮食,舌红,苔黄腻。

治宜消积导滞,清利湿热。枳实导滞丸加减,药用枳实、大黄、黄连、黄芩、六神曲、茯苓、泽泻、苍术、陈皮。

8.脾虚泻

症见大便稀溏,多于食后作泻,色淡不臭,反复发作,时轻时重,面色萎黄,食欲缺乏,神疲倦怠,舌淡苔白,脉细弱,指纹淡。

治宜健脾益气,运脾止泻。七味白术散加减,药用党参、茯苓、白术、苍术、藿香、木香、葛根、山药、甘草。

苔腻,加佩兰、薏苡仁;食少腹胀,加六神曲、麦芽、厚朴

9.久病缠绵,脾胃虚弱

症见反复发作,食后作泻,面色萎黄,神疲纳呆,形体消瘦。

治宜健脾益气,运脾止泻。参苓白术散加减,药用党参、山药、莲子、白术、茯苓、炒扁豆、薏苡仁、甘草、砂仁、桔梗。

胃纳呆滞,舌苔腻,加藿香、苍术、陈皮、焦山楂;腹胀不适,加木香、乌药;腹冷舌淡,大便夹不消化食物,加干姜;久泻不止,内无积滞,加煨诃子、煨葛根、石榴皮。

10.脾失升清,气虚下陷

症见久泻不止,面白脱肛。

治宜益气升提。补中益气汤加减,药用人参、白术、当归、陈皮、黄芪、柴胡、升麻、炙甘草。

11.脾阳虚

症见大便清稀无臭,神萎面白,肢体欠温。

治宜温运脾阳。理中汤加减,药用人参、干姜、白术、苍术、炙甘草、陈皮。

12.脾阴不足

症见腹泻绵绵,倦怠乏力,手足烦热,口干不欲饮,烦渴不思食。

治宜甘平育阴。沙参麦冬汤加减,药用沙参、麦冬、玉竹、白芍、天花粉、扁豆、乌梅、佛手、甘草、五味子。

13.脾肾阳虚

症见久泻不愈,大便清稀,澄澈清冷,完谷不化,或伴脱肛,形寒肢冷,面白无华,精神萎靡,睡时露睛,舌淡苔白,脉沉细,指纹色淡。

治宜健脾温肾,固涩止泻。附子理中汤合四神丸加减,药用附子、人参、白术、干姜、补骨脂、肉豆蔻、诃子、五味子、甘草。

脱肛,加黄芪、升麻;久泻不止,加石榴皮、赤石脂、禹余粮。

14.命门火衰

症见大便清冷,滑脱不禁,五更泄泻,腹凉肢冷,精神萎靡。

治宜温补命门。真武汤合四神丸加减,药用附子、茯苓、芍药、生姜、白术、补骨脂、肉豆蔻、诃子、五味子。

15.情志失调,肝木乘脾

症见大便稀溏或如水样,情绪紧张或抑郁恼怒时泄泻加重,泻后痛减,伴有腹痛,或胀坠感,胸胁胀闷,纳呆,嗳气呕恶,舌质淡红,苔薄白,脉弦。

治宜疏肝理脾。痛泻要方合四逆散加减,药用柴胡、白术、白芍、甘草、陈皮、防风、枳壳。

胸胁脘腹胀痛,加香附、当归;腹泻频频,加苍术;神疲食少,加黄芪、党参、扁豆;久泻不止,加乌梅、诃子。

16.惊泻

症见便溏色青,惊恐啼哭,睡中惊叫。

治宜平肝补脾,镇惊安神。益脾镇惊散合痛泻要方加减,药用人参、白术、茯苓、朱砂、钩藤、炙甘草、灯芯草、陈皮、防风。

17.湿热下注,气阴耗伤

症见泻势急迫,量多次频,气味秽臭,发热,神萎不振,眼眶囟门凹陷,口渴尿少,舌红苔黄。

治宜益气养阴,清热化湿。连梅汤加减,药用黄连、乌梅、麦门冬、生地黄、葛根。

脉虚大而芤,加人参。

18.气阴两伤

症见泻下无度,神萎不振,四肢乏力,眼眶、囟门凹陷,皮肤干燥,心烦不安,啼哭无泪,口渴引饮,小便短少,甚则无尿,唇红而干,舌红少津,苔少或无苔,脉细数。

治宜益气养阴。人参乌梅汤加减,药用人参、木瓜、乌梅、莲子、山药、甘草。

久泻不止,加诃子、禹余粮;口渴引饮,加天花粉、石斛。

19.阴竭阳脱

症见泻下不止,便稀如水,次频量多,精神萎靡,表情淡漠,面色青灰或苍白,四肢厥冷,哭声微弱,气息低微,舌淡,苔薄白,脉细微欲绝。

治宜回阳固脱。参附龙牡救逆汤加减,药用红参、附子、龙骨、牡蛎、干姜、白术、甘草。

尿少无泪,加麦冬、五味子。

20.少阴下利

症见四肢厥逆,恶寒蜷卧,神衰欲寐,腹痛下利,呕吐不渴,舌苔白滑,脉微细。

治宜温中祛寒,回阳救逆。四逆汤加减,药用附子、干姜、炙甘草。

21.水饮留肠

症见形体消瘦,肠鸣辘辘有声,便泻清水,泛吐清涎,腹胀尿少,舌淡,苔白滑。

治宜健脾利湿,前后分消。苓甘桂术甘汤合己椒苈黄丸加减,药用桂枝、茯苓、白术、甘草、防己、椒目、葶苈子、大黄、苍术、陈皮。

22.瘀阻肠络

症见泄泻日久,泻后有不尽感,腹部刺痛,痛有定处,按之痛甚,面色晦滞,舌暗红或有瘀点,口干不欲多饮。

治宜化瘀通络,和营止痛。少腹逐瘀汤加减,药用蒲黄、五灵脂、当归、川芎、延胡索、没药、肉桂、小茴香、干姜。

气血瘀滞,化为脓血,大便夹有赤白黏冻,合用白头翁汤。

23.疳泻

症见小儿疳积,积热伤脾,水谷不分,频频作泻。

治宜清热渗湿。清热和中汤加减,药用白术、陈皮、厚朴、赤苓、黄连、神曲、谷芽、使君子、生甘草、泽泻。

24.火泻

症见暴注下迫,肚腹疼痛,心烦口渴,泻多黄水,小便赤色。

治宜清热利水。先以玉露散清其热,药用寒水石、石膏、甘草;再用四苓汤利其水,药用茯苓、白术、猪苓、泽泻、灯芯草。

25.脐寒泻

症见粪色青白,腹痛肠鸣。

治宜温中散寒。和气饮加减,药用苍术、紫苏、防风、赤茯苓、豆豉、藿香、陈皮、厚朴、炙甘草。

26.痰流于肺,大肠不固

症见咳嗽,痰多,便稀。

治宜化痰止泻。二陈汤加减,药用陈皮、茯苓、半夏、甘草、苍术、木香。

四、其他疗法

(一)中成药

1.葛根芩连微丸

每服 1～2g,每日 3～4 次。用于湿热泄泻。

2.腹可安

每服 1～3 片,每日 3 次。用于湿热泻、食滞泻。

3.藿香正气液

每服 5～10mL,每日 3 次。用于外感风寒、内伤湿滞泻,夏伤暑湿泄泻。

(二)外治疗法

(1)五倍子、干姜、吴茱萸、丁香、肉桂,一般选用 2～4 味物,共研细末,姜汁调敷穴位。常用穴位有中脘、神厥、天枢、脾俞。

(2)白胡椒 30g,炒苍术 30g,大砂仁 10g,公丁香 10g,吴茱萸 5g,肉桂 5g。共为细面,每次 3～5g,姜汁加热调糊,敷脐中,每日 1 次。用于因食寒饮冷所致泄泻、脘腹胀痛,或因脾胃虚寒所致的泄泻、腹痛等。

(3)白胡椒、干姜各 6g,鲜姜、葱白各 3g,香油或豆油 500g,黄丹 250g。将前四味药放入油中炸枯,去渣取药油,再文火炼油至滴水成珠,放入黄丹收膏,摊于纸上,制成 200 帖膏药。取药膏 1 帖,烘热后贴于患孩脐部,隔日换药 1 次。

(4)肉果 30g,木通 120g,泽泻、猪苓、苍术、高良姜、川厚朴、肉桂各 60g。将上药放入麻油中炸枯,过滤去药渣,取药油加入黄丹熬沸,搅拌成膏,装瓶备用。取药膏摊于油纸上,敷贴脐部。每天 1 次,连续 3～5 天。此膏温中化湿,理气消胀,用于寒湿泄泻,治疗因寒湿内蕴、气滞瘀阻所致之腹胀、腹痛。

(5)生附子、干姜、吴茱萸、小茴香、川楝子、韭菜子各 60g,生大蒜 20 头,川椒 180g。将上药加入麻油中熬煮,药物炸枯时滤过去渣,取药油熬沸,加入黄丹,搅匀成膏。每 750mL 膏药中加入肉桂末 126g,公丁香末 26g,麝香 10g,广木香末 36g,搅拌调匀,装瓶备用。取药膏 6～12g,摊于油纸上,敷贴于脐部,盖上纱布,胶布固定,每天 1 次,连续 3～5 天。此膏温中散寒,理气止痛,用于寒邪中阻所致的肚腹疼痛、腹泻腹胀。敷贴药膏后,若加温敷,疗效更佳。

(6)苦参 30g,黄连 15g,木香 10g,薤白 10g,共为细面,每次 3～5g,用白酒调糊,外敷脐部,每日 1 次。用于小儿湿热泻、湿热痢。

(7)白蔻、苏梗、藿香、陈皮、姜半夏、肉桂各等分,打成细粉,过 80 目筛,每次 3g,姜汁调敷神阙穴,每日 1 次。

(三)针灸疗法

1.体针

主穴取足三里、中脘、天枢、脾俞,配穴取内庭、气海、曲池。呕吐加内关、上脘,腹胀加下脘。实证用泻法,虚证用补法,每日 1 次。

2.灸法

取足三里、中脘、神阙,艾灸或隔姜灸,每日 1~2 次。用于脾虚泻、脾肾阳虚泻。

3.灯火灸

天枢、水分,用灯火灸,每日 1 次。

4.穴位注射

取足三里,用黄芪注射液,每次 0.5~1mL,每日 1 次。

(四)推拿疗法

1.一般推拿

(1)清大肠、清板门、清补脾土、退六腑、拿肚角、推上七节骨、按揉足三里,治疗实证泄泻。

(2)补脾土、补大肠、推上三关、摩腹、推上七节骨、捏脊,治疗虚证泄泻。

(3)运内八卦、清胃、清天河水,治疗伤食泻轻症。

(4)运内八卦、清胃、清天河水、推利小便(自腕部沿手掌尺侧缘,推向小指尖),治疗伤食泻重症。

2.三字经推拿

(1)伤乳食泻:轻症(大便每日 5~6 次),顺运八卦、清胃、清天河水;重症(大便每日十余次),有伤阴现象,顺运八卦、清胃、退六腑。

顺运八卦消宿食,降胃逆;清胃、清天河水、退六腑清胃热,消食导滞。

腹痛加揉外劳宫;尿少加推利小便穴。

(2)热泻:退六腑、清大肠、清脾胃、下推七节骨。

退六腑、清大肠可清泻肠道湿热之邪,清脾胃可泻脾胃湿热,下推七节骨泻热通便,共奏清热利湿之功,湿热去则泻自止,此乃通因通用之法。

尿少加推利小便穴;呕吐加顺运八卦;暴泻伤阴加揉二马。

(3)寒泻:揉外劳宫、清胃、清天河水。

揉外劳宫温中散寒,健脾止泻;清胃、清天河水和胃健脾,利尿止泻。

(4)脾虚泻:揉外劳宫、清补脾、平肝。

揉外劳宫温中健脾止泻;清补脾健脾益气和中;平肝扶土抑木,调和中气。

腹胀加推四横纹；食少消瘦加捏脊。久泻不止，下利清谷，消瘦肢冷，应温补脾肾，揉二马、补脾、清补大肠各 10 分钟。

（5）惊泻：清补脾、平肝、清天河水、捣小天心。

清补脾、平肝健脾平肝止泻；清天河水、捣小天心安神镇惊。

腹痛，便青带黏液，加揉外劳宫。

第七章 中医常见病护理

第一节 中风

中风是由于气血逆乱,导致脑脉闭阻或血溢于脑的病证。临床以猝然昏仆、半身不遂、肢体麻木、舌强语謇或不经昏仆而仅以歪僻不遂等为主要临床表现。其起病急骤,见证多端,变化迅疾,与自然界风性善行数变的特征相似,故名中风,亦称"卒中"。根据脑髓神经受损程度的不同,有中经络和中脏腑之分,临床上表现为不同的证候。本病以中老年人多见,一年四季均可发病,尤以冬春两季最为多见。

西医学中的急性脑血管病如脑出血、脑血栓形成、脑栓塞、蛛网膜下隙出血、脑血管痉挛等,可参考本病辨证施护。

一、护理评估

(一)病因
了解家族史、既往病史、平素身体情况,性格特征及是否情志失调、饮食劳逸失节、精气亏虚等心理、身体状况。

(二)病位
在脑,与心、肾、肝、脾密切相关。

(三)病性

1.风痰入络证

风痰上扰,肝阳化风,痹阻经脉。突然发生口眼歪斜,语言不利,口角流涎,舌强语謇,甚则半身不遂,或兼见手足拘挛,关节酸痛等症,舌苔薄白,脉浮数。

2.风阳上扰证

肝肾阴虚,痰热内蕴,风阳上扰。平素头晕头痛,耳鸣目眩,突然发生口眼歪斜,舌强语謇,或手足重滞,甚则半身不遂等症,舌质红,苔黄,脉弦。

3.阴虚风动证

平素头晕耳鸣,腰酸,突然发生口眼歪斜,言语不利,手指瞤动,甚或半身不遂,舌质红,苔腻,脉弦细数。

4.痰浊瘀阻证

痰瘀互结,脉络痹阻。口眼歪斜,舌强语蹇或失语,半身不遂,肢体麻木,苔滑腻,舌暗紫,脉滑。

5.痰火瘀闭证

肝阳暴涨,阳亢风动。则突发昏仆,不省人事,半身不遂,言语不利,项强身热,气粗口臭,二便失禁。舌质红,苔黄腻,脉弦滑数。

6.气虚血瘀证

气虚血滞,脉络瘀阻。面色㿠白,气短乏力,口角流涎,自汗出,心悸便溏,手足肿胀,舌质暗淡,舌苔白腻,有齿痕,脉沉细。

二、护理要点

(一)一般护理

参照脑病科一般中医护理常规护理。

(二)病情观察

(1)密切观察患者神志情况。患者中风后是否昏迷以及昏迷的程度和时间的长短,对本病预后的影响很大,应注意观察和详细记录。

(2)观察患者瞳孔和其他变化。如果瞳孔由大变小,或是两侧瞳孔不等大,对光发射迟钝或是消失,或者出现项背强直,抽搐、面赤、鼻鼾、烦躁不安等情况及时通报医生,说明病情加重,若患者静卧不语,昏迷加深、手足逆冷,应防止脱证。

(3)观察呼吸状况,呼吸有间隙呼吸不畅,呼吸阻塞防止痰涎堵塞气息而窒息,患者头部应偏向一侧。

(4)观察患者血压情况,若血压低于16.0/10.7kpa,或是高于26.7/16.0kpa应立即报告医生,还应注意舌苔,脉象汗出情况,为辨证提供依据。

(5)注意观察患者伴发症变化。中脏腑神志昏迷,通常伴呕吐,常喷射而出,如呕吐物紫黑色物或大口吐血,则预后不良;若患者伴发呃逆、抽搐等症状,则属凶兆;或有低热,如发高热,常较难控制。

(三)辨证(临症)施护

(1)患者绝对卧床休息,避免搬动和变动体位。如为闭证,头部应枕高,并偏向一侧,以防痰涎壅塞气道而窒息:如属脱证,头部应放平,下肢抬高15°~20°,床边加床栏,以防跌倒,并剪短指甲,防止抓伤。

(2)牙关紧闭者,可用冰片、南星研末擦牙,或用开口器启齿。以纱布裹压舌板填于齿缝间。

(3)头痛头晕给予按摩太阳、风池、合谷、大椎等穴。

(4)口角流涎,舌强语蹇者做好口腔护理,每日用20%一枝黄花水或生理盐水棉球清洁口腔 2~3 次。口腔黏膜有溃疡者,可用锡类散或冰硼散涂局部。

(5)手足重滞,半身不遂卧床者做好压疮的护理,保持床单位的清洁,清洁臀部,每 2 小时翻身 1 次,并用 30%~50%红花酒精涂擦或按摩受压部位,以防压疮的发生。

(6)高热者,可予头部冰袋冷敷,物理降温,并将头部垫高约 2~3cm。遵医嘱针刺人中、涌泉、丰隆、风池、内关、照海等穴位。阴回阳开窍,通腑泄热。

(7)尿潴留者,热敷小腹,也可按摩中极、关元、气海穴等,虚者加艾灸,必要时行留置导尿。

(8)尿失禁者,应经常更换尿垫,会阴及臀部每日用温水擦洗,撒上滑石粉,保持干燥。

(9)便秘者,嘱其适量多饮水,多食蔬菜水果,饮食清淡,遵医嘱可给麻仁丸或给予大黄煎水灌肠。或番泻叶 5g,泡水饮服。

(10)可遵医嘱行针刺治疗:口歪者针刺地仓、颊车、迎香、合谷等穴;失语者选哑门、廉泉、通里、合谷等穴;上肢瘫选肩髃、曲池、外关、手三里、合谷等穴;下肢瘫选用肾俞、环跳、风市、阳陵泉、绝骨、髀关、伏兔、解溪等穴;上下肢每次可取 2~4 穴。

(11)口眼歪斜、目开不阖者可滴入氯霉素眼药水 2~3 滴,每日 3 次,并用呋喃西林纱布或生理盐水纱布盖双眼,以免角膜干燥或损伤。

(四)给药护理

(1)遵医嘱定时定量服药,不可自行减药、停药,防止漏服。

(2)昏迷患者采用鼻饲法,药物应研碎水调后灌服。服药后减少搬动。

(3)中药汤剂宜饭后温服,每日二次,服中药后避免受风寒,汗出后用干毛巾擦干,吞咽困难者,给予药胃管注入,可多次顿服。

(4)服降压药、脱水药时,应观察血压变化,防止头晕,注意安全。

(五)饮食护理

(1)以高糖类、高蛋白、低脂、低盐为原则,禁忌肥甘甜腻,辛辣刺激等助火生痰之品,如公鸡肉、猪头肉、海产品等,禁烟酒。

(2)神清者予以半流质或软食饮食,如面条、粥等。神昏者宜鼻饲管注食,如牛奶、米汤、藕粉等。

(六)情志护理

(1)中风急性期神志清楚患者,耐心做好思想工作,安慰患者,解释疾病转归,诊治,让患者感到安全、信任,使患者情绪稳定,同时做好家属工作。

(2)中风恢复期患者,注意做好卫生健康宣教工作,让患者了解,大怒、大喜、大悲是引起中风复发的主要诱因。嘱咐患者平时要注意克制情绪激动,尤其是要特别强调"制怒",从而使气血运行通畅,减少复发的因素。

(七)并发症护理

1.肺部感染

肺部感染是最主要的并发症,保持呼吸道通畅,尽可能避免减轻低氧血症,及时清理呼吸道,给予机械排痰。指导患者有效排痰。由于患者长期卧床抗感染治疗,湿化痰液,雾化吸入。

2.上消化道出血

患者出现消化道出血,应注意观察血压及胃管内的胃液,并暂禁食,或遵医嘱给予冷流质。

3.泌尿道感染

补充足够的营养,多饮水、勤排尿,及时更换患者湿衣物,保持会阴部清洁,留置尿管患者给予尿道口护理 2 次/天,给予膀胱冲洗 2 次/天,严密观察尿液的色、量等。

4.压疮

定时协助翻身拍背,给予受压部位按摩,按压疮常规做好护理。

5.肩手综合征

多见于发病后 1～2 个月,表现为突然发生的手部肿痛,下垂时更为明显,皮温升高,腕关节活动受限。肩胛骨下放一枕头,使肩上抬前挺,上臂外旋稍外展,肘与腕均伸直,掌心向上,手指伸直并分开。

三、中医健康指导

(1)保持心情舒畅,避免急躁恼怒、情志过敏而使疾病再度复发。

(2)生活起居有常,避免过劳,适当休息。随天气变化增减衣被,注意保暖。

(3)饮食以低盐、低脂、低胆固醇食物为宜,多吃新鲜水果、蔬菜及豆制品,不宜过饱,忌食辛辣、刺激之品,戒烟酒。

(4)保持大便通畅,避免用力过度,以免再发脑出血。经常食用含纤维素多的新鲜水果、蔬菜,以润肠通便。

(5)积极治疗原发病,按时服药,注意血压的变化,定期到医院复查。

(6)根据自身的情况,适当参加锻炼,加强肢体功能活动。

四、护理难点

(1)患者对康复功能锻炼依从性差,康复锻炼难以达到效果。

(2)老年患者记忆力下降,易漏服药物。听力、视力减退,接受新知识能力弱,易丧失信心;加之多年养成的生活习惯,难以改变不良饮食习惯。

五、解决思路

(1)向患者及家属讲解疾病的发生发展及转归,使其了解早期进行康复锻炼的重要性和必要性。

(2)加强与家属的交流,讲解遵医服药,控制饮食的重要性及情绪对本病的影响,争取家庭系统的支持。

第二节 面瘫

面瘫病是以口眼向一侧歪斜为主症的一种病证。常表现为睡醒后出现一侧面部肌肉麻木、板滞、瘫痪、眼裂变大、露睛流泪、鼻唇沟变浅、额纹消失、口角下垂歪向健侧,严重者患侧不能露齿、鼓腮、皱眉、闭目等。可发于任何年龄、任何季节,多起病急,以一侧面部发病多见。

面瘫病常因机体正气不足,脉络空虚,风寒或风热乘虚侵袭使得经气阻滞,经筋失养,经筋功能失调(手太阳和足阳明经),筋肉纵缓不收所致。西医学中贝尔麻痹、周围性面神经麻痹、亨特面瘫等疾病均可参照本病辨证施护。

一、护理评估

(一)病因

认真倾听主诉、询问既往史,近期有无受风、受寒病史。

(二)病位

病位在筋骨、肌肉。

(三)病性

1.风寒袭络证

气血不足,脉络空虚,风邪入侵所致出现口眼歪斜,眼睑闭合不全,恶风寒,关节痛等症状,舌淡,苔薄白,脉浮紧或浮缓。

2.风热袭络证

风邪入侵,气血痹阻,肌筋失养所致口眼歪斜,肌肉板滞,眼睑闭合不全,伴口苦、咽干微渴,肢体肌肉酸常伴有耳内或乳突部轻微作痛等,舌红,苔黄腻,脉浮数或弦数。

3.风痰阻络证

脾失健运,聚湿生痰,风痰扰络所致突然口眼歪斜或面部抽搐,眼睑闭合不全,颜面麻木作胀,伴头重如蒙、胸闷或呕吐痰涎等,舌胖大,苔白浊或腻,脉玄滑。

4.气虚血瘀证

阳气虚损,气虚血瘀,筋脉失养所致口眼歪斜,眼睑闭合不全,日久不愈,面肌时有抽搐,舌淡暗,苔薄白,脉细或细弱。

二、护理要点

(一)一般护理

参照脑病科一般中医护理常规护理。

(二)病情观察

(1)观察口眼歪斜的程度、方向,并做好记录。

(2)观察眼睑闭合程度,眼睛是否有流泪、干涩、酸胀的症状。

(3)观察面肌痉挛患者抽搐发生的时间、性质、程度等情况。

(4)观察面颊部,面颊是否对称,面部感觉是否僵硬、麻木,鼻唇沟是否变浅、消失或加深。观察患者的表情肌运动功能、语言表达等情况。

(5)遵医嘱为患者进行熏洗或红外线照射时,注意温度、距离的调节,避免烫伤,观察局部症状缓解情况及皮肤状况。

(三)辨证(临症)施护

(1)保持病室安静,温湿度适宜,避免对流风,避免风寒入侵。

(2)注意面部保暖,每天可用热毛巾敷面部,温度宜 40℃,3~4 次/天,每次 10 分钟。

(3)指导患者对镜做面肌运动,如抬眉、闭眼、示齿、耸鼻、努嘴、鼓腮等训练,每个动作做 4 个八拍,2~3 次/天,并辅以面部肌肉按摩。遵医嘱针灸治疗,可针刺翳风、颊车、地仓、太冲、合谷以祛除风邪,温通血络。

(4)遵医嘱使用 TDP 红外线治疗仪照射,改善血液循环,促进神经功能恢复,2 次/天,每次 20 分钟。照射面部时,应用纱布遮盖双眼,随时询问局部有无烧灼感,并调整距离,避免灼伤。

(5)眼睑闭合不全者指导患者减少用眼,外出时戴墨镜保护眼睛,不用脏手帕擦眼泪,擦拭眼泪时尽量闭眼,由上眼睑内侧向外下侧轻轻擦拭,可滴具有润滑、消炎、营养作用的眼药水,睡觉时可戴眼罩或用纱布块覆盖,以保护眼睛。

(6)四肢关节酸痛者睡前和醒来可以适当活动筋骨,可以活血壮骨,防止关节疼痛。

(四)给药护理

(1)遵医嘱服药,不随意增减药量,并观察有无胃肠道反应。给予营养神经药物,维生素 B_1 100mg,维生素 B_{12} 500ug,肌肉注射,1 次/天。

(2)风寒袭络者,应祛风散寒,温经通络,可用麻黄附子细辛汤加减,汤剂宜温热服;风热袭络者,应疏风清热,活血通络,可用大秦艽汤加减,汤剂宜凉服;风痰阻络者应祛风化痰,通络止痉,可用牵正散加减,汤剂宜凉服;气虚血瘀者,应益气补血,通络止痉,可用补阳还五汤加减,每日 1 剂,分三次于饭前服用。

(五)饮食护理

(1)本病主要是面神经传导障碍而导致肌肉萎缩,所以患者饮食应注意补充钙及 B 族维生素以营养神经,如排骨、深绿色蔬菜、蛋黄、芝麻等。

(2)风寒袭络者多食祛风散寒辛温的食物,如生姜、葱白、大豆等,忌食寒凉及生冷瓜果等食物;风热袭络证者多食清热疏风的食物,如冬瓜、丝瓜、赤小豆等,忌辛辣刺激燥热的食物;风痰阻络证者多食通阳泄浊的食物,如海蜇、海参、白萝卜、荸荠、百合、柚子等,忌食肥甘厚味的食物;气虚血瘀证者多食益气活血的食物,如桃仁等,忌食滋腻补血和辛香行窜的食物。

(六)情志护理

(1)耐心地劝解和安慰患者,使患者保持稳定的情绪,气血调达流畅,使患者驱心病、除忧虑、树信心,配合治疗,提高疗效。

(2)面瘫患者担心自己容貌,易产生紧张或悲观情绪,应多关心和尊重患者,指导患者观看喜悦的节目或倾听舒心的音乐,调畅情志,达到调理气血阴阳的作用。

(七)并发症护理

1.暴露性结膜炎

注意保护好眼睛,注意休息,睡眠充足,减少用眼,出门时佩戴墨镜,休息时可用眼罩或盖纱布块等保护眼睛。遵医嘱给药,如滴眼药水或涂眼药膏等,从而达到消炎、润滑、营养眼睛的作用。

2.牙周炎

因进食咀嚼时食物滞留在患侧齿颊之间所致,所以应做好口腔护理,饭后用温开水或3%苏打水漱口,睡前刷牙,改善口腔环境。牙龈肿痛时遵医嘱给药,洗必泰漱口液3次/天含漱,口服甲硝唑片0.2g,3次/天。

三、中医健康指导

(1)避免对流风,夏季避免头部位于风口窗隙处睡眠,慎避外邪,冬季注意面部和耳后保暖,出门戴口罩;开车或坐车时,不要摇下车窗;在疲劳时或洗浴后,不能受风。

(2)生活中避免光线刺激:如电脑、电视、紫外线等。

(3)指导患者自行对镜按摩瘫痪的面肌,3～4次/天,每次3～10分钟,神经功能开始恢复后,可对镜练习各瘫痪面肌的随意运动。按摩方法:用手掌紧贴瘫肌做环形按摩,也可顺瘫肌收缩的正常方向做按摩。

(4)每晚睡前热水泡脚10～20分钟,并足底按摩,保持心情愉悦,可促进面瘫康复。

(5)出院后起居有常,劳逸结合,加强身体锻炼,以增强抵抗力。

四、护理难点

面部疾病,影响面容形象,担心预后情况,易产生低落、自卑情绪。

五、解决思路

(1)主动向患者解释发病原因、病情变化和预后转归。对患者口眼歪斜的面容,应尽力体贴关怀,加强生活上的帮助和语言上的沟通。

(2)讲解中医治疗效果的优势及方法,鼓励患者间相互交流治疗体会,增强信心。

第三节　胸痹

胸痹是邪痹心络,心脉气血闭阻塞滞,以胸部闷痛、呼吸不畅,重者胸痛彻背,喘息不得卧为主要临床表现的一种病证。本病发病以中老年人居多,寒邪入侵,饮食不当,情志失调等均可使其发病。治疗得当,病情可缓解,稳定;如反复发作,则病情顽固,甚则可见"真心痛";处理不当,可发生猝死。现代医学中的冠状动脉粥样硬化性心脏病、心肌梗死、病毒性心肌炎、心包炎、慢性阻塞性肺气肿及神经官能症,以胸闷、胸痛为主要表现者。

一、护理评估

(一)病因

评估生活起居、饮食习惯、胸闷痛发作的部位、时间、性质、是否有寒冷刺激、饮食过饱、情志刺激等诱发因素。

(二)病位

在心,涉及肝、脾、肾。

(三)病性

1.心脉瘀阻证

瘀血凝涩,心脉不畅。心胸刺痛,部位固定,入夜尤甚,或心痛彻背,背痛彻心或痛引肩背,或伴胸闷心悸,日久不愈。舌质紫黯,或有瘀斑,脉沉涩或弦涩。

2.气滞心胸证

肝失疏泄,气机郁滞,心脉不和,表现为心胸满闷,疼痛阵发,痛有定处,时欲太急,遇情志不遂容易诱发可加重或兼胃脘胀闷,得嗳气或矢气则舒。苔薄或薄腻,脉弦细。

3.痰浊闭阻证

痰浊闭阻,胸阳不振。心胸窒闷疼痛,闷重痛轻,多形体肥胖,肢体沉重,痰多气短,遇阴雨天而易发作或加重,伴倦怠乏力,纳呆便溏,口黏,恶心,咯吐痰涎。苔白腻或白滑,脉滑。

4.寒凝血瘀证

阴寒凝滞,阳气不运,气机闭阻。猝然心痛如绞,或心痛彻背,背痛彻心,形寒肢冷,面色苍白,甚则冷汗自出,心悸气短,多因天气骤冷或骤遇风寒而发病或加重。苔薄白,脉沉紧或促。

5.气阴两虚证

心气不足,阴血亏虚。心胸隐痛,时发时止,心悸气短,动则益甚,伴倦怠乏力,声音低微,易汗出,舌淡红,胖大边有齿痕,少苔或无苔,脉虚细缓或结代。

6.心肾阴虚证

水不济火,虚热内灼。表现为心痛憋闷,心悸盗汗,虚烦不寐,腰酸膝软,头晕耳鸣,口干便秘。舌红少津,脉细数或促代。

7.心肾阳虚证

阳气虚衰,胸阳不振,气机痹阻。胸闷气短,心悸而痛,动则更甚,自汗神倦,畏寒蜷卧,四肢欠温或水肿,面色㿠白,唇甲淡白或青紫,舌质淡胖或紫黯,苔腻或水滑,脉沉细或沉微。

二、护理要点

(一)一般护理

参照心病科一般中医护理常规护理。

(二)病情观察

(1)严密观察胸闷、胸痛的部位、性质、程度与发作时间、频率、心电图及其变化。

(2)观察胸痹心痛的诱发因素及伴随症状,与活动的关系。

(3)观察患者体位,呼吸的节律及频率,面色及血氧饱和度及其变化。

(4)观察药物的疗效和不良反应,防止扩张血管药物引起的体位性低血压。

(三)辨证(临症)施护

(1)胸闷心痛发作时绝对卧床休息,遵医嘱给予氧气吸入,严密心电监护,遵医嘱含服麝香保心丸或硝酸甘油以改善心肌缺血缺氧。行床边心电图检查,如提示病理性 Q 波,S-T 段抬高,应警惕心肌梗死的发生,床边备好心脏除颤仪及抢救用物,必要时做好冠状动脉介入手术的准备。

(2)心悸气短时取舒适体位,减少气血耗损,给予氧气吸入,心电监护,必要时给予抗心律失常等对症治疗,伴汗出者及时擦干,防外感。可按摩神门、心俞、内关、肺俞等穴位以益气宁心。

(3)气滞心胸证者应注意顺畅情志,防气机郁结而诱发。胃脘胀闷者可予中药热奄包热敷胃脘部以宽中理气。

(4)寒凝血瘀证者应注意保暖,保持室温在 24℃~26℃,形寒肢冷者予艾叶浴足每晚一次以温阳活血;心肾阳虚证水肿者做好皮肤护理。

(5)心脉瘀阻予血府逐瘀汤加减以活血化瘀,通脉止痛;气滞心胸证予柴胡疏肝散以疏肝理气,活血通络;痰浊闭阻证平素痰多,给予中药瓜蒌薤白半夏汤以通阳泄浊,豁痰开结,配合穴位按摩取足三里、内庭、合谷、阴陵泉以行气活血;寒凝血瘀证瓜蒌薤白白酒汤合当归四逆汤以宣痹通阳,散寒止痛;气阴两虚证生脉散合人参养营汤益气养阴,活血通脉,配合穴位贴敷取心俞、膈俞、脾俞、肾俞等穴位补益心阳。心肾阴虚证予天王补心丹滋阴清火,养心和络;心肾阳虚证予参附汤合右归饮温补阳气,振奋心阳。

(四)给药护理

(1)中药汤剂一般饭后温服,寒凝血瘀者宜热服;热毒血瘀者宜凉服。活血化瘀类中成药宜饭后服用;宁心安神类药睡前半小时服。

(2)保证心脏灌注的药物如速效救心丸、硝酸甘油应舌下含服,服药后注意休息。静脉使用硝酸甘油时注意避光,现配现用,严密监测血压变化,观察胸闷胸痛改善情况,并做好记录。服用扩血管药物应注意防止体位性低血压的发生。

(五)饮食护理

(1)饮食宜清淡、低盐低脂、富含维生素和纤维素丰富之品,适当饮水,禁忌浓茶、咖啡,每日可饮 20~50mL 红葡萄酒,忌食狗肉,油炸等温燥、动火、辛辣刺激之品。

(2)寒凝心脉者,宜食温阳散寒、活血通络之品,如龙眼肉;气滞心胸者,宜食行气活血之品,如山药、白萝卜等;少吃芋头、土豆等产气之品;气阴两虚,宜食益气养阴、活血通络之品,如甲鱼、甘蔗等;痰浊闭阻者,宜食清热化痰、健脾益气之品,如百合、苦瓜、绿豆,陈皮等。

(六)情志护理

(1)告知患者七情失调可致气血耗逆,心脉失畅,痹阻不通而发心痛。嘱患者保持情志舒畅,应避免忧思过度,怒火过盛等七情过激而诱发疾病。

(2)讲解疾病的原因与发展、转归,让患者对疾病有所了解;耐心解答患者的疑问;采用移情法转移患者对疾病的过度关注,减轻心理负担;介绍成功案例,患者树立治疗的信心。

(七)并发症护理

心律失常应卧床休息,氧气吸入,心电监护,根据心律失常类型遵医嘱给予药物、心脏电复律术、安装心脏起搏器等方法抗心律失常。

三、中医健康指导

(1)调摄生活,起居有常,适温寒,顺天时,持之以恒,保持大便通畅。

(2)急性期应绝对卧床休息,待病情稳定后可适当增加活动,运动以有氧运动为主。可指导患者练习养心保健操及八段锦,应劳逸结合,坚持有恒、有度原则。

(3)指导患者积极治疗原发病,避免各种诱发因素,如感染、紧张、劳累、排便用力等。

(4)指导患者病情自我监测及提高患者防病知识水平。教会患者自测脉搏及心率,以及早发现心律失常,识别病情加重的征兆,应随身携带紧急救治药物如硝酸甘油或速效救心丸,发作时应及时舌下含服药物,以得到最及时的救治,为院后治疗争取有利的时间。

四、护理难点

(1)胸闷胸痛多时发时止,患者常在未发症状情况下,自觉无碍而自行停药,服药依从性差。

(2)本病多与情志、饱餐、排便用力、肥胖等因素密切关联,患者多有不良生活方式,因多年的习惯而造成自我管理能力差。

五、解决思路

(1)应告知患者连续服药的作用和必要性对本病的重要性及中断服药的危险性,从而提高患者自觉服药的依从性。

(2)对自我管理能力差的目标人群进行多种形式健康教育,如一对一个体化的健康指导,使其逐步建立良好的生活方式,并纳入定期追踪、随访对象,及时进行效果评价,增强患者信心。

第四节　腹痛

腹痛是指胃脘以下、耻骨毛际以上部位发生疼痛的症状而言。凡感受寒热之邪,情智失调及食滞虫积所伤,皆可导致脏腑失和,气血阻滞;或气血亏虚,经脉失养而出现腹痛。

西医学中的急慢性胰腺炎、胃肠痉挛、结核性腹膜炎、消化不良性腹痛、肠道激惹综合征等,当以腹痛为主要表现,并能排除外科、妇科疾病时,可参考本病辨证施护。

一、护理评估

(一)病因

了解患者既往病史、饮食习惯、近期是否感受外邪、情志是否稳定、劳倦是否过度。

(二)病位

在胃脘以下,耻骨毛际以上,与脾胃、肝胆、大小肠、膀胱有关。

(三)病性

1.寒邪内阻证

寒邪凝滞,中阳被遏,脉络痹阻。腹痛暴剧,遇寒痛甚,得温痛减,口淡不渴,形寒肢冷,纳呆,小便清长,大便秘结或清稀,舌质淡,苔白腻,脉沉紧。

2.湿热壅滞证

湿热内结,气机壅滞,腑气不通。腹痛拒按,潮热汗出,烦渴引饮,小便短黄,大便秘结,或溏滞不爽,舌质红,苔黄燥或黄腻,脉滑数。

3.饮食积滞证

食滞内停,运化失司,胃肠不和。脘腹胀满,疼痛拒按,厌食呕恶,嗳腐吞酸,痛而欲泻,泻后痛减,或大便秘结,舌苔厚腻,脉滑。

4.肝郁气滞证

肝气郁结,气机不畅,疏泄失司。腹痛胀闷不舒,痛无定处,时作时止,得嗳气或矢气则舒,遇忧思恼怒则剧,舌质红,苔薄白,脉弦。

5.瘀血内停证

瘀血内停,气机阻滞,脉络不通。腹痛较剧,痛处固定,痛如针刺,经久不愈,舌质紫暗或有瘀斑,脉细涩。

6.中虚脏寒证

中阳不振,气血不足,失于温养。腹痛绵绵,时作时止,气短懒言,形寒肢冷,喜温喜按,胃纳不佳,大便溏薄,舌质淡,苔薄白,脉沉细。

二、护理要点

(一)病情观察

(1)密切观察腹痛的部位、性质、程度、持续时间、诱发因素及与情绪、饮食寒温的关系。

(2)观察并监测患者的神志、面色、体温、脉搏、呼吸、血压。

(3)观察呕吐物、胃肠减压引流物及大便的颜色、性质、量。

(4)出现腹部压痛、反跳痛、肌紧张或呕血、黑便、面色苍白、肢体不温、烦躁不安、血压下降等情况时立即报告医生,协助医生抢救处理。

(5)观察非药物和(或)药物治疗效果及检查结果的变化。

(二)辨证(临症)施护

1.急性腹痛

(1)迅速建立静脉通道,禁食禁水,必要时胃肠减压,密切监测神志、生命体征、24 小时出入量,积极协助完善相关检查如血常规、血或尿淀粉酶、B 超、腹部 X 线、CT 等,以明确病变性质和部位。

(2)给予对症营养支持治疗:①抑制或减少腺体分泌如奥美拉唑;②解痉镇痛如阿托品;③合并感染时抗感染;④补充血容量、抗休克:禁食患者每天需补充 3000mL 以上液体;⑤预防和纠正水电解质、酸碱平衡;⑥营养支持:早期全胃肠外营养,尽早过渡到肠内营养。

(3)急性热证腹痛常运用大承气汤或六磨汤以清热通腑,中药调胃承气汤加减治疗不完全性肠梗阻,或大承气汤用灌肠法送入直肠,直达病所,均可达理气通腑之效。

(4)诊断明确后如病变部位已出现完全梗阻、穿孔、破裂等病情时应做好术前备血备液及相关抢救准备。

(2)慢性腹痛

(1)灵活运用温通之法,如寒邪内阻者遵医嘱给予良附丸合正气天香散加减汤剂以散寒温里,理气止痛。亦可配合四子散(紫苏子、莱菔子、白芥子、吴茱萸各 100g)中药药熨,腹部来回推熨,刺激局部穴位达到温经通络、行气活血、祛湿散寒之功效。

(2)虫证引起的腹痛给予杀虫驱虫泻下汤剂治疗。

（3）湿热壅滞证、瘀血内停证致腹痛者给予四黄水蜜（大黄、黄芩、黄柏、黄连按一定比例制成粉剂，加以蜂蜜调和）外敷，每日 1～2 次，每次 40 分钟，以通经活络、清热解毒、活血化瘀、消肿止痛。

（三）用药护理

急性剧烈腹痛诊断未明时，不可随意使用镇痛药物，以免掩盖症状，延误病情。

（四）饮食护理

（1）平素宜饮食有节，进易消化、富有营养的饮食，忌暴饮暴食及食生冷、不洁之食物。

（2）急性腹痛患者诊断未明时宜暂禁食、禁水，腹痛、呕吐基本消失后，可恢复进食，从少量流质到半流质，逐渐过渡到普通饮食；慢性腹痛者宜进食营养丰富、易消化、富含维生素的清淡饮食；溃疡性结肠炎宜低纤维素饮食，忌乳制品；虫证者宜食植物油脂类食物，忌食含糖、碱性食物；积滞证者宜暂禁食或少食。

（五）情志护理

多关心、体贴、安慰患者，多向患者介绍有关疾病知识、及时答疑解惑；慢性腹痛者可指导变换体位、听音乐、看电视等方法分散注意力，以缓解其紧张、恐惧心理。

（六）并发症护理

脱、厥证参照脱证、厥证中医护理常规护理。

三、中医健康指导

（1）指导患者及家属掌握饮食卫生知识，避免暴饮暴食及生冷、不洁之食物，防止复发。

（2）告知情志因素是引起脾胃病的常见与重要因素。鼓励平素家属与患者多交谈、沟通，了解其需求，并及时解决，使其保持心情舒畅、切忌忧思恼怒过度。

（3）指导患者掌握健脾按摩法：每天下午 1～3 点，从腹中央开始，顺时针环转摩腹，并由内逐渐向外环转，30～50 次，再以逆时针方向由外向内环转 30～50 次。此时小肠经精气最旺，可加速小肠吸收，促进消化；端坐位两手拇指旋转按压足三里穴 30 次。

四、护理难点

慢性腹痛患者常因腹痛症状时作时止，缺乏疾病相关知识，未及时就诊，易延误疾病的最佳治疗时间。

五、解决思路

积极全面地向慢性腹痛初诊患者及家属介绍疾病主要诱因和疾病发展过程，教育患者积极地配合规范治疗与疾病转归息息相关，让患者从思想认识和行动上信任医护人员。

第五节 颈椎病

颈椎病指颈椎间盘退行性变及其继发改变椎间关节退行性病变所致压迫脊髓、神经、血管损伤而出现相应的症状与体征。颈项部强硬疼痛、上肢疼痛、重着、麻木为常见临床表现。多见于中老年人,以长期伏案工作者多见,且发病年龄有年轻化的趋势。

本病常因肝肾不足、颈脊筋骨萎软和六邪侵袭、毒邪感染等所致。临床上项痹常分风寒痹阻、气滞血瘀、痰湿阻络、肝肾不足、气血亏虚五证。西医学中各型颈椎病均可参照本病辨证施护。

一、护理评估

(一)病因

倾听患者主诉,询问患者工作性质、年龄、了解有无外伤史、颈部活动情况、行走及步态正常与否。

(二)病位

在颈、肩,与肝、肾有关。

(三)病性

1.风寒痹阻证

风寒湿邪侵袭,经络阻滞,寒凝气滞,气机不通则痛,故风寒甚者,局部表现为僵硬、酸痛,固定不移,活动不利;风湿甚者,痛处重着,麻木不仁。

2.气滞血瘀证

经脉不遂,血运受阻为瘀,瘀阻不通,故颈肩部、上肢刺痛,痛处固定,伴有肢体麻木。舌质暗,脉弦。

3.痰湿阻络证

脾虚湿困,痰湿中阻,闭塞经络,蒙蔽清阳,故头晕目眩,头重如裹;痰阻中焦使气机不利,故胸闷泛恶、纳呆。

4.肝肾不足证

肝血不足,肾精衰少,骨髓生化乏源,不能濡养筋骨,肾精不足,不能上充于脑,故眩晕头痛;肾开窍于耳,肾虚则耳鸣耳聋;偏阴虚者,阴虚生内热,故面红目赤,舌红少津。

5.气血亏虚证

脾肾两虚,阴血亏虚致肌肉失养,气血不能上荣头面,故面色苍白;气虚清阳不升,血虚则脑失濡养,故头晕目眩,气血两亏不能荣运周身,故气短乏力,舌淡苔少,脉细弱。

二、护理要点

(一)病情观察

(1)观察颈部及肢体活动情况,如是否有麻木感、活动受限、握力减弱、肌肉萎缩等症状。

(2)询问患者颈部和肢体是否有疼痛及疼痛性质、程度,有无头晕、耳鸣、耳痛、呕吐等伴随症状,触压时是否有压痛。

(3)观察患者头晕、头痛、血压、吞咽、语言等情况。

(4)牵引过程观察牵引的姿势、位置及重量是否合适,患者如有头晕、恶心、心悸等症状,应停止牵引,卧床休息。

(5)手术患者术后2小时内密切观察伤口部位的出血情况,短时间内出血量多伴有生命体征改变者,应报告医师处理。

(6)术后48小时观察患者吞咽与进食情况:咽喉部水肿反应逐渐消退,疼痛减轻,吞咽与进食情况逐渐改善,如有疼痛、吞咽较前无改善则可能植骨块滑脱,应及时通知医生进行检查和采取相应的处理措施。

(7)观察术后患者肢体麻木、疼痛、头晕、头痛及二便与术前比较好转情况。

(二)辨证(临症)施护

(1)遵医嘱给予点压、拿捏、弹拨、滚法、按摩等理筋手法以舒筋活血、和络止痛。

(2)遵医嘱行颈椎牵引,以增大椎间隙,减轻椎间盘对神经根的压迫,减轻神经根的水肿,牵引重量一般为3~6kg,每天一次,2周为一疗程。

(3)遵医嘱治法宜补肝肾、祛风寒、活络止痛,内服补肾壮筋汤;麻木明显者,内服全蝎粉;眩晕明显者可静脉滴注丹参注射液。

(4)为改善局部血液循环,肩髎穴行温和灸,即可诱发腧穴热敏化现象,以温通气血,活血止痛。

(5)对颈椎不稳定患者挑选合适颈围,以限制颈椎活动,使颈椎逐渐稳定。

(6)痰湿阻络证致呕吐、纳呆者,可针刺内关穴,以和胃止呕。

(7)练功活动:做颈项前屈后伸、左右侧屈、左右旋转及前伸后缩的活动锻炼。此外,还可以做体操、太极拳、健美操等运动锻炼。

(8)经严格的长期非手术治疗无效且有明显颈髓受压或有严重的神经根受压者遵医嘱可行手术治疗,除按骨伤科一般护理常规术前术后护理外,尚需特别注意以下问题:

①术前呼吸道准备:a.常规呼吸道准备:吸烟者戒烟,预防或控制呼吸道感染。b.有效咳嗽、排痰训练:先进行数次深而缓慢的腹式呼吸,于深吸气末屏气,然后缩唇,缓慢通过口腔尽可能地呼气,在深吸气后屏气3~5秒,从胸前进行2~3次短促有力的咳嗽。c.气管食管推移训练:患者仰卧位,垫枕于肩下,头后伸,用2~4指在皮外插入切口一侧的内脏鞘与血管神经鞘间隙处,持续向非手术侧推移,开始每次持续10~20分钟,逐渐增加至30~60分钟,而且气

管必须推过中线,如此反复训练 3~5 天,使其适应手术。

②术后呼吸管理:a.床旁常规准备气管切开包、静脉切开包、氧气、电动吸引器。b.加强头颈部体位护理:头颈部处于自然中立位,24 小时后以颈围加以固定和制动,以尽量减少头颈的活动次数及幅度,减少出血,避免血肿形成。c.保持呼吸道通畅:常规给予雾化吸入,督促行有效咳嗽、排痰。d.及时科学抗感染、化痰对症治疗。

③颈前路术后患者术后 24 小时内应用沙袋压迫伤口,减少出血。

④术后患部制动,前路手术者取仰卧位,颈椎呈后伸位;后路手术者侧卧位,患侧在上;搬动或翻身时脊柱保持平直,避免头部扭曲。

⑤指导功能锻炼:手术日行踝关节的背伸跖屈旋转,上肢的伸屈外展手指伸展握拳运动;术后第一天主动加被动进行四肢各关节的功能锻炼和肌肉的收缩活动,每日 2 次,每次 5~10 分钟,循序渐进;颈后路手术者坚持佩戴颈围 2~4 个月,颈前路手术术后 1 周下床练习行走,可扶行;下地时注意避免因体位改变出现眩晕而发生危险。

(三)给药护理

颈椎病的中药治疗一般以疏通经络药物为主,故宜饭后服药,药物温度 34~36℃为好。

(四)饮食护理

加强营养,根据不同体质进行饮食调护,如痰湿阻络证忌寒湿食物,对肥甘生痰动火及烟酒酸辣刺激性食物要加以限制;气血亏虚证宜多吃红枣、黑米。

(五)情志护理

颈椎病病程较长,非手术治疗者症状易反复,患者易产生悲观和急躁情绪。以科学的态度与患者沟通,介绍疾病相关知识和成功病例,帮助患者树立战胜疾病的信心。

(六)并发症护理

1.出血

如出现呼吸困难、口唇鼻翼翕动等窒息症状,应及时报告医师进行处理,必要时在床边拆除缝线,取出血块或积血,待呼吸情况稍有改善再送往手术室。

2.伤口感染

颈后路手术易发生,取分泌物做细菌培养,有效选择抗生素加强抗感染治疗,可拆除伤口数针缝线以利引流,必要时视情况做进一步处理。密切观察体温、伤口疼痛的变化,加强伤口周围皮肤护理,及时更换敷料,保持局部清洁、干燥。

三、中医健康指导

(1)避免长时间低头劳作,伏案工作时,每隔 1~2 小时,活动颈部,如仰头或将头枕靠在椅背上或转动头部;座椅高度要适中,以端坐时双脚刚能触及地面为宜;避免长时间半躺在床头,曲颈斜枕看电视、看书。

(2)注意颈部保暖,防风寒湿邪侵袭,睡眠时应保持头颈部在一条直线上,避免扭曲,枕头长要超过肩,不宜过高,为握拳高度(平卧后),枕头的颈部稍高于头部,避免颈部悬空。

(3)对颈部每日早晚采用指腹压揉法和捏揉法进行自我按摩。

(4)体育锻炼时做好自我保护,避免头颈部受伤。开车、乘车注意系好安全带或扶好扶手,防止急刹车颈部受伤等,避免头部猛烈扭转。

(5)手术患者 3 个月内戴颈围保护颈部,避免屈伸旋转。

(6)遵医嘱及时复查,不适随诊。

四、护理难点

颈椎病病程较长,非手术治疗者症状易反复,患者舒适度改变一时难以解决。

五、解决思路

以科学的态度与患者充分沟通,全面做好本病健康宣教,鼓励其积极坚持正规保守治疗及练功活动,相信能减轻不适。如经严格的长期非手术治疗无效且有明显颈髓受压或有严重的神经根受压者遵医嘱可行手术治疗,以彻底治愈疾病。

第六节　毫针法

毫针法是指在中医基础理论指导下,以毫针为针刺工具,运用各种手法刺激人体十四经络上的特定腧穴,以达到疏通经络,调整脏腑气血功能,促进机体阴阳平衡的目的,从而解除或缓解各种急慢性疾病临床症状的一项中医操作技术。

一、评估

(1)核对医嘱。了解既往史、当前主要症状、发病部位及相关因素。

(2)患者的年龄、文化程度、当前心理状态和对疾病的认识。

(3)患者的精神状态、体质、针刺局部皮肤情况。

(4)患者对此项操作技术的信任度。

二、标

遵照医嘱进行治疗,解除或缓解各种急慢性疾病的临床症状。

三、禁忌证

(1)患者疲乏、饥饿或精神高度紧张时。

（2）皮肤有感染、瘢痕或肿痛部位。

（3）有出血倾向或高度水肿患者。

（4）小儿囟门未闭合时，头顶腧穴不宜针刺。

四、告知

在针刺过程中出现头晕、目眩、面色苍白、胸闷、欲呕等属于晕针现象，及时通知医生。针刺时可能出现疼痛、血肿、滞针、弯针、酸麻、胀痛、沉、紧、涩。

五、物品准备

治疗盘，针盒（内备各种毫针），皮肤消毒液，棉签，棉球，镊子，弯盘，必要时备毛毯，屏风等。

六、操作技术要点

1.进针法

（1）指切进针法：称爪切进针法。一般用拇指或食指端按在穴位旁边，另一支手持针，用拇、食、中三指夹持针柄近针根处紧靠指甲面将针刺入。此法适宜于短针的进针。

（2）夹持进针法：或称骈指进针法。即用拇、食二指捏消毒干棉球，夹住针身下端，将针尖固定在所刺入腧穴皮肤表面位置，一手捻动针柄，将针刺入腧穴。此法适用于肌肉丰满部位及长针的进针。

（3）舒张进针法：将所刺腧穴部位的皮肤绷紧，另一只手持针，刺入。此法主要用于皮肤松弛或有皱褶部位的腧穴，如腹部的穴位。

（4）提捏进针法：将针刺腧穴的皮肤捏起，另一只手持针刺入，此法主要用于皮肉浅薄部位的腧穴进针，如印堂穴等。

2.进针角度和深度

（1）角度：是指进针时针身与皮肤表面构成的夹角。

①直刺：是针身与皮肤表面垂直刺入。此法适用于人体大部分腧穴。

②斜刺：是针倾斜刺入。此法适用于肌肉较浅薄处或内有重要脏器或不宜于直刺、深刺的腧穴。

③平刺：即横刺，是针沿皮刺入。此法适用于皮薄肉少部位的腧穴，如头部。

（2）深度：是指针身刺入皮肉的深度，一般根据患者体质、年龄、病情及针刺部位而定。

①体质：身体瘦弱，宜浅刺；肌肉丰满者，宜深刺。

②年龄：小儿及年老体弱者，宜浅刺；中青年身体强壮者，宜深刺。

③病情：阳证、新病宜浅刺；阴证、久病宜深刺。

④部位：头面和胸背皮肤的腧穴，宜浅刺；四肢、臀、腹及肌肉丰满处的腧穴，宜深刺。

3.行针基本手法

（1）提插法：是当针刺入腧穴一定深度后，将针提到浅层，再由浅层插到深层，以加大刺激量，使局部产生酸、麻、胀、重等感觉。

（2）捻转法：是当针刺入腧穴一定深度后，将针身大幅度捻转，幅度愈大，频率愈快，刺激量也就愈大。当针刺部位出现酸、麻、胀、重等感觉时。术者手下也会有沉、紧、涩的感觉，即为"得气"，说明针刺起到了作用。

4.补泻手法

（1）补法：进针慢而浅，提插轻，捻转幅度小，留针后不捻转，出针后多揉按针孔。多用于虚证。

（2）泻法：进针快而深，提插重，捻转幅度大，留针时间长，并反复捻转，出针时不按针孔。多用于实证。

（3）平补平泻法：进针深浅适中，刺激强度适宜，提插和捻转的幅度中等，进针和出针用力均匀。适用于一般患者。

七、操作程序

（1）备齐用物，携物至床旁，再次核对医嘱。

（2）协助患者松开衣物。按针刺部位，取合理体位。

（3）选好腧穴后，先用拇指按压穴位，并询问患者有无感觉。

（4）消毒进针部位后，按腧穴深浅和患者胖瘦，选取合适的毫针，同时检查针柄是否松动，针身和针尖是否弯曲或带钩，术者消毒手指。

（5）根据针刺部位，选择相应进针方法正确进针。

（6）当刺入一定深度时，患者局部产生酸、麻、胀、重等感觉或向远处传导，即为"得气"。得气后调节针感，留针。

（7）在针刺及留针过程中，密切观察有无不适等情况。如出现意外，紧急处理。

（8）起针时一手按压针刺周围皮肤处，一手持针柄慢慢捻动将针尖退至皮下，快速拔出，随即用无菌干棉球轻压针孔片刻，防止出血。最后检查针数，以防遗漏。

（9）操作完毕。协助患者穿好衣裤，安置舒适体位，整理床铺，清理用物，归还原处。

（10）洗手，记录并签名。

八、效果评价

（1）取穴准确度及操作熟练程度。

（2）行针时及其针后患者体位安排是否合理，是否注意保暖。

(3)患者对此项操作的满意程度及预期目标达到的效果。

九、护理及注意事项

(1)操作前检查用物是否备齐,对有硬弯、锈蚀、有钩等不符合要求的针具,应剔出不用。

(2)针刺前作好解释工作,消除患者紧张情绪,选择合理体位,以便于暴露腧穴,方便操作,注意保暖。

(3)严格执行操作规程,准确取穴,正确运用进针方法。角度和深度,勿将针身全部刺入,以防折针。刺激强度因人而异,急性病、体质强者宜强刺激;慢性病、体质弱者宜弱刺激;一般情况中等刺激。

(4)针刺中宜密切观察患者的反应,出现意外,应紧急处理。

(5)起针时要核对穴位及针数,以免将毫针遗留在患者身上。

(6)用过的针具,应经灭菌处理后再进行检针和修针,然后再次灭菌处理后备用。

(7)患者在过于饥饿、疲劳、精神高度紧张时不宜进针。

(8)对胸胁、腰背部的腧穴,不宜直刺、深刺,以免刺伤内脏。

(9)孕妇的下腹、腰骶部及合谷、三阴交、昆仑、至阴等通经活络的腧穴,禁止针刺。

(10)小儿囟门未合时,头顶部腧穴不宜针刺。

(11)皮肤有感染、溃疡、瘢痕或肿瘤的部位,不宜针刺。

十、针刺意外的护理及预防

1.晕针

针刺过程中患者出现头晕目眩,汗出肢冷,面色苍白,胸闷欲呕,甚至晕厥等称为晕针。

(1)原因

①精神过度紧张,惧怕针刺。

②体质虚弱,经不起毫针刺激或手法过重,患者不能忍受。

③患者饥饿、疲劳或大病初愈之时。

④诊室内空气不流通。

(2)患者在针刺过程中,突然出现精神疲倦,头晕目眩,面色苍白,恶心呕吐,汗出肢冷等。严重者立即晕厥,口唇发绀,二便失禁,血压下降,脉象微弱。

(3)护理:立即停止针刺,将针全部拔出,让患者平卧,注意保暖,轻者给饮热开水或糖水后,静卧片刻即能恢复;重者在上述处理基础上,遵医嘱指掐或针刺人中、内关、足三里等穴,也可艾灸百会。苏醒后休息片刻,即可恢复。若仍不省人事,可考虑配合其他治疗及抢救措施。

(4)预防

①对初诊、精神过度紧张及体弱者,应先做好解释,消除对针刺的顾虑,选择舒适体位,选

穴宜少,手法宜轻。对饥饿、疲劳者,先令进食,休息后再行针刺。

②注意室内通风,保持空气新鲜。

③随时注意患者的神色,及早发现晕针先兆、及时处理。

2.血肿

针刺部位出现皮下出血并引起肿痛,称为血肿。

(1)原因

①针刺时刺破小血管,或针尖带钩碰伤血管引起。

②有出血倾向的患者,针刺后易发生血肿。

(2)临床表现起针后,针刺部位肿胀疼痛,继则皮肤呈现青紫色。

(3)护理

①微量皮下出血而致小块青紫时,一般不必处理,可自行消退。

②局部肿胀疼痛较剧,青紫面积较大时,可先冷敷止血后,再做热敷,以促进瘀血吸收。

③刺伤腹腔内小血管引起腹痛者,休息数天即可痊愈,但应密切观察病情及血压变化,若误伤大血管引起严重出血导致的休克,应积极配合医师进行抢救。

(4)预防

①仔细检查针具,熟悉解剖部位,针刺时避开血管。

②起针时应立即用消毒干棉球按压针孔。

3.弯针

是指进针后针身在体内发生弯曲的现象。

(1)原因

①术者进针手法不熟练,猛力进针,使针尖触到骨面将针折弯。

②针刺或留针时患者移动体位,或针柄受到某种外力压迫、碰撞等,造成弯针。

(2)临床表现:针柄改变了原有的刺入角度和方向,捻转不便,出针困难,患者感到疼痛。

(3)护理:针身轻度弯曲,可将针缓慢退出;若针身弯度较大,应顺着弯曲方向将针退出;若由体位改变引起者,应协助患者恢复原来体位,使局部肌肉放松,再行退针,切忌强行拔针。

(4)预防:手法指力须均匀,刺激不宜突然加强;体位要舒适,指导患者勿随意更动体位;防止外物碰撞、压迫。

4.滞针

针刺后针下异常紧涩,不能提插或捻转的现象,称滞针。

(1)原因

①患者惧针紧张,或患处剧痛致使发生肌肉痉挛。

②向单一方向捻针太过,导致肌纤维缠绕所致。

(2)临床表现针身在体内提插、捻转困难,甚至不能退出,同时患者感觉疼痛。

（3）护理

①惧针者,应先与患者交谈,分散其注意力;或在滞针腧穴附近,进行循按,轻弹针柄,或在附近再刺1～2针,以宣散气血,待肌肉松弛后再起针。

②因行针不当,单向捻针而致者,可向相反方向将针捻回。并用刮柄、弹柄法,使缠绕的肌纤维松解,即可消除滞针。

（4）预防:对精神紧张者,应先做好解释,消除顾虑。操作时捻针幅度不要过大,避免单向连续捻转。整理针具时,对不符合质量要求的针具应当剔除。

5.折针

即断针,指针刺过程中,针身折断在患者体内。

（1）原因

①针身质量欠佳,针身或针柄有剥蚀,针刺前未检查。

②针刺时将针身全部刺入;行针时强力提插、捻转,肌肉猛烈收缩;留针时患者随意变更体位或弯针、滞针未及时处理等。

（2）临床表现:针身折断,残端留在患者体内,或部分露出皮肤或完全陷于体内。

（3）护理

①发现折针,术者应立即处理,嘱患者不要移动体位,以防断针向深处陷入。

②若针身尚有部分露在皮肤外,可用手指或镊子将残针拔出。若断端微露于皮肤表面时,可用拇、食两指垂直轻压针孔两旁,使残针显露后,用镊子取出。

③残端全部陷入肌肉,应立即通知医师,需在X线下定位,手术取出。

（4）预防

①针具需要严格检查,凡不合格者,均应弃去。

②针刺时,勿将针身全部刺入,应部分留在体表。

③行针手法要正确,发生滞针及弯针时,及时处理,以防断针。

6.气胸

指针刺时误伤肺脏,空气进入胸腔,发生气胸。

（1）原因:针刺胸背部及锁骨附近时,如针刺方向、深度不当或患者突然咳嗽,均可误伤肺脏,引起气胸。

（2）临床表现:轻者突然胸痛、胸闷、咳嗽等;重者则出现呼吸困难,气促,口唇指甲发绀甚至休克。患侧听诊呼吸音明显减弱或消失,心率增速,脉搏细弱,血压下降,X线胸部透视或摄片可发现气管向健侧移位。

（3）护理

①一旦发现气胸,应立即报告医师,绝对卧床休息,通常采取半坐位,避免咳嗽,遵医嘱给抗生素防止感染。

②轻者可卧床休息,并给抗感染处理,常能自行吸收而痊愈。

③重者应及时配合医师行胸腔减压穿刺术、给氧、抗休克等抢救措施。

(4)预防:凡对胸背部及锁骨附近部位各穴进行针刺治疗时,应严格掌握角度、深度,可采取斜刺、横刺,留针时间不宜过长。

第七节　电针法

电针法是指将毫针刺入腧穴"得气"后,再将电针仪输出的接近人体生物电的微量电流,通过毫针作用于人体经络腧穴,达到预防及治疗疾病的一种中医操作技术。

一、针具

电针器的种类较多,常用的有蜂鸣式电针器、电子管电针器、半导体电针器等数种。

二、操作方法

针刺入穴位有了针感后,将两根导线任意接在两个针柄上,然后打开电源开关,选好波形和频率,慢慢调高至所需电流量,使患者出现能耐受的酸麻感,患者会逐步产生适应性,刺激感由强变弱,则应适当加大刺激量或改变频率,以保持恒定的刺激作用。通电时间10～20分钟。

不同的波形和频率,作用不同。

1.密波

高频,频率一般在50～100次,秒,常用于止痛、镇静、缓解肌肉和血管痉挛、针刺麻醉等。

2.疏波

低频,频率为2～5次/秒,刺激作用较强,能引起肌肉收缩,提高肌肉韧带的张力,常用于治疗痿证和各种肌肉、关节、韧带、肌腱的损伤等。

其他还有疏密波、断续波、锯齿波等。

三、适应证

(1)各种痛证、痹证、痿证。

(2)心、胃、肠、胆、膀胱、子宫等器官的功能失调。

(3)癫狂证、痫证等。

(4)肌肉、韧带及关节的损伤性疾病。

(5)针刺麻醉。

四、禁忌证

(1)心脏病患者慎用,应避免电流回路通过心脏。

(2)孕妇慎用。

五、实施程序

1.评估

(1)核对医嘱,熟悉施术穴位。

(2)评估病史与患者当前的主要症状,注意患者体质的强弱、胖瘦,对女性患者要了解其经孕史。

(3)评估患者施术部位的局部情况,注意皮肤有无出血点、过敏、溃疡、瘢痕、水肿等。

(4)评估患者的年龄、文化程度、心理状态,对针刺治疗的了解程度和信任度。

2.用物准备

治疗盘、电针仪、0.5%碘伏、75%酒精、无菌棉球、无菌毫针盒、棉签、无菌持物钳、清洁弯盘等,必要时备浴巾、垫枕、屏风等。

3.操作步骤

(1)操作者衣帽整洁,洗手、戴口罩。

(2)备齐用物,携至床前,做好解释,再次核对医嘱。

(3)选取合适体位,暴露施术部位,注意保暖和遮挡。

(4)选好腧穴,先用拇指按压穴位,询问患者的感觉。施术部位和施术者双手消毒,按毫针刺法进针。

(5)得气后,将电针仪输出电位器调到"0",再将电针仪的两根导线分别连接在两根针柄上。

(6)打开电针仪的电源开关,选择适当波形,慢慢旋转电位器由小到大,逐渐调节输出电流到所需量值,以患者能忍受为度。

(7)通电过程中应观察导线有无脱落,并密切观察患者有无晕针、滞针等异常情况,如出现意外,应紧急处理。通电时间 10～20 分钟。

(8)电针完毕,将电位器调到"0",关闭电源,拆除输出导线,起针,检查针数。

(9)协助患者穿好衣服。

(10)整理用物,洗手、记录并签字。

4.针刺注意事项

(1)电针仪在使用前须检查性能,导线接触是否良好。

(2)电针仪最大输出电压在 40V 以上者,最大输出电流应控制在 1mA 以内,以免发生触电事故。

(3)调节电流量时,应从小到大,切勿突然增强,防止引起肌肉强烈收缩、患者不能忍受或造成弯针、断针或晕针等意外。

(4)在心前区或附近使用电针时,应避免电流回路通过心脏;在接近延髓、脊髓部位使用电针时,电流输出量宜小,切勿通电太强,以免发生意外。

(5)其他注意事项同毫针刺法。

5.评价

(1)腧穴定位是否准确,患者是否得气。

(2)是否达到预期的效果,有无针刺意外发生。

(3)患者对本操作的认识及耐受程度如何,是否满意。

参考文献

[1]吴勉华,石岩.中医内科学[M].北京:中国中医药出版社,2021.

[2]中华中医药学会.中医内科临床诊疗指南[M].北京:中国中医药出版社,2020.

[3]张伯臾,董建华,周仲瑛.中医内科学[M].上海:上海科学技术出版社,2022.

[4]胡鸿毅,方祝元,吴伟.中医内科学[M].北京:人民卫生出版社,2021.

[5]梁繁荣.针灸推拿学[M].北京:中国中医药出版社,2019.

[6]王健,王琳.针灸推拿必背红宝书[M].北京:中国中医药出版社,2017.

[7]石学敏.针灸推拿学[M].北京:中国中医药出版社,2018.

[8]邵湘宁.针灸推拿学[M].北京:中国中医药出版社,2018.

[9]刘宝林.针灸治疗(第4版)[M].北京:人民卫生出版社,2018.

[10]吕明.针灸推拿学[M].北京:中国医药科技出版社,2019.

[11]杜培学.临床常见病针灸推拿与康复治疗[M].上海:上海交通大学出版社,2018.

[12]徐守宇.脑卒中的现代康复[M].杭州:浙江大学出版社,2016.

[13]郑麒.神经内科疾病治疗与康复[M].上海:上海交通大学出版社,2018.

[14]王刚.临床康复医学[M].武汉:湖北科学技术出版社,2017.

[15]沈光宇,杨卫新,谭文捷.康复医学(第3版)[M].南京:东南大学出版社,2016.